Peter
Spork

GESUNDHEIT IST KEIN ZUFALL

Peter
Spork

GESUNDHEIT IST KEIN ZUFALL

Wie das Leben unsere Gene prägt
Die neuesten Erkenntnisse der Epigenetik

DVA

Sollte diese Publikation Links auf Webseiten Dritter enthalten, so übernehmen wir für deren Inhalte keine Haftung, da wir uns diese nicht zu eigen machen, sondern lediglich auf deren Stand zum Zeitpunkt der Erstveröffentlichung verweisen.

FSC
www.fsc.org
MIX
Papier aus verantwortungsvollen Quellen
FSC® C014496

Verlagsgruppe Random House FSC® N001967

3. Auflage 2017

Umschlaggestaltung: Büro Jorge Schmidt, München
Umschlagabbildungen vorne: © Getty Images,
© Mikael Damkier/shutterstock (Großvater mit Enkel);
hinten: © asife/shutterstock (Hände), © Gio_tto/iStockphoto (DNA-Ketten)
Typografie: DVA/Andrea Mogwitz
Gesetzt aus der Caecilia
Satz, Druck und Bindung: GGP Media GmbH, Pößneck
Printed in Germany
ISBN 978-3-421-04750-2

www.dva.de

Dieses Buch ist auch als E-Book erhältlich.

Für meine Enkel – in Vorfreude

Inhalt

Vorwort

Wie wir werden, was wir sind

Manchmal könnte man meinen, Gesundheit sei Zufall. Warum wird einer krank, während der andere gesund bleibt – und das bei gleicher Lebensweise und manchmal sogar dann, wenn die Gene identisch sind? Wie kommt es, dass manche Menschen viel gesünder gelebt haben als andere und dennoch im Alter erkranken, während ihre Altersgenossen unverändert körperlich fit und geistig rege sind? Warum blieb der kettenrauchende Altkanzler Helmut Schmidt von Lungenkrebs verschont? Laut Statistik war sein Risiko sehr hoch, zwingend war die Erkrankung jedoch nicht. Vor allem aber passiert es in seltenen Fällen ja auch, dass jemand nie geraucht hat und dennoch Krebs bekommt.

Es sind die großen Fragen der Krankheitsvorsorge, die uns bewegen: Was schenkt uns die innere Kraft der Gesunderhaltung? Was ist Gesundheit überhaupt? Was können wir heute für eine gesunde und glückliche Gesellschaft von morgen tun? In diesem Buch werde ich neue Antworten liefern. Ich werde erklären, wie wir werden, was wir sind. Ich werde ein neues Konzept der Biologie der Vererbung vorstellen. Und ich werde zeigen, dass Gesundheit eines ganz bestimmt nicht ist: zufällig.

Das Auftreten einer Krankheit mag zwar in vielen Fällen dem Zufall geschuldet sein. Die Wahrscheinlichkeit aber, mit der dieses Ereignis eintritt, das Erkrankungsrisiko, ist oft beeinflussbar. Es ist eine Frage der Gesundheit. Folglich soll es in diesem Buch auch nicht um Schuld gehen. Mir geht es um den Blick voraus, um Vorbeugung. Denn die Wissenschaft findet gerade heraus, wie Gesundheit entsteht und warum wir sie vererben.

Die moderne Molekular- und Zellbiologie erkundet Botschaften in den Zellen, die diesen ein Gedächtnis schenken und über ihre Widerstandsfähigkeit mitbestimmen. Gemeinsam mit biochemischen Informationen über die Lebensweise der Eltern und Großeltern entscheiden diese Botschaften zeitlebens mit darüber, wie unsere Zellen, Organe und Stoffwechselsysteme auf kritische Belastungen reagieren – ob sie auf Gesundheit programmiert sind oder auf vergleichsweise raschen Verfall. Selbstverständlich spielen hier auch soziale Faktoren eine Rolle, etwa Wohlstand und Bildungsniveau der Eltern.

Diese Erkenntnisse helfen uns nicht nur, unseren eigenen Charakter und Körper besser zu verstehen. Sie verheißen auch neue, vielversprechende Rezepte für eine wirkungsvolle allgemeine Krankheitsvorsorge der Zukunft. Lassen Sie sich in die Welt der neuen Molekularbiologie entführen.

Die Sache ist es wert: Es geht um Ihre Gesundheit – und um die Ihrer Kinder, Enkel und Urenkel.

Hamburg, im Januar 2017

»Illness of any kind is hardly a thing to be encouraged in others. Health is the primary duty of life.«

Oscar Wilde, *The Importance of Being Earnest*

Einleitung

Was ist Gesundheit?

Dieses Buch ist überfällig. Weitgehend unbemerkt von der Öffentlichkeit ändert sich derzeit der Blick der Fachwelt auf unsere Gesundheit und Persönlichkeit. Anders als viele Ärzte und Patienten noch immer denken, sind Erkrankung und Charakter eines Menschen nicht nur eine Summe aus Zufall, aktuellem Lebensstil und genetischem Schicksal. Gesundheit ist auch kein starrer, unflexibler Zustand. Und sie ist schon gar nicht die Abwesenheit oder das Gegenteil von Krankheit.

Lange galt, dass unsere Gesundheit einfach so da ist, im Sinne eines bei allen Menschen ähnlichen, je nach Glauben gott- oder naturgegebenen biologischen Programms. Doch ist es wirklich der Normalzustand, sozusagen der *default mode*, gesund zu sein? Werden wir gesund geboren? Sorgt unsere Biologie per se für unser Gesundsein?

Die meisten von uns werden dem zustimmen. Doch sind sie sich dabei der eher unerfreulichen Konsequenzen bewusst? Sie wären dann nämlich weitgehend selbst schuld, wenn sie eines Tages ernsthaft erkrankten. Wie viel positiver ist die umgekehrte Sicht: Danach erschaffen wir zwar überwiegend unbewusst, aber aktiv, in der pausenlosen Auseinandersetzung mit unserer Umwelt die besten Voraussetzungen für ein glückliches, gesundes Leben mit vielen positiven sozialen Kontakten bis ins hohe Alter.

Andreas Plagemann, Leiter der Abteilung für experimentelle Geburtsmedizin an der Charité in Berlin, begreift das Leben als »individuellen, permanent umweltabhängigen Entwicklungsprozess« – als »Ontogenese bis ins Alter«.[1] Unsere individuelle Vergangenheit entfaltet demzufolge eine fundamentale Macht. Die neueste Forschung zeigt: Molekularbiologische Strukturen in den Zellen verändern sich unentwegt als Reaktion auf Umwelteinflüsse. Sie speichern Informationen über unsere Vergangenheit.

Welche große Bedeutung diese Prozesse für uns und unsere Gesundheit haben, beginnen wir derzeit erst zu verstehen. Sie drängen den Faktor Zufall in den Hintergrund. Die Vergangenheit dagegen rückt als Gesundheitsfaktor nach vorne. Unser Verständnis von Gesundheit wandelt sich.

Plagemann ist Experte für perinatale Prägung, also der Wissenschaft von den bleibenden Einflüssen aus der Zeit im Mutterleib und im ersten Jahr nach der Geburt. Die vielen bahnbrechenden Erkenntnisse, vor allem aus den vergangenen fünf bis zehn Jahren, auf die er sich mit seiner Aussage bezieht, haben weit reichende Konsequenzen für den Umgang der Gesellschaft mit Kindern und Jugendlichen sowie mit werdenden und jungen Eltern. Offenbar wird ein großer Teil unserer Persönlichkeit und Widerstandskraft bereits in den 24 Monaten rings um unsere Geburt festgelegt.

Doch die neuen Erkenntnisse verändern unser Verständnis von Gesundheit noch aus einem weiteren Grund: Prägung scheint sogar Generationsgrenzen überspringen zu können. Die Gesundheit der Eltern beeinflusst danach auch die Gesundheit ihrer Kinder und Enkel. Das Phänomen der transgenerationellen Prägung gehört zu den aufregendsten Gebieten der modernen Biologie. Dem Anschein nach vererben wir neben unseren Genen nämlich auch erworbene Umweltanpassungen – und somit ein Stück weit unsere Gesundheit und Persönlichkeit.

Widerstandskraft und psychische Stabilität bis ins hohe Alter sind demnach eine Reaktion auf Jahre bis Jahrzehnte zuvor geschriebene und in den Zellen des Körpers gespeicherte molekularbiologische Botschaften. Gesundheit ist die Anpassungsfähigkeit von Körper und Geist an eine sich stets wandelnde, nicht selten bedrohliche und angriffslustige Umwelt. Sie ist die Gabe, positiv auf Belastungen zu reagieren und damit für zukünftige Herausforderungen besser gewappnet zu sein. Sie ist ein Prozess, ein Kontinuum. Gesundheit ist die aktive Leistung eines Organismus. Wir dürfen täglich neu um sie kämpfen. Und manchmal wächst sie sogar in der Auseinandersetzung mit einer Krankheit.

Es klingt absurd, aber wir können sogar gleichzeitig krank und gesund sein. Genau betrachtet ist das etwas ganz Natürliches, fast schon Zwangsläufiges. Wenn wir beispielsweise einen Schnupfen haben, sind wir krank, zugleich sorgt aber unsere Fitness dafür, dass wir rasch wieder genesen. Oder wenn wir eine krank machende Mutation eines bestimmten Gens geerbt oder uns ein Bein gebrochen haben: Bei guter Gesundheit wird das Bein rasch heilen, und im Umgang mit der schicksalhaften genetisch bedingten Einschränkung wird uns eine gute Gesundheit bestmöglich unterstützen.

Gesundheit ist eben auch relativ.

»Gesundheit ist kein Zustand, sondern eine Bereitschaft zur richtigen Reaktion auf Störfaktoren«, schreibt mein Kollege Richard Friebe in seinem empfehlenswerten Buch *Hormesis*.[2] Auch wenn sein Thema ein anderes ist als hier – nämlich die positive Wirkung kleiner Portionen oder Dosierungen eigentlich giftiger Substanzen oder ungesunder, stressender Erlebnisse –, so wirft Friebe doch den gleichen, modernen Blick auf Gesundheit als ein permanentes hochdynamisches Kontinuum.

Diese Sicht ist nicht neu. Sie veranlasste in den 1970er Jahren den amerikanischen Soziologen Aaron Antonovsky, das Konzept der Salutogenese – der Gesundheitsentstehung – zu entwickeln. Auch viele moderne, systemisch denkende Psychologen, Psychosomatiker und Präventionsmediziner begreifen Gesundheit mittlerweile als Prozess. Bei vielen ihrer Kollegen und in der Öffentlichkeit hat sich diese Vorstellung aber noch nicht durchgesetzt.

Man vermisst die greifbaren Veränderungen im Körper, die die Entstehung der Gesundheit auf zellbiologischer Ebene begleiten. Doch was diesen Punkt betrifft, gibt es in jüngster Zeit dramatische neue Erkenntnisse: Die Molekularbiologie hat Strukturen aufgespürt und bis ins Detail erforscht, die der Zelle ein Gedächtnis und eine Identität schenken und damit Stück für Stück unsere Widerstandskraft und Persönlichkeit aufbauen.

Unsere Zellen erinnern sich also an Umwelteinflüsse und die Folgen des eigenen Lebensstils. Erfahrungen der Vorfahren sind in ihnen ebenso gespeichert wie Erlebnisse aus der Zeit um die Geburt und weitere Gegebenheiten aus dem bisherigen Leben. Das erklärt, warum uns manche Einflüsse aus der Vergangenheit für den Rest des Lebens prägen und wie es möglich ist, dass der Lebensstil unserer Eltern und Großeltern – etwa ihre Ernährungsgewohnheiten und seelischen Belastungen – auch über unser eigenes Wohlergehen mitentscheidet.

Mit der Erforschung dieser drei Ebenen des Gedächtnisses der Zellen beschäftigen sich die Wissenschaften der transgenerationellen und der gewöhnlichen Epigenetik sowie der perinatalen Prägung. In diesem Buch werde ich die wichtigsten neuen Erkenntnisse zu diesen Gebieten präsentieren mitsamt den Konsequenzen, die sich daraus für uns ergeben.

Zunächst wird es darum gehen, wie die allermeisten häufigen Krankheiten aus dem untrennbaren Zusammenspiel von Erbe und Umwelt resultieren. Das ist der erste Teil. Im zweiten Teil widme ich mich schließlich der Zeit vor und nach der Geburt: die unerhört prägende erste Phase eines jeden menschlichen Lebens. Sie beginnt kurioserweise schon drei Monate vor der Zeugung und endet mit dem ersten Lebensjahr. Werden Menschen jetzt in eine positive Richtung geprägt, dann profitieren sie davon ihr ganzes Leben. Sie sind regelrechte Glückskinder.

Doch unsere Erfahrungswelt, aber auch die Auslöser und Folgen unseres Handelns, wirken weit über das eigene Leben hinaus. Die Grenzen zwischen den Generationen verschwimmen – nicht nur kulturell und soziologisch, sondern auch biologisch. Im dritten Teil dieses Buches erkläre ich deshalb, wieso wir eine neue Biologie der Vererbung benötigen und wie diese aussehen könnte.

All das verändert den Blick einer Generation auf vorherige und nachfolgende Generationen. Und es verändert die Wahrnehmung eines jeden Menschen von sich selbst.

Gesundheit entsteht!

Wenn ich hier den Begriff Gesundheit verwende, geht es mir also nicht um die Abwesenheit von Krankheiten wie den unvermeidbaren gelegentlichen Schnupfen oder andere

Infektionen wie Windpocken oder Grippe, die ja gewissermaßen zum Gesundsein dazu gehören. Manchmal schützen sie sogar vor einer späteren Erkrankung, und gefährlich sind sie nur in Ausnahmefällen. Ausnehmen möchte ich auch die sogenannten Erbleiden, mit denen sich die Disziplin der medizinischen Genetik beschäftigt. Diese Krankheiten sind selten, in ihren Auswirkungen fast immer tragisch und enden leider viel zu oft tödlich. Aber sie sind nicht die Folge des Zusammenspiels aus Erbe und Umwelt. Selbst mit einer blendenden Gesundheit können wir ihre Ursache nicht beseitigen – wir können diese Krankheiten höchstens in ihrer Entwicklung verzögern oder möglichst lange am Ausbruch hindern.

Dieses Buch behandelt vor allem die Widerstandskraft gegen komplexe Krankheiten, auch multifaktorielle Leiden genannt. Das sind Krankheiten, zu denen sehr viele Faktoren gemeinsam auf komplizierte, oft noch nicht im Detail verstandene Weise beitragen. Zu diesen Leiden zählen alle Volkskrankheiten, alle Zivilisations- und Altersleiden sowie die allermeisten anderen chronischen und psychischen Krankheiten.

Im Fokus stehen also jene Krankheiten und Krankheitsvorstufen, die wirklich alle Menschen etwas angehen und gegen die wir fast alle nahezu tagtäglich versuchen anzukämpfen: starkes Übergewicht bis hin zur Fettsucht, Typ-2-Diabetes, Rheuma, Asthma, Allergien, Bluthochdruck, verkalkte Gefäße und andere Herz-Kreislauf-Störungen als Auslöser von Herzinfarkt und Schlaganfall, Depressionen, Ängste, Schlaflosigkeit und die vielen anderen psychischen Störungen, Altersdemenz, womöglich sogar Morbus Alzheimer – und Krebs natürlich. Gegen diese Krankheiten richtet sich unser wachsendes Bewusstsein für gesunde Ernährung, Fitness, Schlankheit, Schlaf, Entspannung.

Viele der Risikofaktoren für komplexe Krankheiten sind schon länger bekannt: die geerbten Genvarianten natürlich, aber auch unausgewogene Ernährung, mangelnde Bewegungsfreude, geringer Wohlstand und Bildung sowie Nikotin- und Alkoholkonsum und vieles mehr. Dennoch fällt es der Medizin noch immer schwer, diese Krankheiten zu verstehen oder gar effektiv zu behandeln. Einige besonders wichtige Faktoren wurden bislang nämlich weitgehend übersehen: die Art und Weise, wie die Gene in den einzelnen Zellen des Körpers reguliert werden – welche Gene besonders häufig und welche eher selten zum Einsatz kommen – sowie die frühe Prägung und die generationsüberschreitende Vererbung von Umweltanpassungen. Genau diese Faktoren, deren Einfluss früher oft als Zufall fehlgedeutet wurde, verändern derzeit den Gesundheitsbegriff. Wie sie genau aussehen und was das für jeden Einzelnen von uns bedeutet, ist wesentlicher Inhalt dieses Buches.

Multifaktorielle Krankheiten sind die eigentlichen Killer in der industrialisierten Welt. An ihnen sterben die meisten Menschen. Sie lassen uns rascher altern. Sie sind der Auslöser des Siechtums sehr vieler älterer Menschen. Wir alle würden ihnen nur zu gerne ausweichen. Und wenn wir in der Mittagspause mal wieder einen großen Umweg um das Fastfood-Lokal machen oder am Sonntag die Laufschuhe schnüren, hoffen wir, dadurch eben diesen Krankheiten zu entgehen.

Volkskrankheiten bestimmen zum Großteil auch die durchschnittliche Lebenserwartung der Bevölkerung, die übrigens fast überall, wo Frieden herrscht und wenig Hunger gelitten wird, ungebremst steigt. Das ist vor allem in den letzten Jahrzehnten wohl auch eine positive Folge des zunehmenden Gesundheitsbewusstseins. Wo dieses nachlässt, etwa in den bildungsfernen Schichten der USA, stagniert oder sinkt die Lebenserwartung mittlerweile.

Gesundheit ist nun mal kein Zufall. Aber dieses Buch zeigt auch, dass die Gesundheit eines Menschen nicht nur in seinen eigenen Händen und in dem geerbten, nicht beeinflussbaren Text seines Erbguts liegt. Heute wissen wir, Gesundheit ist ein generationsübergreifendes Projekt. Das Fundament unserer Lebenserwartung haben schon die Großeltern gegossen. Unser eigenes Gesundheitskontinuum wirkt bei unseren Enkeln fort – und vielleicht sogar darüber hinaus.

Genetische Erkrankungen sind übrigens auch an dieser Stelle nicht gemeint. Mir geht es letztlich um die nichtgenetische Vererbung der Gesundheit, also die Vererbung von Umweltanpassungen, um die Weitergabe der biomedizinischen Folgen des Lebensstils, etwa einer besonders gesunden Ernährung, einem Aufwachsen in Geborgenheit oder einem Leben mit viel körperlicher Anstrengung.

Wir sollten also umdenken, uns diesen neuen Begriff von Gesundheit zu eigen machen. Dann werden wir auch einen anderen Kurs in der Gesundheitspolitik einschlagen, den Fokus der Krankheitsvorsorge verlagern und vielleicht sogar unser Leben ändern. Es geht darum, das individuelle Schicksal und das Schicksal der kommenden Generationen noch mehr in die eigenen Hände zu nehmen.

Mein Antrieb zu diesem Buch war, ein klares, modernes und für viele Leser sicher auch überraschend neues Bild davon zu zeichnen, wie körperliche Gesundheit und eine ausgeglichene, sichere Persönlichkeit entstehen. Mein Ziel ist, die unerhörte Relevanz eines besonders wichtigen Ausschnitts der modernen Molekularbiologie aus der gesamten, hochkomplexen Materie herauszufiltern und ebenso spannend wie anschaulich und leicht verständlich aufzuarbeiten. Die Biologie des 21. Jahrhunderts ist sensationell, sie ist revolutionär und sie hat das Potenzial, Menschen zu begeistern und zu verändern.

Das Buch soll zeigen, wie unser Handeln oder Nichthandeln tief hineinwirkt in die mikroskopisch kleinen Kerne unserer rund 30 Billionen Zellen und inwiefern es mitunter Konsequenzen für unsere Kinder und Enkel hat. Die Abwehr chronischer und ernster seelischer wie körperlicher Krankheiten bis ins hohe Alter, verbunden mit dem möglichst langen Erhalt der körperlichen und geistigen Leistungsfähigkeit, entsteht nach dieser Sicht aus der permanenten, unentwirrbaren und schicksalhaften Interaktion von Erbe und Umwelt. Um es möglichst kompakt auszudrücken: Gesundheit und Persönlichkeit sind maßgeblich beeinflusst vom Integral des Handelns und der Erfahrungen der Vorfahren, der eigenen Zeit im Mutterleib, den ersten wichtigen Monaten und Jahren nach der Geburt sowie dem ganzen langen Rest des eigenen Lebens.

Noch kürzer gefasst: Gesundheit entsteht! Wir dürfen uns um sie bemühen – natürlich nicht in jeder Minute, aber vielleicht wenigstens einmal pro Tag oder mehrmals in der Woche. Und wir dürfen eine Menge dafür tun, dass unsere Kinder, Enkel und Urenkel den Kampf um ihre Gesundheit etwas gelassener angehen können. Denn auch Gesundheit wird vererbt.

Diese Erkenntnisse betreffen jeden. Sie taugen zwar nicht, die Verantwortung für einen ungesunden Lebensstil bei Eltern und Großeltern abzuladen. Aber sie vermitteln die große Chance, unsere eigene Gesundheit ein Stück weit selbst zu erschaffen und darüber hinaus schon heute eine ganze Menge für die Gesundheit der Gesellschaft von morgen zu tun. Vermutlich werden wir dabei erkennen, wie die moderne Wissenschaft uns ganz sanft nötigt, etwas mehr Verantwortung für uns selbst und unsere Nachkommen zu übernehmen. Doch diese Verantwortung ist auch eine riesengroße Chance!

Dieses Buch soll erklären, motivieren, faszinieren, helfen, uns besser zu verstehen. Aber es sucht keine Schuldigen und liefert keine stupiden Gebrauchsanweisungen. (Ich bin ohnehin der Meinung, dass jeder Mensch im Grunde ein intuitives Gespür dafür hat, was für ihn und seine Gesundheit gut ist und was nicht.) Und hoffentlich bringt es die gesellschaftliche Debatte über neue Formen der Krankheitsvorsorge voran.

Als im Jahr 2009 mein erstes Buch zur Epigenetik erschien, kündigte ich eine Revolution an.[3] Seitdem habe ich die Fachliteratur intensiv verfolgt, Kongresse besucht und zahlreiche ausführliche Gespräche mit Forschern aus aller Welt geführt. Heute kann ich guten Gewissens behaupten: Die Revolution findet tatsächlich statt. Das Forschungsgebiet hat sich unfassbar rapide entwickelt. In den anerkanntesten Fachzeitschriften der Welt wurden reihenweise neue Erkenntnisse publiziert. Epigenetik und Genregulationsforschung haben die Biomedizin und die Psychologie grundlegend verändert.

Deshalb ist dieses neue Buch so wichtig. Immer mehr seriöse, von Haus aus eher vorsichtige Wissenschaftler akzeptieren die Bedeutung einer neuen Dimension der Erbe-Umwelt-Interaktion. Es ist dieser Rückenwind, der mich veranlasste, mich des Themas erneut anzunehmen. Der Fokus des Buches ist dabei allerdings ein völlig neuer. Es geht nicht darum, die Wissenschaft der Epigenetik zu erklären. Ich möchte zeigen, wie das Leben unsere Gene prägt, möchte veranschaulichen, warum unsere Persönlichkeit und Widerstandskraft ein Produkt der permanenten Erbe-Umwelt-Interaktion sind.

Lassen also auch Sie, geschätzte Leserin, geschätzter Leser, sich von der neuen Sicht auf unsere Gesundheit anstecken. Entdecken Sie die teils sensationelle Forschung, die diese Sicht freigeräumt hat. Und lassen Sie sich dabei vielleicht sogar von den Vorzügen einer positiven, aktiven Lebensweise überzeugen.

I

MEHR ALS LEBENSSTIL PLUS GENE: DER NEUE BLICK AUF VOLKSKRANKHEITEN

»Gesundheit, wie wir sie verstehen,
ist in der Tat ein lebenslanges Projekt.«
Leroy Hood, Seattle[1]

Kapitel 1

Vergesst die Gene! Vergesst die Umwelt!

Schritt für Schritt

Wann immer ich kann, gehe ich morgens eine Runde laufen. Mindestens 45 Minuten, manchmal auch eineinhalb Stunden bin ich an der frischen Luft, genieße den monotonen Rhythmus der Bewegung, den leeren Kopf, glitzernde Schneeflocken, kühlende Regentropfen oder wärmende Sonnenstrahlen. Meist gelingt das viermal in der Woche. Wer für einen Marathon trainiert, wird darüber herablassend lächeln. Wer Bewegung scheut, wird mich vielleicht sogar bewundern. Doch das alles ist relativ. Und es spielt keine Rolle. Jeder Mensch macht so viel Sport, wie er will. Jeder Mensch ist anders. Und das ist gut so.

Ich empfinde das Laufen jedenfalls als positiv. Die Stimmung steigt, die innere Rhythmik stabilisiert sich, ich kann mich später am Schreibtisch gut konzentrieren, werde abends früher müde, schlafe tiefer, wache tags darauf erholter auf. Rückenschmerzen sind mir weitgehend unbekannt, ich bekomme seltener Infekte, fühle mich insgesamt fitter, bleibe halbwegs schlank. Doch macht mich das Laufen auch gesünder? Bremst es das Altern? Verhindert es, dass ich später einen Herzinfarkt bekomme, Cholesterinsenker, Psychopharmaka oder Betablocker nehmen muss, zum Diabetiker werde und auch nicht stark übergewichtig, krebskrank oder dement?

Es gibt eine Menge epidemiologischer Daten, Längsschnittstudien und Bücher, die nahelegen, dass regelmäßige Bewegung ein Stück weit vor Herz-Kreislauf- und Stoffwechselerkrankungen, vor Alzheimer-Demenz und sogar vor vielen psychischen Leiden und manchen Arten von Krebs schützt, dass sie die mittlere Lebenserwartung der Menschen steigen lässt, dass Joggen zu guter Letzt also gesund ist.[2] Vor allem deshalb machen es ja so viele.

Das alleine würde mich allerdings kaum motivieren, schon deshalb, weil ich auf derart verallgemeinernde Aussagen eher skeptisch reagiere und die systematischen Schwächen vieler dieser groß angelegten, auf den Lebensstil von Menschen rein statistisch zurückblickenden Studien kenne.

Da ist also noch mehr, was mich antreibt. Und ich vermute, es ist schlichtweg das gute Gefühl, das sich beim Laufen einstellt! Dieses gute Gefühl war jedoch nicht immer da. Es ist hart erarbeitet. Es ist die Folge mühsamen Trainings und vieler quälender Läufe. Als ich nur selten joggte, waren eigentlich alle Läufe eine Tortur. Doch dieses Gefühl verschwand immer mehr, je regelmäßiger ich mich aufraffen konnte, die Laufschuhe anzuziehen. Irgendetwas passierte mit mir. Heute fühle ich mich mies, wenn ich *nicht* laufe.

Diese Erfahrung haben schon Millionen Menschen vor mir gemacht. Sie alle haben gespürt, wie sich ihr Körper und ihr Gehirn mit dem Training verändern.[3] Sportphysiologen und Biopsychologen können die Verwandlung sogar messen, etwa durch die Analyse von Pulsfrequenzen, Muskelumfängen, Regenerations- und Koordinationsleistungen, Reaktionszeiten, Stimmungswerten – oder schlicht über die für Leistungssportler so wichtigen Laktatwerte, also über das Tempo, in dem Milchsäure von der Muskulatur erzeugt und vom Körper wieder abgebaut wird.

Doch erst seit ein paar Jahren weiß man, was beim Training im tiefsten Innern von Körper und Geist genau vor sich geht: in den zahllosen, rund zehn Mikrometer kleinen Kernen der beteiligten Muskelzellen, im Fettgewebe, in anderen am Stoffwechsel mitwirkenden Organen und im Gehirn. Hier befindet sich die molekulare Basis der umfassenden Veränderungen, die das sportliche Training in unserem Körper und unserer Psyche auslöst. Hier finden sich wohl auch die Auslöser dafür, dass ich ein gutes Gefühl beim Laufen habe, und vielleicht sogar die Ursache, warum manche Menschen sportsüchtig werden.

Eine kuriose, aber nicht unbedeutende Nebenrolle bei der Entschlüsselung solcher Prozesse spielen ein paar eigenartige Trainingsfahrräder, die vor drei, vier Jahren im Auftrag des ehrwürdigen Karolinska-Instituts der Universität Stockholm aufgestellt und manipuliert worden waren. Dreiundzwanzig untrainierte junge Probanden durften – ganz im Dienst der Wissenschaft in einer »EpiTrain« (Epigenetics in Training) getauften Studie – auf diesen Ergometern drei Monate lang ihre Beinmuskulatur stärken. Das Besondere: Die Geräte hatten nur eine Kurbel und ein Pedal. Die angehenden Sportler, die immerhin viermal pro Woche eine Dreiviertelstunde auf den Ergometern schwitzten, radelten einbeinig. Welches Bein sie trainierten, war zuvor ausgelost worden. Das andere blieb ungeübt.[4]

Während der drei Monate entnahmen die Forscher Gewebeproben und analysierten sogenannte epigenetische Strukturen in und am Erbgut der Muskelzellen. Mit diesen Strukturen beschäftigt sich die Wissenschaft der Epigenetik, was so viel wie Neben-, Über- oder Zusatzgenetik bedeutet. Epigenetische Strukturen – meist simple biochemische Anhängsel, etwa Acetyl-, Phosphor- oder Methylgruppen – beeinflussen, welche ihrer Gene eine Zelle benutzen kann und welche nicht. Sie wirken ähnlich wie Schalter oder Dimmer an einer Steckdosenleiste. Ist die Leiste abgeschaltet oder heruntergedimmt, haben die An- und Ausschalter an den angeschlossenen Geräten wenig oder gar keinen Einfluss mehr. Genauso bestimmen die epigenetischen Strukturen darüber, ob und wie gut die Zelle ein Gen überhaupt noch an- oder abschalten kann.*

Die Gene befinden sich im Zellkern auf dem berühmten Erbgutmolekül DNA (Desoxyribonukleinsäure). Unsere Gene werden nicht nur von den Zellen an ihre Tochterzellen weitergegeben und von Eltern an ihre Kinder vererbt. Vielmehr bestimmen sie im Alltag einer jeden lebendigen Zelle maßgeblich, wie diese Zelle aussieht und welche Aufgaben sie erfüllt. Angestoßen durch bestimmte Proteine namens Transkriptionsfaktoren liest die Zelle einen bestimmten Satz an Genen ab. Sie erfüllt ein individuelles Programm. Dabei dient der Text der Gene als Bauanleitung für all die vielen Proteine, die die Zelle gerade benötigt. Das können Hormone, Enzyme, Baustoffe, die bereits genannten Transkriptionsfaktoren sein und vieles mehr.

Als eine zusätzliche Kontrollinstanz kommen die epigenetischen Strukturen ins Spiel. Ist ein bestimmter Abschnitt

---

* Eine kurze Erklärung der Epigenetik sowie ein Glossar mit weiteren Fachbegriffen finden sich im Anhang.

der DNA epigenetisch auf nicht aktivierbar gestellt oder auf schwer aktivierbar heruntergedimmt, sind die Transkriptionsfaktoren an dieser Stelle wirkungslos oder gebremst. Die Zelle kann die entsprechenden Gene nicht oder nur schlecht benutzen.

Die Schalter-Proteine können nämlich nur an solchen Stellen an die DNA binden, die epigenetisch auf das Andocken vorbereitet sind. Das Gleiche gilt natürlich auch für die Ablese-Enzyme, die angelockt von geeigneten Transkriptionsfaktoren den genetischen Code transkribieren, also auf ein Botenmolekül übertragen, das dann außerhalb des Zellkerns für den bauplangerechten Zusammenbau neuer Proteine sorgt. Auch diese Ablese-Enzyme benötigen ein geeignetes epigenetisches Umfeld, um einzelne Gene oder auch ganze Gruppen benachbarter, funktionell zusammenhängender Gene zu erfassen. Während Transkriptionsfaktoren und Ablese-Enzyme also die Aktivität der Gene bestimmen, entscheidet das epigenetische Programm darüber, welche Gene überhaupt aktivierbar sind.

Die Gesamtheit der epigenetischen Strukturen einer Zelle wird Epigenom genannt. Und dieses Epigenom legt fest, welche ihrer rund 23000 Gene eine jede menschliche Zelle wie gut benutzen kann und welche nicht. Ändert sich ein Epigenom, wandelt sich die Identität der entsprechenden Zelle. Sie wechselt sozusagen in ein anderes Programm, erhält eine andere Gebrauchsanweisung. Und weil sie dieses Programm meist noch beibehält, wenn das Training oder was auch immer die epigenetische Veränderung bewirkt hat, längst beendet ist, bildet das Epigenom eine Art zelluläres Gedächtnis für Umwelteinflüsse.

Doch zurück zu den Einbein-Radlern und den epigenetischen Strukturen in ihrer Muskulatur: Das dreimonatige Training blieb natürlich nicht ohne Effekt. Die Muskulatur veränderte sich rein äußerlich, und auch der Zellstoffwechsel stellte sich um. So weit war das zwar noch kein neues Resultat. Doch dieses Mal erfassten die Wissenschaftler – die Expertin für molekulare Sportphysiologie Maléne Lindholm und Kollegen – zusätzlich das epigenetische Gedächtnis der Muskelzellen.

Und tatsächlich waren die epigenetischen Schalter und Dimmer in den Zellkernen auch wirklich verantwortlich für den Trainingseffekt. Sie lagerten sich in den neuerdings so intensiv benutzten Muskeln um. Auf diesem Weg entstanden neue Genaktivierbarkeitsmuster, das heißt, der Satz an Genen, der den Zellen zur Verfügung stand, hatte sich gewandelt. Aus den einst schlappen, untrainierten Faserchen wurden – wenn man so will – vor Kraft und Energie strotzende, effizient arbeitende Bündel, wie man sie von umfassend trainierten Athleten kennt.

Was die Studie aber besonders elegant und aussagekräftig macht, ist der Einsatz der einkurbeligen Ergometer. Sie sorgen für eine statistisch saubere und wenig fehleranfällige Art der Ergebniskontrolle. All die spannenden molekularbiologischen Effekte zeigten sich nämlich nur in den trainierten Beinen der Probanden. Die Epigenome der untrainierten Beine, obgleich selbstverständlich genetisch identisch und allen Umwelteinflüssen außer dem Training in gleichem Maße ausgesetzt, blieben praktisch unverändert.

Im Detail entdeckten die Forscher an knapp 5000 Stellen des Erbguts Unterschiede zwischen dem trainierten und dem untrainierten Zustand. Der DNA-Code blieb natürlich unbeeinflusst. Aber seine Steuerung, also die epigenetische Gebrauchsanweisung, war eine von Grund auf andere. An einigen Stellen der DNA waren plötzlich Methylgruppen angelagert, bestehend aus einem Kohlenstoff und drei Wasserstoffatomen (CH_3). An anderen Stellen hatten bestimmte Enzyme in den Zellen ebensolche Methylgruppen im Laufe des Trainings von dem Erbgutmolekül entfernt.

Schließlich schauten sich die Forscher die 800 deutlichsten systematischen Veränderungen genauer an. Besonders häufig betraf die Umprogrammierung sogenannte Enhancer – Verstärker-Elemente. Das sind Stellen, die auf jenem überwiegenden Teil der DNA liegen, der keine Codes für Proteine enthält und früher für überflüssig gehalten wurde. Man sprach damals sogar von Junk-DNA – Müll-DNA. Heute wissen die Genetiker: Ein Großteil jener vermeintlich unnützen DNA, die sagenhafte 98,5 Prozent des menschlichen Erbgut-Textes ausmacht, dient der Regulation der verbleibenden 1,5 Prozent Text, der tatsächlich Protein-Baupläne enthält.[5]

Von den Enhancern weiß man beispielsweise, dass sie die Aktivierbarkeit benachbarter Gene und Gengruppen immer dann verbessern, wenn bestimmte Transkriptionsfaktoren an sie binden. Sie erhöhen also gezielt die Häufigkeit, mit der die Zelle diese Gene abliest. Kein Wunder, dass sich in den Zellen der Einbein-Fahrradfahrer auch die Genaktivität gewandelt hatte. Experten sprechen davon, dass sich das Genexpressionsmuster geändert habe. Oder anders ausgedrückt: Die Zellen hatten ein Stück weit ihre Bestimmung gewechselt. Sie erzeugten andere Biomoleküle als zuvor – das eine Enzym, den anderen Botenstoff vielleicht deutlich mehr, manch anderes Protein dafür messbar weniger. Der Zellstoffwechsel war ein anderer geworden. Das erklärt natürlich auch, warum das dreimonatige Training bei den Probanden für einen völlig anderen »Fitnesszustand« gesorgt hatte. Und diesen Vorgang bis ins molekulare Detail aufgeklärt zu haben, das war wirklich neu!

Exakt 4076 Gene wurden im Muskel des trainierten Beins mehr oder weniger stark abgelesen als im untrainierten Bein oder im gleichen Bein vor dem Training. Das ist immerhin ein knappes Fünftel aller Gene, die wir Menschen und damit all unsere Zellen überhaupt besitzen. Selbstverständlich waren darunter auch einige, von denen man längst wusste, wie wichtig sie für die Leistungsfähigkeit und Belastbarkeit der Muskelzellen sind. Aber man entdeckte auch eine Menge neuer Gene, deren Funktion bislang noch unbekannt ist.

Mit Hilfe von Computern berechneten die Forscher schließlich, welche funktionellen Netzwerke jene Gene miteinander knüpften, deren Aktivierbarkeit das Training verändert hatte. Dabei zeigte sich: Die Netzwerke kümmern sich um Dinge wie den Muskelfaseraufbau, den Zell-Energiehaushalt, den Kohlenhydratstoffwechsel oder die Bildung von Fettgewebe, das als Energiespeicher dient. Diese neue Erkenntnis, dass sich durch eine simple sportliche Betätigung so viele verschiedene Gene für unsere Gesundheit aktivieren lassen, ist wirklich erstaunlich. Ohne Frage: Lindholm und Kollegen haben mit Hilfe ihrer geschickten Versuchsanordnung ein Stück weit entschlüsselt, wie Gesundheit entsteht.

Das Fantastische an dieser und vielen ähnlichen Untersuchungen aus den vergangenen Jahren: Sie entzaubern die jahrhundertelang so rätselhaft gebliebene Interaktion von Erbe und Umwelt. Und sie erklären, wieso Umwelteinflüsse unseren Körper und Geist auf Dauer verändern – prägen – können. Biologen können heute messen und direkt beobachten, was zuvor in einer Art Blackbox steckte und sich mühsam auf dem Papier oder am Computer, jedenfalls immer nur theoretisch, rekonstruieren ließ.

Es ist mittlerweile Fakt: Lebensstil und Umwelt verändern mitunter nachhaltig die Genregulation. Und das, was da milliardenfach und pausenlos in den winzig kleinen Kernen unserer Zellen passiert, sei es, wenn wir Fahrrad fahren, ausschlafen oder uns ausgewogen ernähren, ist letztlich das biologische Substrat für ein erstaunlich groß angelegtes, völlig neues Konzept von Gesundheit.

Alte Zellen – alter Mensch

Auch wenn wir es oft nicht wahrhaben wollen: Krankwerden ist ein passiver, natürlicher Prozess. Er ergibt sich zwangsläufig aus einem anderen natürlichen Prozess, den wir genauso wenig mögen: der Alterung der Körperzellen. Elizabeth H. Blackburn, australische Molekularbiologin und seit dem Herbst 2009 stolze Trägerin des Medizin-Nobelpreises,[6] sagte einmal: »Altern Zellen des Immunsystems, bekommen wir leichter Infektionen und können Entzündungen schlechter bekämpfen. Altern zudem die Zellen der Organe, verlieren sie ihre Widerstandsfähigkeit, und wir bekommen Diabetes, Alzheimer, Arteriosklerose, Herzinfarkt, Schlaganfälle oder Krebs. All diese Leiden sind nicht umsonst die Hauptkiller älterer Menschen.«[7] Das Zitat ist mittlerweile fast zehn Jahre alt, doch gerade der Umkehrschluss, auf dessen Bedeutung Blackburn schon seit langem hinweist, hat sich immer und immer wieder bestätigt: Alles, was die rund dreißig Billionen Zellen eines menschlichen Körpers bei ihrem Kampf gegen die Alterung unterstützt, erhält uns auf Dauer gesund.

Die aktive Leistung eines Organismus ist also das Gesundwerden, das Gesundsein und das Gesundbleiben. Körper und Geist kämpfen ununterbrochen dafür, jung zu bleiben. Und das können sie mehr oder weniger gut – nicht zuletzt in Abhängigkeit von den Bedingungen, in denen wir leben, in denen wir aufgewachsen sind und in denen unsere Vorfahren gelebt haben.

Alle Zellen reparieren zum Beispiel Mutationen, also meist zufällige oder infolge von Strahlung oder durch Giftstoffe ausgelöste schädliche Veränderungen des DNA-Codes. Würde das nicht geschehen, erkrankten wir täglich mehrmals an Krebs. Zudem sorgen vor allem die Stammzellen, die überall in Nischen der Gewebe sitzen und diese mit frischen Zellen versorgen, für ihr eigenes Jungbleiben. Mit dem Enzym Telomerase verlängern sie aktiv ihre Telomere. Diese Strukturen schützen das Erbgut bei einer Zellteilung davor, zerstückelt und womöglich falsch wieder zusammengebaut zu werden. Sind sie aufgebraucht, muss die Zelle sterben.* Deshalb werden sie auch als eine Art Lebensuhr bezeichnet, da sie sich in gewöhnlichen Zellen bei jeder Teilung verkürzen. Anders gesagt: Ohne das Enzym Telomerase kommen die Zellen ihrem Tod beständig näher.

Zu guter Letzt wirken fast alle Gewebe auch noch aktiv Entzündungen entgegen. Sie bekämpfen also je nach Umwelteinfluss mehr oder weniger gut den schleichenden körpereigenen Prozess, der letztlich am Anfang fast jeder Volkskrankheit steht.

---

* Man vergleicht Telomere oft mit den Plastikhülsen an den Enden eines Schnürsenkels, die diesen vor dem Ausfransen schützen. Für weitere Details siehe das Glossar.

Auf diesen und vielen weiteren Wegen entsteht Gesundheit jeden Tag neu! Und zwar – was wir mittlerweile alle verinnerlicht haben – auch durch eine gesunde Lebensweise. Doch gerade diese wirkt bei den Menschen unterschiedlich gut, weshalb wir uns bei Fragen der Ernährung und Bewegung auch ruhig ein Stück weit auf unsere Intuition verlassen dürfen.

Verantwortlich für all das ist die molekularbiologische Basis des komplexen Stoffwechselgeschehens. Diese Erkenntnis ließ und lässt zahlreiche Forscher im Erbgut nach Genen für Volkskrankheiten suchen – mit eher zweifelhaftem Erfolg. Zwar existieren ausgesprochen viele Gene, die das Risiko für viele Krankheiten je nach geerbter Variante positiv oder negativ beeinflussen. Doch jedes einzelne dieser Gene trägt fast immer nur zu einem verschwindend geringen Teil zur Gesunderhaltung bei. Die gemeinsame Regulation aller Gene – in eine eher gesund erhaltende oder das Alt- und Krankwerden beschleunigende Richtung – ist deshalb viel entscheidender als die Frage, welche der einzelnen Genvarianten man geerbt hat.

Mit der Erforschung der Genregulation und der Epigenetik kommt deshalb ein neuer maßgeblicher Aspekt ins Spiel. Für den gesunden Stoffwechsel in Körper und Gehirn sind nicht etwa einige wenige, je nach Krankheit besonders wichtige Genvarianten verantwortlich, sondern das gesamte hochkomplexe, in allen Zellen des beteiligten Organ-Netzwerks möglichst gut aufeinander abgestimmte Zusammenspiel Tausender Gene mit den molekularbiologischen Elementen, die sie regulieren. Deshalb ist es meist weniger entscheidend, welche Variante man bei einem einzelnen Gen geerbt hat. Ausschlaggebend ist vielmehr, welche Gene in den Zellen aktivierbar sind und welche nicht. Und genau dieser Faktor lässt sich ja, wie am Beispiel der einbeinigen Fahrradfahrer gesehen, durch relativ einfache Übungen immer wieder verändern.

Wir alle verhalten uns mal gesund, mal ungesund. Das ist ganz normal. Und es ist auch nicht verkehrt. Weil jedoch die Muster der Genaktivierbarkeit zwischen den Menschen verschieden sein können, reagieren die Zellen der einen auf die guten, die Gesundheit fördernden Einflüsse ein wenig sensibler als auf die schlechten – und umgekehrt.

Verantwortlich dafür sind natürlich die Gene selbst, doch auch der tagesaktuelle Lebensstil spielt eine Rolle. Allerdings ist das bei weitem nicht alles, denn der Lebensstil der vergangenen Jahre und Jahrzehnte ist ebenfalls in den Zellen gespeichert. Und es gibt die Phänomene der frühen Prägung und der epigenetischen Vererbung, mit denen ich mich aber erst im zweiten und dritten Teil dieses Buches beschäftigen werde.

Erbe und Umwelt im Gespräch

Fast schlagartig eröffnen sich der Wissenschaft derzeit also völlig neue Einsichten in die epigenetischen und genregulatorischen Prozesse einer Zelle. Dabei ist es noch gar nicht so lange her, da feierte die mittlerweile fast altertümlich anmutende klassische Genetik ihren Höhepunkt oder, wie manche Journalisten schrieben, »ihre Mondlandung«. Im Jahr 2003, exakt fünf Jahrzehnte nachdem James Dewey Watson und Francis Harry Compton Crick als Erste die chemische Struktur der DNA präsentierten, hatten zahlreiche Forscher aus aller Welt im Rahmen des Humangenom-Projekts den ersten 3,3 Milliarden Buchstaben langen kompletten Text einer menschlichen DNA entschlüsselt.*

Das war fraglos eine der wichtigsten und großartigsten wissenschaftlichen Leistungen des 20. Jahrhunderts, und praktisch alle Inhalte dieses Buchs wären ohne die grandiose Vorgeschichte aus dem Zeitalter der Genetik undenkbar. Seit dem Jahr 2003 liegt endlich die Blaupause des menschlichen Lebens auf dem Tisch. Die genetischen Codes für sämtliche Proteine, die ein Mensch erzeugen kann, sind grundsätzlich bekannt. Und wir wissen auch: Die damals noch als Müll-DNA bezeichneten Abschnitte haben fast zur Gänze wichtige Funktionen.[8]

Doch das Humangenom-Projekt schrieb eben »nur« die Vorgeschichte. Die aufregendsten Entwicklungen im Bereich der Molekularbiologie ereignen sich mittlerweile ganz woanders: jenseits der Gene, in den Regionen neben, zwischen, unter und über der DNA. Mit dem Jahr 2003 begann nämlich auch das »Zeitalter der Epigenetik«, so das *Time Magazine*,[9] und der Genregulationsforschung. Seitdem beschäftigt sich die Molekularbiologie vor allem damit, wie Gene überwacht, auf aktivierbar oder inaktivierbar gestellt, an- oder ausgeschaltet, verstärkt oder heruntergedimmt werden.

So geht es zum Beispiel um die Frage, wie sich aus einer einzigen befruchteten Eizelle ein hochkomplexer Mensch mit rund 200 verschiedenen, aber genetisch fast identischen Geweben entwickeln kann. Oder es geht darum, wie man Stammzellen gezielt zu Nerven-, Bauchspeicheldrüsen-,

* Als Text der DNA versteht man die sogenannte Nukleotidsequenz, auch Basensequenz genannt. Weitere Details im Glossar unter dem Stichwort DNA.

Knorpel- oder anderen Zellen ausdifferenziert. Alles scheint inzwischen möglich: Forscher reprogrammieren fertige Hautzellen zu sogenannten induzierten pluripotenten Stammzellen zurück, aus denen dann wieder jeder menschliche Zelltyp werden kann.[10] Schon im Jahr 2010 fanden Forscher sogar heraus, wie man aus Bindegewebszellen direkt – also ohne den Umweg über die Stammzellen – Nerven-Vorläuferzellen erzeugt, die dann wieder zu den verschiedenen Arten von Gehirnzellen werden können.[11]

In einer aufsehenerregenden Studie aus dem Jahr 2012 filterten chinesische Zellbiologen aus menschlichem Urin Gewebezellen, die dort immer in geringen Mengen herumschwimmen, und schrieben deren molekulare »Gebrauchsanweisung« so geschickt um, dass sich auch diese Zellen in Vorläufer von Nervenzellen verwandelten.[12] Sie heißen hUiNPCs, human Urine induced Neuron Progenitor Cells. Sie können in der Petrischale vermehrt und zu verschiedenen Zelltypen des Gehirns weiterentwickelt werden.

Wenn man Sie, geneigte Leserin, geneigter Leser, eines vielleicht gar nicht mehr so fernen Tages also als Patienten der neurologischen Abteilung eines Krankenhauses bittet, eine Urinprobe abzugeben, seien Sie nicht befremdet, sondern stimmen Sie bereitwillig zu. Es könnte durchaus sein, dass man Ihnen ohne medizinischen Eingriff Zellen für die Erforschung oder sogar Heilung einer neurodegenerativen Erkrankung wie Morbus Parkinson oder Alzheimer entnehmen möchte. Der entscheidende Vorteil dieser Zellen: Sie sind mit all Ihren anderen Zellen genetisch identisch und werden deshalb auch nicht von Ihrem Immunsystem abgestoßen.

Andere Forscher spritzen mittlerweile bestimmte, auch beim Menschen vorkommende Substanzen namens Mikro-RNAs, die in das Genregulationsgeschehen eingreifen, direkt in den durch einen Infarkt stark geschädigten Herzmuskel von Mäusen. Der hochspezifische, epigenetisch wirksame Botenstoff verändert dort das Genaktivitätsmuster und nötigt die Zellen zur Teilung.[13] Das verwundete Organ regeneriert, was es von Natur aus zumindest bei Mäusen und Menschen niemals macht, weshalb die Herzkrankheit ja auch so tragisch ist. Es könnte also sein, dass Herzinfarkte eines Tages einen großen Teil ihres Schreckens verlieren.

Diese Liste von unerhörten Erfolgen in der angewandten Genregulationsforschung ließe sich noch beliebig fortsetzen. Seit kurzem lässt man beispielsweise induzierte pluripotente Stammzellen gezielt zu sogenannten Inselzellen der Bauchspeicheldrüse ausdifferenzieren.[14] Diese sterben bei Menschen mit Typ-1-Diabetes ab, weshalb sie kein Insulin mehr produzieren können. Genetisch identische Ersatzzellen, auf die man nun tatsächlich hoffen darf, wären hier ein wirklicher Segen.

Doch es geht mir in diesem Kapitel um etwas anderes, nämlich um das, was diesen Beispielen gemein ist: Die Forscher verändern in keinem der Fälle irgendwelche Gene. Sie lassen die DNA unberührt. Sie manipulieren stattdessen die Steuerung des Erbguts. Sie spielen mit den epigenetischen Programmen der Zellen, nicht mit ihrer genetischen Basis.

Genau an diesem Punkt setzt auch das vorliegende Buch an. Denn der einfachste, natürlichste und selbstverständlich auch nebenwirkungsärmste Ansatz zur Veränderung von Epigenomen und Genexpressionsmustern ist das Leben selbst. Treffen wir im Laufe unserer Existenz immer mal wieder die richtigen Entscheidungen, dann bewegt sich der dynamisch-kontinuierliche Prozess namens Gesundheit weiter in die richtige Richtung.

Die einzelne Zelle reagiert letztlich auf irgendwelche Einflüsse von außen, die ihr Programm verändern. Das können künstliche oder körpereigene Botenstoffe sein, aber natürlich auch Umwelteinflüsse: Sport, Ernährung, Geborgenheit und vieles mehr. Moderne biochemische Analysemethoden erlauben den Molekularbiologen und Genetikern mittlerweile den direkten Blick auf das, was dabei passiert. Sie können ganze Epigenome lesen und Genaktivitätsmuster in einzelnen Zellen entziffern.

Der bekannte Stammzellforscher Rudolf Jaenisch vom Whitehead Institute in Boston, USA, nannte die Epigenetik schon vor neun Jahren »die Sprache, in der das Genom mit der Umwelt kommuniziert«. Anders als in der Ende 2014 publizierten Stockholmer Studie mit den einkurbeligen Ergometern und ähnlichen Untersuchungen war es damals noch kaum möglich, dem Erbe-Umwelt-Gespräch sozusagen in Echtzeit zu lauschen.

Der zeitweise ebenfalls am Karolinska-Institut forschende Franzose Romain Barrès machte im Jahr 2012 Schlagzeilen, weil er und seine Kollegen zeigen konnten, dass Sport die Molekularbiologie des Muskels bereits binnen zwanzig Minuten verändert.[15] Damals hatten die Ergometer noch zwei Kurbeln und die 14 Probanden durften mit beiden Beinen strampeln.

Wie Barrès mir später erzählte, war er selbst über das eindeutige und in seiner Konsequenz nicht zu unterschätzende Resultat der kleinen Studie erstaunt: Die Forscher nahmen vor und nach dem zwanzigminütigen Ergometer-Training winzig kleine Stanzproben der Muskulatur und analysierten die epigenetischen Markierungen in den Zellkernen. Die Bewegung hatte dort sogar schon nach einer derart kurzen

Zeit zielgenaue Veränderungen induziert. Drei Gene mit den ebenso unaussprechlichen wie für Laien unwichtigen Kürzeln PPAR-δ, PGC-1α und PDK-4 waren vor dem Training weitgehend auf inaktivierbar gestellt. Nach dem Training waren die Gene auf einmal aktivierbar geworden. Und dieser Effekt war umso stärker, je intensiver die Testpersonen in die Pedale getreten hatten.

Dass die Molekularbiologie der Zellen derart schnell und genau auf den Impuls von außen reagierte, war schon erstaunlich genug. Entscheidend war jedoch die Beobachtung, dass die Zellen diese drei Gene nun auch tatsächlich deutlich mehr benutzten als zuvor. Die epigenetische Umgebung und die Aktivität anderer Gene blieben dagegen unverändert.

Spannend ist das Resultat vor allem deshalb, weil alle drei Gene am menschlichen Energiestoffwechsel mitwirken. Werden sie vermehrt abgelesen, verbrennen wir mehr Energie. Das heißt auch, unser Risiko für Übergewicht und letztlich auch für Alterskrankheiten wie Typ-2-Diabetes sinkt. Hier, in dieser äußerst dynamischen molekularbiologischen Reaktion auf Bewegung, könnte also tatsächlich ein Teil der Erklärung dafür liegen, warum Menschen, die in jungen Jahren viel und gerne Sport treiben, im Alter seltener und später krank werden.

Allerdings muss man an dieser Stelle äußerst zurückhaltend sein mit Spekulationen: Romain Barrès erklärt, seine Daten »sagen nichts darüber aus, wie nachhaltig die Veränderungen in den Zellen wirklich sind«. Es ist sehr wahrscheinlich, dass der gezielte biochemische Umbau am Erbgut nur vorübergehend ist und den Zellen erst dann langfristiger erhalten bliebe, wenn die Probanden über Wochen oder Monate hinweg immer wieder auf das Ergometer stiegen.

Ich gebe gerne zu: Auch an diese Zusammenhänge denke ich manchmal, wenn ich meinen morgendlichen Lauf antrete. Je häufiger ich laufe, desto größer ist wohl die Wahrscheinlichkeit, dass sich in meinem Körper nachhaltig etwas zum Guten verändert. Dieser Gedanke motiviert ungemein.

Bestätigt werden solche Überlegungen durch die Studie mit den Einbein-Radlern. Sie analysierte eine deutlich längere Trainingsperiode von drei Monaten und brachte viel umfangreichere epigenetische Veränderungen in den Muskelzellen ans Licht als das Experiment von Barrès. Doch es gibt noch eine weitere Untersuchung mit einem wichtigen Resultat, das in die gleiche Richtung weist und die anderen Studien bestätigt.

Wieder geht es um ein Experiment unter schwedischer Leitung, dieses Mal angeführt von Tina Rönn von der Lund University in Malmö.[16] Es zeigt einmal mehr, wie sehr sportliche Betätigung unseren Stoffwechsel verändert und dass es eben diese Veränderungen sein dürften, die viele Sportler auf Dauer und mitunter sogar bis ins hohe Alter vergleichsweise schlank und gesund erhalten.

Rönn und Kollegen verordneten 23 unsportlichen Männern ein sechsmonatiges Trainingsprogramm. Dann verglichen sie Markierungen an den Genen von Fettzellen, die vor und nach dem Zeitraum entnommen worden waren. Ein Unterschied fand sich grob am Drittel aller Gene, um genau zu sein, bei 7663 Stück.

Das unterstrich zwar eindrucksvoll, auf wie viele Gene so komplexe Umwelteinflüsse wie Sport einwirken, besagte für sich betrachtet allerdings noch nicht viel. Denn messen kann man im Körper gerade auf molekularer Ebene immer eine ganze Menge. Entscheidend ist jedoch die Frage, ob die Unterschiede auch eine physiologische Relevanz haben. Und tatsächlich wurden auch hier die Forscher fündig: Bei 18 jener Gene, deren epigenetische Umgebung auf das Sportprogramm reagiert hatte, war schon länger bekannt, dass ihre Aktivität definitiv das Übergewichtsrisiko eines Menschen beeinflusst. Und von 21 anderen ebenfalls betroffenen Genen wusste man bereits, dass sie sich je nach Variante oder Aktivität auf das Risiko auswirken, eines Tages am Typ-2-Diabetes zu erkranken.

Nun folgte auch in dieser Untersuchung der dritte, entscheidende Schritt der Indizienkette, nämlich die Beantwortung der Frage, ob die molekularen Veränderungen, die das sechsmonatige Sportprogramm ausgelöst hatte, auch tatsächlich die Aktivität der Gene verändert hatte. Erst wenn diese Frage ebenfalls bejaht werden kann, darf man mit Fug und Recht von einer echten Interaktion zwischen Erbe und Umwelt sprechen. Und auch jetzt hatten die Forscher Erfolg. Denn immerhin bei sechs der epigenetisch veränderten Gene benutzten die Zellen diese Gene hinterher in einer anderen Stärke als zuvor.

»Unsere Studie zeigt direkt die positive Wirkung von Bewegung«, freuten sich die Wissenschaftler. Die biologische Basis der Speicherung von Körperfett lässt sich durch regelmäßigen, über sechs Monate hinweg ausgeübten Ausdauersport eindeutig verändern. Wohlgemerkt: Es geht hier nicht um irgendein Organ, es geht um das Organ, das sehr viele Menschen nicht besonders mögen und von dem sie gerne möglichst viel loswerden würden. Es geht um das Fettgewebe.

Allein dieses Resultat sollte uns dazu ermuntern, mal wieder das Fahrrad oder die Laufschuhe aus dem Keller zu holen. Der innere Schweinehund, der einen ständig von der Nutzlosigkeit all seiner Bemühungen um eine bessere Gesundheit überzeugen möchte, hat angesichts moderner Molekularbiologie jedenfalls deutlich weniger Argumente auf seiner Seite als früher. Zumal die Effekte sehr viel tiefer in die menschliche Biologie eingreifen als andere mehr oder weniger denkbare Lösungen: Dass sich die Genregulation der Fettzellen dauerhaft verändert, wenn man einige von ihnen von einem Schönheitschirurgen absaugen lässt, darf jedenfalls bezweifelt werden.

Im ersten Moment mag die wichtigste Erkenntnis der neuen Studien zwar simpel erscheinen. Jeder weiß, dass Sport den Körper verändert. Doch es ist ein himmelweiter Unterschied, ob man Zusammenhänge nur einfach aufgrund seiner alltäglichen Erfahrung oder mit Hilfe epidemiologischer Daten vermutet – oder ob man sie in ihrem Mechanismus verstanden hat und in ihrem biologischen Substrat beobachten und womöglich beeinflussen kann.

Das Entscheidende an diesen neuen wissenschaftlichen Erkenntnissen ist: In Zukunft wird man den Erfolg einer Änderung des Lebensstils messen, gezielt begleiten und sinnvoll unterstützen können. Und man hat schon heute gute Argumente gegen Skeptiker, die den positiven Einfluss einer gesunden Lebensweise anzweifeln. Ihnen zufolge beruhen die vielen epidemiologischen Befunde lediglich auf Korrelationen: Theoretisch ist ja auch tatsächlich denkbar, dass schlicht jene Menschen, die wegen einer bestimmten ererbten Veranlagung gerne Sport treiben oder sich mit wenig Fett und Zucker sowie reichlich frischem Gemüse ernähren, aufgrund der gleichen Veranlagung und nicht etwa wegen ihres Lebensstils gesünder sind als andere.

Genau das widerlegt nun aber die moderne epigenetische und genetische Forschung. Sie zeigt klar und unmissverständlich: Erbe und Umwelt »sprechen« miteinander. Die Gesundheit eines Menschen ist nicht die bloße Summe beider voneinander unabhängiger Komponenten, sondern viel, viel mehr. Sie ist das Produkt des beständigen, teils hochdynamischen, teils lang anhaltenden Zusammenwirkens von Erbe und Umwelt.

Und das heißt eben auch: Unser Handeln wirkt. Immer!

Das Erbgut im Stresstest

Selbstverständlich sollte man so grundlegende Aussagen wie im vergangenen Unterkapitel nicht auf der Basis einiger weniger, noch dazu sehr kleiner Studien treffen. Aber das tue ich auch gar nicht. Nicht nur in Schweden wird in Sachen Erbe-Umwelt-Kommunikation geforscht, und nicht nur Experimente zum Einfluss des Sports auf die menschliche Genregulation tragen zu diesen Erkenntnissen bei.

Es gibt längst eine Fülle von Tierexperimenten, die ähnliche Schlüsse nahelegen. Es gibt sogar eine Reihe weiterer Studien mit Menschen. Dabei geht es nicht nur um Bewegung oder Sport als Umwelteinfluss, sondern auch um Ernährung, psychische Erfahrungen und vieles mehr. Besonders gut erforscht ist der Einfluss von starkem, anhaltendem, manche sagen auch chronischem oder toxischem Stress.

Der ist weniger das, was wir meinen, wenn wir uns mal wieder »total gestresst« fühlen. Stress ist vor allem eine sinnvolle und in Maßen sogar die Gesundheit und Konzentration fördernde biologische Reaktion, die man am besten über den Anstieg von Stresshormonen wie Cortisol im Blut messen kann. Nur auf Dauer und im Übermaß wird Stress schädlich, mitunter sogar gefährlich.

Doch es ist gar nicht so einfach, mehrere Menschen einer vergleichbaren Dosis an Stress auszusetzen und ihre Reak-

Stress ≙ biologische Reaktion

tionen darauf zu messen. Nur mit einer solchen Methode kann die Wissenschaft aber aussagekräftige Ergebnisse erzielen. Deshalb wurde vor geraumer Zeit der sogenannte Trierer Stresstest entwickelt. Der Biopsychologe Dirk Hellhammer und Kollegen dachten sich in der pfälzischen Stadt eine Prozedur aus, die sich inzwischen weltweit etabliert hat.[17] Mit diesem Test können Wissenschaftler die Folgen einer stressreichen sozialen Interaktion miteinander vergleichen, egal wer, wann und wo getestet wird. Dazu muss das Verfahren natürlich standardisiert, also immer wieder gleich, sowie mit einfachen Mitteln unter Laborbedingungen reproduzierbar sein. Und: Da der Test nun mal stressen soll, ist er alles andere als angenehm.

Die Testpersonen werden einer Art Prüfungs- oder Bewerbungssituation ausgesetzt. Zunächst sollen sie vor zwei Prüfern, die hinter einem Tisch platziert sind, einen kurzen Vortrag ausarbeiten, den sie im Anschluss frei halten müssen, ohne dass sie dabei auf ihre Notizen zurückgreifen dürfen. Der Vortrag soll drei Minuten dauern. Es folgen zwei Minuten mit kniffligen Fragen, später auch noch schwierige Rechenaufgaben. Beenden sie ihren Vortrag zu früh, müssen die Probanden entsprechend mehr Fragen beantworten oder werden aufgefordert, weiterzureden. Zwischen den Prüfern steht gut sichtbar eine Kamera und filmt ausschließlich die Prüflinge. Außerdem läuft – ebenfalls nicht zu übersehen – ein Tonband mit.

Die Prüfer schauen betont neutral. Auch ihre Körpersprache darf keine wohlwollende soziale Zuwendung signalisieren. Vor der Prüfung werden den Testpersonen Blut- und Speichelproben abgenommen und ein Pulsmesser angelegt. Dass es eigentlich nur darum ging, sie auf besonders unangenehme Art unter Druck zu setzen, erfahren die Prüflinge

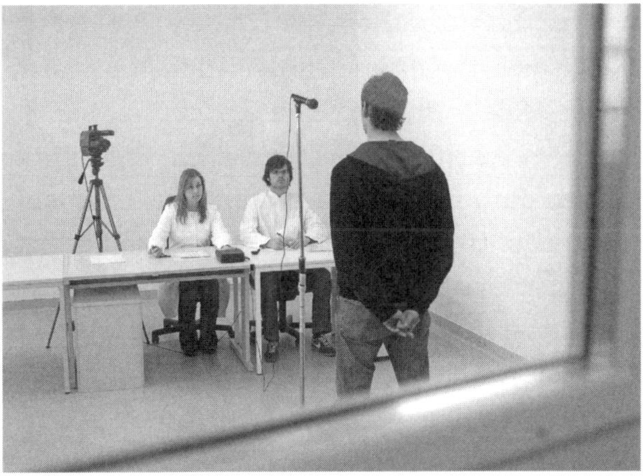

Im Trierer Stresstest soll in möglichst standardisierter Form gemessen werden, wie Menschen auf sozialen Stress reagieren.

erst nach dem Test. Zuvor glauben sie, man wolle tatsächlich ihre Leistung bewerten.

Dank fortlaufender Probenentnahme von Blut oder Speichel sowie der permanenten Pulskontrolle erfassen die Forscher über den gesamten Zeitraum hinweg die biologische Stresskurve ihrer Probanden (die übrigens sehr oft deutlich von deren Selbsteinschätzung abweicht). Entscheidend ist dabei, wie rasch und stark das Stresshormon Cortisol während des Tests ansteigt, aber auch, wie schnell der Stress nach der Befreiung aus der Situation wieder verfliegt. Beide Komponenten sind wichtig. Denn für unser allgemeines Stressniveau und das Risiko, eines Tages eine Stresskrankheit zu bekommen, spielt es sowohl eine Rolle, wie leicht wir uns stressen lassen, als auch, wie gut wir Stress abbauen können.

Mit Hilfe des Trierer Stresstests sind schon unzählige Studien über Stress und seine Wirkung entstanden. In diesem Buch wird er uns öfters begegnen, denn eine Reihe der Versuche haben auch die Auswirkungen der starken sozialen Belastung auf die Molekularbiologie untersucht.

Im Jahr 2012 machte beispielsweise ein Ergebnis von Biopsychologen um Eva Unternaehrer und Gunther Meinlschmidt von der Universität Basel Schlagzeilen: Akuter sozialer Stress, gemessen im Trierer Stresstest, verändert danach schon nach verblüffend kurzer Zeit das Gedächtnis der Zellen.[18] Die Forscher fanden in den Blutproben ihrer Probanden nämlich nicht nur den typischen Anstieg des Stresshormons Cortisol. In den Zellkernen von Immunzellen veränderte sich zudem die epigenetische Steuerung der DNA.

Am Gen des Empfängerproteins für das Hormon Oxytocin waren schon zehn Minuten nach Ende des Stresstests vermehrt Methylgruppen angelagert. Weitere achtzig Minuten später hatte die DNA-Methylierung an dieser Stelle auf einmal stark abgenommen. Vorausgesetzt, die gleichen Veränderungen ereignen sich auch in Gehirnzellen, haben solche Einschnitte zumindest theoretisch bedeutsame Auswirkungen auf die Psyche der Betroffenen.

Besonders schlüssig ist, dass in diesem Experiment, wo gezielt die Wirkung von starkem sozialem Stress getestet wurde, das Oxytocin-System betroffen ist. Oxytocin ist ein Hormon, das wichtig für die Entwicklung und Aufrechterhaltung der Bindungsfähigkeit bei Tieren und Menschen ist. Wir reagieren auf soziale Zuwendung und Körperkontakt mit einer Ausschüttung von Oxytocin. Umgekehrt fördert Oxytocin in unserem Gehirn die eigene Fähigkeit, sich unseren Mitmenschen zuzuwenden, in sie einzufühlen und an sie zu binden. Außerdem wirkt das Hormon wie ein Beruhigungsmittel. Es senkt das biologische Stressniveau und sorgt für Entspannung.

Etwas flapsig wird Oxytocin deshalb auch als »Kuschelhormon« bezeichnet. Nicht nur Nagetiere schütten das Hormon tatsächlich besonders heftig aus, wenn sie sich aneinanderkuscheln. Auch wenn menschliche Eltern ihre Säuglinge streicheln, stillen oder in den Arm nehmen und wiegen, steigt auf beiden Seiten der Oxytocinspiegel. Am berühmtesten ist die Reaktion der Präriewühlmäuse: Wenn sie sich zum ersten Mal in ihrem Leben paaren, löst das – angetrieben durch das Kuschelhormon – eine lebenslange monogame Paarbeziehung aus. Präriewühlmäuse sind sozusagen die Weltrekordhalter der Bindungsfähigkeit.

Auch das ist übrigens ein spannendes Beispiel für eine hochdynamische und dabei erstaunlich stabile Erbe-Umwelt-Interaktion. Durch die Paarung verstellt sich in einer bestimmten Region des Gehirns der Wühlmäuse der epigenetische Code der Rezeptoren für die Hormone Oxytocin und Vasopressin. Ein Effekt, der sich sogar künstlich mit Medikamenten auslösen lässt. Die Wühlmaus-Weibchen binden sich dann an das nächstbeste, halbwegs bekannte Männchen – ohne sich je mit ihm gepaart zu haben.[19] (Aber bevor Sie jetzt auf dumme Gedanken kommen: Selbstverständlich wirkt das Medikament in dieser Form nur bei Wühlmäusen, nicht bei Menschen.)

Zurück zu den Versuchen mit uns Zweibeinern: Dass starker Stress unser Oxytocin-System umprägen kann, ist womöglich ein kleiner Hinweis darauf, dass Präriewühlmäuse und Menschen im Laufe ihrer Evolution vor ewig langer Zeit einen gemeinsamen Vorfahren hatten. Je nachdem, welche Funktion die jeweiligen Zellen haben, könnte eine Neuregulierung des Gens für den Oxytocin-Rezeptor allerdings sehr unterschiedliche Folgen haben. Darauf weist Gunther

Meinlschmidt, Leiter der Basler Studie, hin. Der Botenstoff in den verschiedenen Teilen von Körper und Gehirn transportiere viel zu unterschiedliche Botschaften. Aus den Resultaten dürfe man also noch keinerlei Rückschlüsse auf tatsächliche physiologische, durch den Stresstest ausgelöste Veränderungen ziehen.

Seine Relevanz erhalte das Ergebnis aus einem anderen Grund: »Wir konnten grundsätzlich zeigen, dass akuter Stress in kürzester Zeit epigenetische Veränderungen bewirkt.« Das Wechselspiel zwischen Erbe und Umwelt findet also nicht nur in Muskeln und Fettgewebe, sondern auch im Blut und sehr wahrscheinlich im Gehirn statt. Auch diese Erkenntnis ist absolut neu.

Interessanterweise beschreiben Unternaehrer und Meinlschmidt in einer 2015 veröffentlichten Studie ganz ähnliche Veränderungen am Gen für den Oxytocin-Rezeptor in weißen Blutzellen auch bei erwachsenen Menschen, die in ihrer frühen Kindheit vernachlässigt worden waren.[20] In diesem Fall ist auch der Rezeptor eines weiteren, für das Gehirn wichtigen Botenstoffs betroffen: des Wachstumsfaktors BDNF (brain-derived neurotrophic factor).

Einer noch neueren Studie von der gleichen Forschungsgruppe zufolge scheint häufiger Stress der Mutter während der Schwangerschaft sogar das Gen für den Oxytocin-Rezeptor im Blut der Neugeborenen zu beeinflussen.[21] In diesem Fall hat die Prägung vermutlich positive Folgen für das Kind: Ist dieses Gen besonders aktiv, sollte das Kind an den entscheidenden Stellen ungewöhnlich viele dieser Oxytocin-Rezeptoren besitzen und entsprechend gut auf das Hormon ansprechen. Und da Oxytocin bei Menschen wichtig für soziale Prozesse wie die Eltern-Kind-Bindung und die Anpassung an Stress ist, spekulieren die Forscher, der Stress der Mutter habe per Prägung im Mutterleib dafür gesorgt, dass die Kinder womöglich besonders widerstandsfähig gegenüber einer belastenden Umwelt sind.

Keine Frage: Die Wissenschaft ist hier auf einer heißen Spur, die ich im zweiten Teil dieses Buchs ausführlich verfolgen werde, wenn es um die wichtige Zeit während und nach der Schwangerschaft geht. Zunächst möchte ich schlicht festhalten, wie tiefgreifend es sich auf unsere Physiologie auswirken kann, wenn wir unseren Lebensstil ändern oder aus irgendeinem Grund psychisch extrem belastet werden. Die Regulation der Gene in unseren Zellen reagiert permanent und dynamisch auf die Umgebung. Das gilt sehr wahrscheinlich auch im komplexesten, rätselhaftesten und wichtigsten all unserer Organe: dem Gehirn.

Vom Trauma und den Folgen

Es gibt zunehmend Hinweise, dass prägende Veränderungen der Genaktivierbarkeit in den Zellen des Gehirns an psychischen Leiden wie Depressionen, Angsterkrankungen, Bipolarer Störung, Autismus, Borderline-Syndrom oder Schizophrenie beteiligt sind.[22] Während der frühen Kindheit – bei Menschen etwa bis ins Alter von zwei Jahren – wandeln sich die Epigenome der Gehirnzellen besonders stark. Hier dürften sich Veränderungen niederschlagen, die mit der Reifung des Gehirns und den ersten wichtigen Lernschritten einhergehen.

Doch auch für den Rest des Lebens bleiben die Strukturen an und neben dem Erbgut wandelbar. Hier zeichnen sich vermutlich neurobiologische Veränderungen ab, die für das tägliche Lernen und Erinnern verantwortlich sind. »Endlich können wir detailliert fragen, wie Veränderungen der Epigenome die komplexen Identitäten von Gehirnzellen während eines Lebens prägen«, kommentiert der Epigenetiker Eran Mukamel von der University of California, USA. Er bezieht sich auf Resultate, bei denen epigenetische Daten aus den Gehirnen von Neugeborenen, Kindern und Erwachsenen miteinander verglichen wurden.[23]

Und natürlich schließt sich die Frage an, wie solche molekularbiologischen Veränderungen dazu beitragen, ob wir psychisch eher anfällig oder besonders widerstandsfähig werden. Am besten untersucht ist das für die sogenannte posttraumatische Belastungsstörung (PTBS). Knapp fünf Prozent der Bevölkerung sind irgendwann im Leben davon betroffen. Sie leiden unter belastenden Träumen und als Flashbacks bezeichneten, plötzlichen Momenten des Wiedererlebens einer traumatischen Situation. In der Folge werden sie emotional taub und sind ständig auf der Hut vor irgendeiner, meist nicht weiter definierten Bedrohung.

Soldaten zählen neben Vergewaltigungsopfern, Helfern in Katastropheneinsätzen und Lokführern zur Hochrisikogruppe. (Letztere, weil erschreckend viele Menschen sich in Selbsttötungsabsicht vor Züge werfen.) Kehren Bundeswehrsoldaten heute aus Afghanistan, dem Sudan oder Mali zurück, richten sich die bangen Blicke der Angehörigen deshalb nicht mehr nur auf ihre körperliche Unversehrtheit. Kriegerische Auslandseinsätze belasten immer auch die Seelen der Betroffenen.

2009 erkrankte etwa jeder fünfzigste in Afghanistan stationierte deutsche Soldat an einer PTBS.[24] Das ergab in besagtem Jahr rund 300 Betroffene und bedeutete ein etwa sechs- bis zehnfach erhöhtes Risiko gegenüber Soldaten, die nicht im Ausland eingesetzt waren. Die Erkrankungsraten von britischen und US-amerikanischen Soldaten liegt sogar deutlich höher – teilweise um den Faktor zehn. Insofern spricht einiges dafür, dass die vergleichsweise kurze Einsatzzeit viele deutsche Soldaten vor der PTBS bewahrt. Denn bestimmte Gene sind nach einer Traumatisierung weniger gut aktivierbar als zuvor, andere sogar besser. Aber bei der Frage, wie dauerhaft diese Veränderungen sind – ob sich also letztlich eine anhaltende PTBS ausbildet oder nicht –, ist offenbar nicht nur entscheidend, wie stark das Trauma war, sondern vor allem auch, ob es sich mehrfach wiederholt hat. Was die Prävention betrifft, scheint es also, als verfolgten die Deutschen hier eine sinnvolle Strategie.

Ist die Wandlung des Genaktivierungsmusters in den Gehirnzellen erst mal festgeschrieben, bleibt immerhin zu hoffen, dass es eines Tages neuen Umwelteinflüssen – vielleicht einer erfolgreichen Psychotherapie – gelingt, die Modifikatoren in und am Erbgut das entscheidende Stück in den Ursprungszustand zurückzuversetzen.

Dass dieser Ansatz wirklich funktioniert, dass man seine Effektivität sogar messen kann, dafür gibt es seit kurzem erste bahnbrechende Belege. Im Sommer 2016 veröffentlichten die Würzburger Psychotherapeutin Katharina Domschke und Kollegen eine viel beachtete Untersuchung. Zunächst entdeckten die Forscher bei 28 Patientinnen mit häufigen Panikattacken, dass in ihren Blutzellen die Kontrollregion eines bestimmten Gens namens MAOA ungewöhnlich schwach mit Methylgruppen besetzt war. Das passt zu bisherigen Befunden: Panik-Patienten haben oft ein überaktives MAOA-Gen, und angelagerte Methylgruppen hemmen meist die Aktivierbarkeit benachbarter DNA-Abschnitte. Zudem verringern schreckliche Erlebnisse die Methylierung am MAOA-Gen.

Dass sie auch das Risiko erhöhen, Panikattacken zu bekommen, braucht wohl kaum noch hinzugefügt zu werden.

Der Clou der Studie kommt aber erst: Nach einer sechswöchigen kognitiven Verhaltenstherapie waren die Panikattacken bei einem Teil der Patientinnen verschwunden – und mit ihnen die zugehörige epigenetische Signatur. Der Methylierungsgrad des MAOA-Gens war deutlich angestiegen und entsprach wieder dem Niveau in einer gesunden Vergleichsgruppe. Bei jenen Patientinnen, bei denen die Therapie nicht angeschlagen hatte, war die epigenetische Markierung dagegen sogar noch prägnanter geworden.[25]

»Nach unserer Kenntnis haben wir erstmals gemessen, dass eine Verhaltenstherapie die Methylierung des MAOA-Gens verstellen kann«, schreiben die Forscher. In diesen Worten klingt ein ziemlicher Stolz an – und der ist mehr als berechtigt. Denn lässt sich der Befund eines Tages wiederholen, dann ist endlich klar, dass man den Erfolg einer Psychotherapie grundsätzlich auch biologisch messen kann. Sehr viele Psychologen werden sich über diese Aussage freuen, verleiht sie doch ihrer oft als zu weich empfundenen Wissenschaft einen völlig neuen Härtegrad.

Dass auch die PTBS ein Stück weit eine epigenetische Krankheit ist, weiß man schon länger. Epidemiologen aus Boston und Ann Arbor, USA, untersuchten vor einigen Jahren mehr als 1500 zufällig ausgewählte Erwachsene auf Depressionen oder PTBS und fragten nach vergangenen Traumatisierungen. Zunächst bestätigte sich, dass das Erkrankungsrisiko eines Menschen umso höher ist, je mehr traumatische Erlebnisse er bereits verarbeiten musste. Allerdings scheinen selbst unter den Betroffenen mit massivster Belastung mehr als die Hälfte gegen PTBS gefeit.

Es ist durchaus denkbar, dass die Resilienz dieser Menschen, also ihre psychische Widerstandskraft, sich erst im Laufe ihres Lebens entwickelt hatte – als positive Folge eines gelungenen Lebensstils und eines besonders unterstützenden sozialen Umfelds. In ihrem Blut entdeckten die Forscher jedenfalls eine epigenetische Besonderheit: Ein bestimmtes Stück der DNA war bei ihnen auf inaktivierbar geschaltet. Das dort sitzende Gen für ein Protein, das den Hirnbotenstoff Serotonin transportiert, fiel weitgehend aus, was die Betroffenen sehr wahrscheinlich vor PTBS schützte.[26]

Umgekehrt gibt es Hinweise, dass mitunter auch das Gegenteil passiert, dass sich also eher negative Erfahrungen auf Dauer gesundheitsgefährdend auswirken: Ein Gen namens MAN2C1 scheint zumindest gerade bei PTBS-Patienten epigenetisch überwiegend stumm geschaltet zu sein.[27] Und bei Depressionen kann man ähnliche Effekte messen. Auch hier unterscheiden sich die Epigenome der Blutzellen systematisch, je nachdem, ob jemand eine ernsthafte Depression hat oder nie darunter gelitten hat.[28]

Geht es um die Gretchenfrage, ob es tatsächlich prägende Einflüsse aus der Vergangenheit sind, die im späteren Leben vor einer psychischen Krankheit schützen oder das Risiko dafür erhöhen, müssen derzeit noch Tierversuche herhalten. Diese geben allerdings eindeutige Antworten.

So haben Biopsychologen aus den USA zum Beispiel Ratten extremem psychosozialem Stress ausgesetzt. Ihre Versuchsanordnung war dabei alles andere als freundlich: Die Nager wurden zweimal im Abstand von zehn Tagen in durchsichtige Plexiglasröhren gesteckt, durch die sie noch gut Geräusche und Gerüche wahrnahmen, in denen sie sich aber nicht mehr bewegen konnten. Dann setzten die Forscher die Ratten, die durch das Plexiglas zumindest körperlich geschützt waren, für eine Stunde zu einer Katze in den Käfig.

Damit die Raubtiere sich auch ganz bestimmt für ihre potenzielle Beute interessierten, war die Röhre auch noch mit Katzenfutter bestrichen. Zusätzlich verbrachten die Versuchstiere einen Monat lang in einem sogenannten instabilen Lebensumfeld, das heißt, alle fünf Tage wurde eine andere Ratte zu ihnen in den Käfig gesetzt. Auch das ist für diese sehr sozialen Wesen eine außergewöhnliche psychische Belastung.

Anschließend untersuchten die Forscher das Gehirn der mittlerweile an einer Art PTBS erkrankten Tiere auf mögliche epigenetische Veränderungen am Erbgut. Diese könnten mitverantwortlich für die seelische Störung sein. Tatsächlich wurden sie fündig: Durch die Traumata hatten sich in den Nervenzellen der Tiere vermehrt Methylgruppen an das vorhin bereits erwähnte BDNF-Gen angelagert. Dieses konnten die betroffenen Zellen nun schlechter aktivieren, was allerdings nicht wahllos geschah. Die epigenetische Veränderung ereignete sich nur in einem bestimmten, für das Gedächtnis und die Verarbeitung von Gefühlen wichtigen Gehirnabschnitt namens Hippocampus.[29]

Die Resultate passen gut ins Bild. Immerhin existiert schon länger eine Theorie, nach der es gerade epigenetische Veränderungen am BDNF-Gen sind, die auch bei Menschen mit PTBS für die bleibenden Beschwerden verantwortlich sind.

Laien können angesichts solcher Tierexperimente sowie der epidemiologischen Studien bei Menschen vor allem eines ahnen: Auch sehr viele unserer ganz persönlichen Erfahrungen dürften mitunter einen Weg finden bis hinein in die unzähligen Zellkerne unseres Gehirns. Dort verstellen sie den Stoffwechsel des Denkorgans – und wirken damit auf mittlerweile gar nicht mehr so mysteriöse Weise bis in die geheimnisvolle Tiefe unserer Psyche.

Selbst dann, wenn nicht sofort eine anhaltende schwere seelische Krankheit auftritt, erhöhen oder vermindern unsere tagtäglichen Erfahrungen auf Dauer sicher auch das Risiko, eines Tages psychisch krank zu werden. Wenn wir unsere Gesundheit also möglichst wenig dem Zufall überlassen wollen, gilt es, gerade auch das seelische Gleichgewicht und ausreichend Schlaf nicht aus dem Blick zu verlieren. Es geht um die wiederkehrende Stärkung der Resilienz, der psychischen Widerstandskraft.

Das Methusalem-Rätsel

Die Französin Jeanne Louise Calment starb am 4. August 1997 mit 122 Jahren, fünf Monaten und 14 Tagen. Sie hatte den größten Teil ihres Lebens im gesunden Mittelmeerklima von Arles und Umgebung verbracht. Als Kind verkaufte sie Pinsel an den Maler Vincent van Gogh. Erst mit 119 gab sie das Rauchen auf – weil sie sich die Zigaretten nicht mehr selbst anzünden konnte.

Bis heute rätseln Forscher, was Calment und die vielen anderen Überhundertjährigen, die es zunehmend auf der Erde gibt, so alt werden ließ und lässt. Wie kommt es, dass sie im Alter von achtzig oder neunzig Jahren nicht an Alterskrankheiten leiden wie die große Mehrheit ihrer Altersgenossen? Was läuft in ihren Körpern anders, so dass sie physiologisch sehr viel länger jung bleiben? Wie schafft es ihr Körper, sich so lange gegen Giftstoffe wie Alkohol, Teer und Nikotin zur Wehr zu setzen oder andere Folgen einer ungesunden Lebensweise zu bekämpfen?

Alternsforscher aus aller Welt pilgerten zu Jeanne Calment, solange sie noch lebte. Sie hofften, Antworten zu finden auf die große Frage nach den Ursachen des Alterns und des Jungbleibens. Lange hatte man die Gene als wichtigste Komponente im Verdacht, sprach sogar von Methusalem-Genen, die man nur noch aufspüren müsse. Mittlerweile ist aber klar: Die Genetik – oder genauer: der Variantenreichtum des menschlichen DNA-Codes – trägt, wenn überhaupt, nur zu einem Viertel zu den Schwankungen in der Alterung bei. Dennoch gibt es innerhalb einer Familie eine gewisse Tendenz, ob die Mitglieder eher lang oder eher kurz zu leben haben. Doch es ist nicht mehr als eine Tendenz, die aus genetischen Anlagen resultiert und vergleichsweise leicht überschrieben werden kann.

Vor allem der fast überall auf der Welt zu beobachtende Unterschied in der Lebenserwartung zwischen Frauen und Männern – die in Deutschland derzeit bei 83,1 versus 78,1 Jahren liegt – ist wohl alles andere als genetisch bedingt. »In Ländern wie Deutschland sind die Sterblichkeitsunterschiede zwischen Frauen und Männern vor allem auf nicht biologische, also auf beeinflussbare Faktoren zurückzuführen«, sagte der deutsche Bevölkerungswissenschaftler Marc Luy dem *Spiegel*.[30] Mal abgesehen davon, dass auch beeinflussbare Faktoren, die lange zurückliegen und die Aktivierbarkeit der Gene nachhaltig prägen, letztlich biologische Faktoren sind, ist das eine bemerkenswerte Aussage. Denn sie bedeutet auch, dass Männer in Sachen gesunder Lebensführung gegenüber Frauen noch eine Menge Nachholbedarf haben.

Spiegel-Autor Jörg Blech formuliert es in einem Artikel so: »Während die meisten Frauen das biologische Potenzial für ein langes Leben weitgehend ausschöpfen, bleiben viele Männer hinter ihren Möglichkeiten zurück.« Allein das Rauchen und der übermäßige Konsum von Alkohol – beides bei Männern deutlich verbreiteter als bei Frauen – machten je nach Land 50 bis 80 Prozent des Unterschieds der Lebenserwartung aus.

Blech berichtet zudem aus einer Region auf Sardinien, in der nicht nur besonders viele Menschen über hundert Jahre alt werden, sondern die Männer in Sachen Lebenserwartung mit den Frauen sogar gleichgezogen haben. Verantwortlich dafür sind nach Meinung der Wissenschaftler ausschließlich die im Laufe des langen Lebens angesammelten Umwelteinflüsse und Erfahrungen: tägliche umfangreiche Bewegung, kalorienarme, gesunde Ernährung, kein Rauchen, kaum Alkohol – und vermutlich noch der eine oder andere bislang unbekannte Faktor mehr.

Ins Bild passt eine Anekdote, die sich Genetiker schon seit Jahren erzählen: Danach haben Alternsforscher in den sardischen Bergdörfern einst intensiv nach den Methusalem-Genen gefahndet, aber nichts gefunden. Jene Familien, in denen besonders viele Überhundertjährige lebten, hatten aber eine andere, nichtgenetische Gemeinsamkeit: Sie waren Ziegenhirten oder mussten auf Feldern arbeiten, die weit ober- oder unterhalb ihres Dorfes lagen. Ihr Leben lang hatten sie deshalb jeden Tag viele hundert Höhenmeter hinauf- und wieder herunterzukraxeln.

Wenn derzeit immer mehr Männer in den westlichen Industrienationen fast täglich ihre Laufrunden drehen, sich immer mal wieder fürs ambitionierte Volksfahrradfahren oder den Jedermann-Triathlon anmelden, keine Zigaretten mehr rauchen, kaum noch Currywurst, Pommes und Burger essen und auch beim Grillen zugunsten der Paprikaschote auf den Schweinenacken verzichten, dann werden vermutlich auch immer mehr so alt werden wie ihre Partnerinnen. Allerdings dürfte das vorerst nur für die wohlhabenden und gebildeten Schichten gelten. Denn es zeigt sich auch: Menschen, die in besonders armen Gegenden leben, sterben früher. Und das trifft vor allem das männliche Geschlecht – vielleicht, weil es noch mehr als das weibliche im Fall der Armut in Berufen arbeiten muss, die die Gesundheit überdurchschnittlich belasten, etwa als Hilfsarbeiter, auf Großbaustellen oder im Bergbau.

Einflüsse aus der Umwelt machen im Mittel und grob geschätzt also rund drei Viertel der Lebenserwartung aus. Jeanne Calment soll jeden Abend ein Glas Portwein getrunken haben, sie dürfte die berühmte Mittelmeerdiät gegessen haben mit viel Olivenöl, frischem Gemüse, Fisch und relativ wenig tierischem Fett. Sie war zeitlebens sportlich, spielte Tennis, fuhr viel Fahrrad, und ihr Leben dürfte nicht allzu stressreich gewesen sein, denn sie hatte recht früh einen wohlhabenden Mann geheiratet. Spöttische Zungen behaupten sogar, Calments Dauerstressniveau hätte sich zusätzlich verringert, als dieser Mann auch noch jung gestorben ist.

Dass all diese Faktoren das Altern ein Stück weit herauszögern, ist mittlerweile bekannt. So weiß man schon länger, dass ausreichend Entspannung die Bildung des lebensverlängernden Enzyms Telomerase unterstützt. Und der epigenetisch aktive Rotwein-Inhaltsstoff Resveratrol wird als potenzielle Jungbrunnensubstanz gefeiert. (Von seiner Einnahme ist wegen der ungeklärten Wirkung und möglicher Nebenwirkungen vorerst dennoch abzuraten.)

Es gibt die Theorie, dass jene Menschen, die über hundert Jahre alt werden und dabei körperlich wie geistig erstaunlich fit bleiben, molekularbiologisch in eine Art Lebensverlängerungsprogramm umgeschaltet haben. Bei der Aktivierung dieses Programms scheinen viele der bekannten lebensverlängernden Faktoren eine Rolle zu spielen. Besonders wichtig soll jedoch eine jahrelange kalorienreduzierte Ernährung sein. Dabei isst man immer ausreichend (also keine extreme Diät oder gar Magersucht), ernährt sich gesund und abwechslungsreich, hört allerdings meist bereits dann mit dem Essen auf, wenn man noch etwas hungrig ist.

Wenn die Zellen dann tatsächlich in ein derartiges Lebensverlängerungsprogramm umschalten, stecken sie laut Theorie und nach Experimenten mit Hefezellen, Fadenwürmern und vielen anderen vergleichsweise einfach gebauten Modellorganismen besonders viel Energie in die Aufrechterhaltung ihrer Gesundheit, also in bereits erwähnte Prozesse wie Telomerenverlängerung, Entzündungsbekämpfung und DNA-Reparatur. Das würde auch erklären, warum gerade den Superalten so oft krebserregende Giftstoffe wie Teer und Nikotin wenig anzuhaben scheinen.[31]

Doch bislang ist dieses Feld nicht schlüssig untersucht, und es gibt eine Reihe widersprüchlicher Resultate. Hier soll es deshalb vor allem um eine Analyse der Lebensweise der meisten Superalten gehen. Und die ist bei weitem nicht so spektakulär gesund, wie man angesichts des hohen Alters der Betroffenen erwarten würde – zumal die Umwelteinflüsse ja an 75 Prozent der Lebenserwartung beteiligt sein sollen. Alle, die im Lebensstil der Überhundertjährigen nach einem simplen Erfolgsrezept zum Jungbleiben suchten, scheiterten deshalb genauso wie die Genetiker mit ihrer Suche nach den Methusalem-Genen.

Trotzdem lautet die derzeit gängige »Methusalem-Formel«: niemals rauchen, wenig Alkohol trinken, sehr regelmäßig ziemlich viel bewegen, immer nur in Maßen, abwechslungsreich und möglichst frische Waren essen, ausreichend schlafen, sich keinen extremen dauerhaften psychischen Belastungen aussetzen. Aber das allein kann es noch nicht sein. Denn niemand der Superalten hat in dieser Konsequenz rundum gesund gelebt. Und man muss einschränkend ergänzen: Viele der lebensverlängernden Regeln lassen sich schlicht leichter umzusetzen, wenn man das nötige Geld in der Tasche hat. Gerade Menschen in armen Verhältnissen leben statistisch gesehen sehr viel kürzer als Wohlhabende.

Vergesst die Gene! Vergesst die Umwelt!

Erst die moderne Molekular- und Zellbiologie weist jetzt den Weg zur endgültigen Lösung des Methusalem-Rätsels. Ihre wichtigste Botschaft: Vergesst die Gene! Vergesst aber auch den Glauben daran, dass es immer nur der aktuelle Lebensstil ist, der Einfluss auf unsere Gesundheit hat. Insofern könnte man auch sagen: Vergesst die Umwelt! Nicht das einzelne Gen bestimmt, ob wir eine Volkskrankheit bekommen und früh altern, nicht die Zahl der Fahrradtouren oder die Ernährung aus den letzten Monaten sind entscheidend. Maßgeblich ist das hochkomplexe, teils genetisch, teils von den Erfahrungen der letzten Jahre und Jahrzehnte gesteuerte Genregulationsmuster in unseren unzähligen Zellen. Und das ist noch nicht alles: Hinzu kommen sehr wahrscheinlich die Erfahrungen und Gewohnheiten der vorangegangenen Generationen.

Wir alle tragen zahlreiche Anlagen in uns, die das Risiko für eine bestimmte Krankheit minimal erhöhen – und wir tragen Anlagen in uns, die das Risiko für die gleiche Krankheit etwas verringern. In der Summe gleicht sich das weitgehend aus. Die epigenetische Prägung wirkt hingegen auf mehrere Gene zugleich. Die einen werden leichter, die anderen schlechter aktivierbar. In der Konsequenz verändert sich die Genregulation dadurch zielgerichtet in eine bestimmte Richtung – entweder erhöht sich das Erkrankungsrisiko oder es sinkt.

Im Frühjahr 2016 sorgte die Studie eines großen internationalen Forscherkonsortiums für Aufsehen, weil sie neu entdeckte Genvarianten präsentierte, die unsere Lebensfreude, das subjektive Wohlbefinden und den ganz persönlichen Hang zu neurotischem Verhalten und Depressivität beeinflussen. Fast 300 000 Menschen hatten Daten zu ihren Genen und ihrer psychischen Verfassung zur Verfügung gestellt. Rund 150 Forscher hatten die Daten in mühevoller Kleinarbeit daraufhin analysiert, ob überhaupt irgendein Zusammenhang zwischen Genvarianten und derart komplexen Merkmalen besteht. Am Ende hatten die Wissenschaftler drei Veränderungen des DNA-Codes aufgespürt, die unser Wohlbefinden mitbestimmen. Hinzu kamen zwei Veränderungen, die mit Depressivität, sowie elf Veränderungen, die mit Neurotizismus in Verbindung stehen.[32]

Aber wozu das Ganze? Drei der beteiligten Genetiker erklärten in einem Beitrag für die *Frankfurter Allgemeine Zeitung*, die neu gefundenen Gen-Effekte seien »nur für einen Bruchteil der Erblichkeit von psychologischem Wohlbefinden verantwortlich«. Die Genvarianten erklärten »weniger als ein Prozent der Unterschiede im Wohlbefinden in der Bevölkerung«. Die untersuchten Merkmale seien einfach viel zu komplex, zu viele Gene seien daran beteiligt, zu viele Umweltfaktoren wirkten darauf ein, um einzelnen Genvarianten deutliche Auswirkungen zuschreiben zu können.[33]

Die neuen Resultate sind deshalb wohl vor allem für die Grundlagenforschung wichtig. Für Menschen wie du und ich muss das Fazit reichen, dass komplexe Eigenschaften wie eine bestimmte Krankheitsanfälligkeit oder besondere Persönlichkeitsmerkmale zwar innerhalb einer Familie stark gehäuft sein können – also zu einem gewissen Grad vererbt werden –, doch das hat viel mehr mit der Interaktion zwischen den Genen und mit der Steuerung der Genaktivierbarkeit zu tun als mit einer klar eingrenzbaren Zahl von Genvarianten selbst.

Ein anderes Beispiel: Alle bislang gefundenen genetischen Anlagen, die an der Erblichkeit von starkem Übergewicht beteiligt sein sollen, verändern das Risiko für dieses Leiden zusammengenommen um gerade einmal zwei bis drei Prozent. Dennoch kommen die Genetiker mit Hilfe von Zwillingsstudien zu dem Ergebnis, die Hälfte bis vier Fünftel (!) der Veranlagung zu Übergewicht sei vererbt.[34]

Zwar sind die Resultate von Zwillingsstudien grundsätzlich mit Vorsicht zu genießen. Viel zu viele nichtgenetische Einflüsse werden darin übersehen oder mehr oder weniger bewusst ausgeklammert, etwa die gemeinsame Zeit der Zwillinge im Mutterleib. Außerdem gelten die Resultate rein methodisch immer nur innerhalb jener gesellschaftlichen Gruppe, aus der die Zwillinge stammen. Und es wurden sicher auch noch nicht alle Gene entdeckt, die das Übergewichtsrisiko je nach Variante verändern können – von ganzen Mustern aus miteinander in Verbindung stehenden Genen ganz zu schweigen. Aber all diese Punkte können auch gemeinsam die enorme Diskrepanz der Zahlen nicht erklären. Am ehesten lassen sich die Befunde schlichtweg so deuten, dass wir sehr viel mehr biologisch vererben als nur unsere Gene.

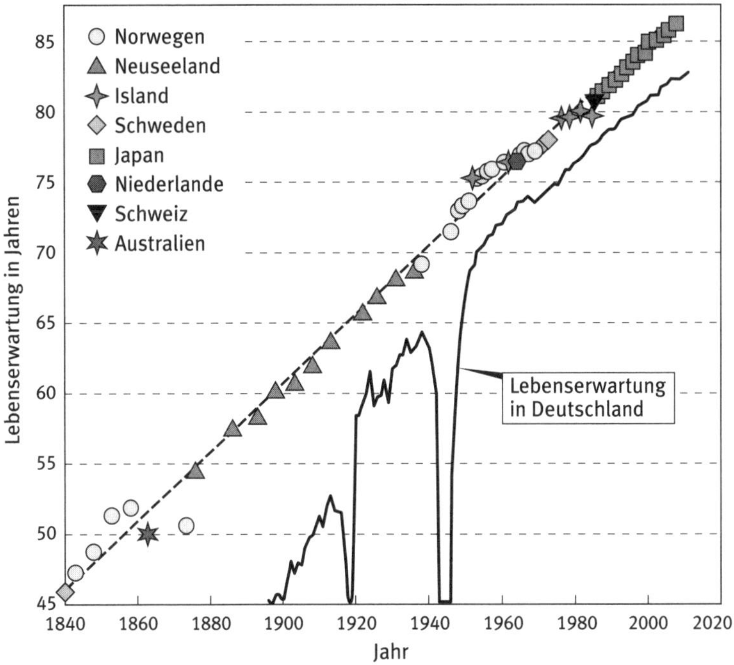

Die durchschnittliche Lebenserwartung der Frauen seit 1840, jeweils in dem Land, das gerade weltweit in der Spitzenposition ist. Zum Vergleich ist die Lebenserwartung in Deutschland eingezeichnet. Sie steigt im gleichen Tempo an. Die Folgen der beiden Weltkriege sind deutlich sichtbar.

Mit genau der gleichen Annahme ließe sich sogar eines der großen Rätsel der Bevölkerungswissenschaften lösen: Warum wird die Menschheit immer älter? Obwohl sich die Lebensumstände heute nicht mehr so deutlich verbessern wie im vergangenen Jahrhundert, steigt die durchschnittliche Lebenserwartung in den meisten industrialisierten Ländern unvermindert alle zehn Jahre um etwa 2,5 Jahre an. Alle 40 Jahre werden wir im Mittel zehn Jahre älter – und das seit 175 Jahren.[35]

Dieser spektakuläre Befund des Amerikaners James W. Vaupel vom Rostocker Max-Planck-Institut für demografische Forschung lässt sich durch genetische Anpassungen überhaupt nicht erklären. Dazu ist die Evolution zu langsam. Sie würde für derart dramatische Veränderungen ungleich mehr Generationen benötigen. Doch auch durch positive Umweltveränderungen allein scheint sich der Trend vor allem in den letzten Jahrzehnten nicht mehr ohne weiteres erklären zu lassen.

Erst die Annahme, dass sich beide Faktoren auf einer gemeinsamen, dritten Ebene, generationsübergreifend verstärken, gibt den Daten einen Sinn. Dann wäre es nämlich denkbar, dass die vielen positiven Veränderungen aus den vergangenen 150 bis 200 Jahren noch immer in uns fortwirken und unsere Lebenserwartung weiter steigen lassen.

Das tatsächliche Erkrankungsrisiko eines Menschen entstammt also weniger dem, was man auch »Echtzeit-Genregulation« nennen könnte. Dabei aktivieren Botenstoffe und Umweltreize eine Reihe mehr oder weniger spezifischer Transkriptionsfaktoren, die dann mehr oder weniger direkt das Ablesen eines Gens einleiten oder beenden, verstärken oder abschwächen.

Ob wir krank werden oder nicht, ob wir frühzeitig altern oder lange fit bleiben, darüber entscheidet sehr viel mehr die übergeordnete Ebene: die größtenteils durch die wandelbare epigenetische Umgebung der DNA geprägte, bleibende Steuerung der Aktivierbarkeit der Gene in den beteiligten Zellen und Organen. Diese wirkt nicht selten auf Tausende von Genen gleichzeitig. Sie reguliert – ausgelöst durch den Lebensstil und andere Umwelteinflüsse sowie unterstützt durch generationsüberschreitende Prozesse – auf breiter

Front solche Gene herauf oder herunter, die uns entweder gesund erhalten oder krank machen.

Was dieses Bild nicht unbedingt durchschaubarer macht: Auch die Codes für Transkriptionsfaktoren sind natürlich genetisch gespeichert und können folglich in ihrer Aktivierbarkeit geprägt sein. Das wiederum hat Auswirkungen auf die Fähigkeit einer Zelle, in Echtzeit auf bestimmte Reize zu reagieren. Umgekehrt wirken die Transkriptionsfaktoren aber auch auf die Epigenome zurück. Denn auch diese werden von Enzymen umgebaut, deren Baupläne ebenfalls in der DNA lagern und deren Ablesung von eben solchen Transkriptionsfaktoren aktiviert werden muss. Und so fort.

Die allermeisten unserer Merkmale – vor allem wenn es um komplexe, multifaktorielle Dinge wie Persönlichkeit oder die Anfälligkeit für verbreitete Krankheiten geht – sind also auf molekularer Ebene das Produkt eines hochkomplexen, noch dazu zeitlich variablen Genaktivitätsmusters. Dieses Muster sieht in unterschiedlichen Zell- und Gewebeverbänden ganz verschieden aus. Es wird permanent beeinflusst von der gegenwärtigen Umwelt. Und es ist abhängig von zellulär gespeicherten Erinnerungen an längst vergangene Umwelteinflüsse.

Zum Glück müssen wir diese Prozesse nicht im Detail verstehen. Es reicht, wenn wir wissen, wie wir sie positiv beeinflussen können. Und genau hier sollte eine Krankheitsprävention der Zukunft ansetzen. Allzu lange hat die Wissenschaft so getan, als genügten zwei Faktoren, um das Risiko für Volkskrankheiten zu erklären: spezielle Genvarianten und der direkte, gegenwärtige Umwelteinfluss. Doch dem heutigen Stand der Forschung zufolge gibt es einen dritten Faktor, der berücksichtigt werden sollte: die Prägung der Genregulation.

Maßgeblich für unsere Gesundheit und unsere Persönlichkeit ist die größtenteils epigenetisch in den Zellen gespeicherte Information über deren Vergangenheit. Sei es das Laufen oder Fahrradfahren der letzten Monate, der weitgehende Verzicht auf alkoholische und stark zuckerhaltige Getränke sowie zu viel Fastfood und Süßigkeiten im jungen Erwachsenenalter oder die eine oder andere positive Erfahrung als Säugling oder in der Kindheit und Jugend: Alles hinterlässt bis ins Alter seine Spuren in den Epigenomen der Zellen. Alles – auch das lange schon Vergangene – wirkt auf seine Weise in unserem gegenwärtigen Gesundsein nach.

Kapitel 2

Die Brücke zwischen biologischen und sozialen Prozessen

Intelligenz und Erbe

Generationen von Biologen, Soziologen, Buchautoren, Zwillingsforschern, Psychologen, Pädagogen und Statistikern haben sich an der Frage die Zähne ausgebissen, wie stark einzelne unserer Merkmale von den Genen geprägt sind und wie hoch der Anteil der Erziehung oder anderer Umwelteinflüsse daran ist. Einen traurigen Höhepunkt erlebte diese Erbe-Umwelt-Diskussion im Jahr 2010, als der ehemalige Politiker Thilo Sarrazin allen Ernstes behauptete, Deutschland werde sozusagen immer dümmer, wenn zunehmend Menschen aus niedrigen sozialen Schichten und anderen Kulturkreisen einwanderten.[36]

Sarrazin und die vielen Kommentatoren in den sozialen Medien argumentierten, dass Intelligenz zu einem großen Teil erblich sei und dass die durchschnittliche Intelligenz der Gesellschaft zwangsläufig sinken müsse, wenn mehr Menschen mit einem unterdurchschnittlichen Intelligenzquotienten einwanderten. Völlig zu Recht betonten Kritiker umgehend, dass Menschen aus niedrigen sozialen Schichten nicht zwangsläufig weniger intelligent seien als andere – und Menschen aus anderen Kulturkreisen schon gar nicht.

Die Studien und Aussagen von Experten, mit denen Sarrazin und andere solche Thesen belegen wollten, gelten längst als überholt und widerlegt – teils sogar als rassistisch motiviert.

Viele Menschen halten Gene für ein unsichtbares Bindeglied innerhalb einer Kultur. Das ist falsch, denn die Entwicklung einer Kultur unterliegt einer kulturellen, keiner biologischen Evolution. Falsch ist auch der Glaube, dass eine bestimmte Veranlagung, wenn sie zu einem gewissen Grad genetisch fixiert ist, in einer bestimmten Kultur besonders ausgeprägt oder in einer bestimmten Ethnie überdurchschnittlich häufig vertreten sein muss. In Wirklichkeit gibt es praktisch kein relevantes Merkmal, das nicht von vielen Genen zugleich beeinflusst wird. Eine derart komplexe Eigenschaft wie Intelligenz kann also aufgrund ihrer Biologie nur dann innerhalb einer ethnischen Gruppe statistisch spürbar anders ausgeprägt sein als innerhalb einer anderen, wenn die Umwelteinflüsse verschieden sind, nicht die Gene.

Intelligenz ist ebenso wie Gesundheit eines der komplexesten Merkmale überhaupt. Es setzt sich aus dem Zusammenspiel einiger tausender Gene mit den entsprechenden Anweisungen zur Genregulation zusammen: Bildung, sozialer Status, Wohlstand, psychische Stabilität, Zugang zu Medien und vieles mehr mischen hier entscheidend mit.

Auch wenn viele es nicht wahrhaben möchten: Die Menschen sind genetisch gesehen eine unerhört homogene Gruppe. Lässt man die Geschlechtschromosomen außen vor, sind unsere DNA-Codes zu deutlich mehr als 99 Prozent identisch, manche Quellen sprechen sogar von 99,9 Prozent. Wir unterscheiden uns genetisch gesehen von unseren (neben den Bonobos) nächsten Verwandten, den Schimpansen, je nach Auswertung nur um 1,3 bis 1,5 Prozent. Nimmt man die

Geschlechtschromosomen hinzu, dann ähneln menschliche Männer einem Schimpansenmännchen genetisch mehr als ihren Ehefrauen – und umgekehrt.

Dass Schimpansen dennoch ziemlich anders sind als wir, ist offensichtlich. Hier kommen viele nicht direkt genetische, aber zutiefst biologische Einflüsse ins Spiel, etwa die andere Entwicklung des Gehirns und eine andere Kontrolle der Genaktivierung in den beteiligten Nervenzellen. Das zeigt überdeutlich, wie sinnlos es ist, Eigenschaften wie die Intelligenz mit den Gesetzen der Genetik erklären zu wollen.

Ein weiteres Beispiel: Daran, dass Zebrafinken singen können, sind mehr als 800 Gene beteiligt.[37] Und es ist völlig unwahrscheinlich, dass ein Fink bei all diesen Genen ausschließlich jene Varianten geerbt hat, die ihn besonders schön oder besonders hässlich zwitschern lassen. Jeder Statistiker sieht sofort, dass die überwiegende Mehrheit der Zebrafinken durchschnittliche genetische Voraussetzungen zum Zwitschern haben dürfte, weil sie ungefähr ähnlich viele »bessere« wie »schlechtere« Genvarianten geerbt hat.

Geht es also um die Frage, warum ein spezieller Vogel dann doch besonders schön oder ein anderer besonders hässlich singt, dürften Informationen aus der Umwelt und Lernerfahrungen viel bedeutsamer gewesen sein als die weitgehend sich selbst nivellierende Gesangs-Genetik. Wie steht es zum Beispiel um die Zeit, die die Jungtiere hatten, in Ruhe dem Gesang älterer Vögel zu lauschen? Oder hatten die Eltern womöglich wegen einer Dürreperiode oder einer Katzenfamilie in der Nachbarschaft kaum Gelegenheit, sich um den Nachwuchs zu kümmern?

Solche Umwelteinflüsse sind besonders wirkungsvoll. Denn sie verändern nicht die einzelnen Gene, sondern das gesamte

Genaktivitäts- und auf Dauer auch das Genaktivierbarkeitsmuster der beteiligten Zellen. Sie wirken auf alle involvierten Gene zugleich und haben somit die Fähigkeit, das stimmliche Potenzial, das in jedem Vogel steckt, auf breiter Front zu verstärken oder schlimmstenfalls drastisch abzusenken. Erst wenn zwei Vögel in einer vergleichbaren Umwelt und unter ähnlichen Bedingungen aufwachsen, steigt der messbare genetische Einfluss auf ihre Sangesleistung an.

Aus dem gleichen Grund gibt es unter uns Menschen kaum Riesen und kaum Kleinwüchsige, sondern zumeist durchschnittlich große Individuen. Dass wir im Mittel seit einigen Jahrzehnten immer größer werden, dass unsere Lebenserwartung steigt und dass unsere Intelligenz – oder das, was wir in Intelligenztests messen – kontinuierlich wächst, hat nichts mit klassischer Genetik zu tun. Dafür vollzieht sich der Wandel zu schnell. Diese Trends sind eine Folge der verbesserten Umweltbedingungen.

Erst die veränderte Genregulation erklärt zum Beispiel, wie es dem niederländischen Volk gelang, binnen 150 Jahren von einem der körperlich kleinsten zu einem der längsten Völker aufzusteigen. Das genetische Potenzial für eine hohe Körpergröße hatte dort offenbar schon immer existiert, aber erst die optimalen Ernährungsbedingungen des letzten Jahrhunderts haben die Umgebung der Gene dazu bewegt, die entsprechenden Teile des Erbguts auf aktivierbar zu schalten.

Gerade beim Thema Intelligenz ist offensichtlich: Die genetischen Unterschiede – mögen sie auch noch so groß sein – machen bei Menschen, die in verschiedenen Umgebungen aufgewachsen sind, eigentlich immer nur einen geringen Teil der Unterschiede im Intellekt aus. Mindert eine der unzähligen Genvarianten die Intelligenz, erhöht sie eine andere. Ganz anders ist es, wenn Menschen unter ähnlichen Bedingungen aufwachsen. Dann ist die Erblichkeit der Intelligenz statistisch gesehen zwar hoch, absolut in IQ-Pünktchen gemessen aber vergleichsweise gering.

Ich habe es schon mehrfach erwähnt und werde es sicherlich auch noch ein paarmal tun: Komplexe Merkmale wie unsere Persönlichkeit beruhen auf dem gemeinsamen Produkt von Genen, Umwelt und Vergangenheit. Diese drei Faktoren lassen sich nicht voneinander trennen. Die Gene benötigen das Wechselspiel mit der Umgebung, und sie brauchen ihre Prägung. Zudem kann die Umwelt nur mit jenen Genvarianten zusammenarbeiten, die ein Organismus tatsächlich besitzt und die darauf geprägt sind, mehr oder weniger gut aktiviert werden zu können. Fällt einer der drei Teilnehmer am Wechselspiel aus, muss die ganze Partie abgesagt werden.

Diese Erkenntnis ist noch relativ jung. Viele Zwillingsforscher, Genetiker und weitere Experten haben deshalb noch nicht erkannt: Jede unserer Eigenschaften kann überhaupt nicht zu Prozentsatz X das Resultat einiger weniger oder gar zahlreicher Gene sein, die in einer bestimmten Variante von den Eltern geerbt wurden. Genauso wenig gibt es für die meisten Merkmale einen klar quantifizierbaren Anteil, der irgendwie, irgendwann und irgendwo aus der Umwelt erworben wurde, meist der Einfachheit halber definiert als das, was eben »nicht genetisch« ist.[38] Entscheidend ist nicht die Summe der Komponenten – auch wenn Zwillingsstudien rein rechnerisch solche Resultate nahelegen. Wie bereits erwähnt übersehen diese Studien nichtgenetische Einflüsse und ihre Aussagen gelten immer nur für jene Gruppe, aus der die Probanden stammen. Es ist deshalb unmöglich, Resultate zur Erblichkeit der Intelligenz aus einer Untersuchung mit Deutschen oder US-Amerikanern beispielsweise auf Türken oder Afrikaner zu übertragen.

Der Freiburger Entwicklungsbiologe und Neurogenetiker Karl-Friedrich Fischbach und der Hamburger Redakteur Martin Niggeschmidt bringen es in ihrem lesenswerten Bändchen *Erblichkeit der Intelligenz* auf den Punkt: »Es ist ein kapitaler logischer Fehler, vom genotypischen Varianzanteil innerhalb einer Gruppe ableiten zu wollen, inwieweit die durchschnittlichen Unterschiede zwischen Gruppen oder Untergruppen genetisch bedingt sind. Das eine hat mit dem anderen nichts zu tun.«[39]

Es gehört geradezu zum Konzept der Erblichkeit, dass sie nur Aussagen darüber erlaubt, inwieweit die Unterschiede zwischen den Individuen einer einzelnen Gruppe genetisch bedingt sind. »Wie das Durchschnittsniveau dieser Gruppe zustande kommt«, so die Autoren, »darüber sagt das Modell nichts aus«. Der Unterschied zwischen zwei Gruppen könne immer auch zu hundert Prozent auf Umweltbedingungen zurückzuführen sein.

Berühmt wurde in diesem Zusammenhang eine Studie des Teams um den Psychologieprofessor Eric Turkheimer. Danach wiesen Kinder innerhalb der US-amerikanischen Unterschicht in ihren Intelligenzquotienten vergleichsweise große Unterschiede auf, diese waren aber nur zu einem verschwindend geringen Prozentsatz genetisch bedingt. Für die Oberschicht ergab sich das umgekehrte Bild: Hier waren die IQ-Unterschiede zwischen den Kindern klein und ließen sich überwiegend auf verschiedene Genvarianten zurückführen.[40] Vermutlich wuchsen die reichen Kinder in einer derart fördernden und positiven Umwelt auf, dass das Potenzial in ihrem Erbgut fast vollkommen ausgeschöpft wurde. Bei den armen Kindern war dies dagegen nur bei einem Teil der Kinder der Fall, so dass es zu großen, weitgehend umweltbedingten Unterschieden kam.

Das heißt aber auch: Die Wirkung von Erbe und Umwelt lässt sich – zumindest wenn man sie verallgemeinern will – nicht einfach zu hundert Prozent addieren. Entscheidend ist immer das Zusammenspiel beider Komponenten. Das aber bildet, wie erwähnt, ein Produkt, keine Summe. Letztlich sind in jedem Individuum und zu jeder Zeit also immer Gene, die aktuelle Umwelt und die prägende vergangene Umwelt zugleich an je 100 Prozent des Merkmals beteiligt.

Ein ähnliches Fazit ziehen übrigens auch Turkheimer und Kollegen: »Ein Modell, in dem die Variabilität der Intelligenz unter Kindern auf unterschiedliche Komponenten aufgeteilt wird, die entweder den Genen oder der Umwelt zugeschrieben werden, ist angesichts der dynamischen Interaktion zwischen den Genen und der faktischen Umwelt während der biologischen Entwicklung zu einfach.«

Nur wenn die Umweltbedingungen zweier Menschen ähnlich sind und ähnlich waren, steigt der messbare genetische Anteil am verbleibenden Intelligenz-Unterschied zwischen ihnen also tatsächlich auf jene 30 bis 80 Prozent, die aktuelle Zwillingsstudien als Wert angeben. Ähnliche Umweltbedingungen bedeutet zum Beispiel, dass die Mütter der Kinder, die miteinander verglichen werden, während der Schwangerschaft ähnlich vielen oder wenigen psychischen Belastungen ausgesetzt waren, Eltern und Erzieher in den ersten Lebensjahren für eine vergleichbare Menge an Geborgenheit sorgten ebenso wie für eine anregende Umgebung mit vielen Lernanreizen und Entfaltungsmöglichkeiten. Es bedeutet eine ähnlich hohe oder niedrige Zahl an ernsthaften Erkrankungen, dass das Bildungssystem und der kulturelle Hintergrund vergleichbar sind und so fort.

Diese maximal 80 Prozent machen dann aber absolut gesehen nur wenige IQ-Werte aus, vielleicht drei bis fünf, und dieser Unterschied ist letztlich belanglos. Schlechte Umwelteinflüsse – von Vernachlässigung in der Kindheit oder frühkindlichen Traumatisierungen und Gewalterfahrungen bis hin zum Alkoholmissbrauch der Mutter in der Schwangerschaft, der ein Fetales Alkohol-Syndrom, FAS, verursacht – wirken sich dagegen ungleich dramatischer aus.

Selbst ohne solche Extreme ist der Einfluss sozialer Faktoren beachtlich: »Kinder haben zehn bis fünfzehn IQ-Punkte mehr, wenn sie in einer sozial fördernden Umwelt mit guten Bindungen zu ihren Eltern oder anderen Bezugspersonen aufwachsen«, weiß der Rostocker Sonderpädagoge Henri Julius, ein Experte für den Umgang mit verhaltensgestörten Kindern und Jugendlichen.[41]

Fälle von starker sozialer Vernachlässigung sowie Menschen mit einer genetischen Veränderung, die die Entwicklung des Gehirns behindert, werden in den einschlägigen Studien zur Erblichkeit der Intelligenz als »Ausreißer« von vornherein aussortiert. Meines Erachtens sind sie aber der beste Beleg dafür, dass die Erbe-Umwelt-Diskussion längst sinnlos geworden ist. Komplexe Merkmale wie Intelligenz, Persönlichkeit, Resilienz, Gesundheit oder Lebenserwartung können annähernd vollständig sowohl durch extrem ungünstige Umweltbedingungen als auch durch gravierende genetische Mutationen verändert werden. Wie erwähnt sind sie das Produkt – nicht die Summe – aus Erbe und Umwelt. Und eine Multiplikation mit null ergibt immer null.

Vom Ende der Erbe-Umwelt-Diskussion

Um noch einmal auf die Diskussionen um Thilo Sarrazins Buch *Deutschland schafft sich ab* zu kommen: Das Potenzial in den Genen aller Menschen ist also nahezu gleich: Niemand kann ernsthaft behaupten, Araber, Türken, Nordafrikaner, Ostasiaten, Mitteleuropäer oder andere kulturelle oder ethnische Gruppen hätten nachweislich mehr Intelligenz mindernde oder erhöhende Genvarianten als andere Völker oder Ethnien.

Die Möglichkeiten, die in einem menschlichen Organismus, in einem Gehirn angelegt sind, sind grundsätzlich groß. Allerdings werden sie nur dann optimal genutzt, wenn die Umweltbedingungen stimmen. Die Zahl der potenziellen Einflussfaktoren ist riesig: der Lebensstil allgemein, gesunde Ernährung, Bewegungsfreude, Stressfreiheit der Eltern und des Kindes in der Schwangerschaft und in den ersten Monaten nach der Geburt, die Liebe und Fürsorge, die das Kind im Elternhaus erlebt hat, die Qualität der Erziehung und Ausbildung in Kindergärten oder Schule und so weiter und so fort.

Der Wissenschaftsautor Ernst Peter Fischer erinnerte im Rahmen der Diskussion um Sarrazins Buch und die verschiedenen Thesen zur Erblichkeit von Intelligenz an Goethes Definition der Genetik: »Genetisch nennt Goethe etwas, das nicht da IST, sondern dass WERDEN (entstehen) muss, das eine Genese hat.«[42] Damit benennt Fischer den Kern des Problems, den Goethe nur erahnen konnte, weil es zu seiner Zeit noch keine molekulare Genetik gab: Die Gene entscheiden nicht über uns. Sie sind nicht unser Schicksal. Wir sind nicht ihre Marionetten. Gene enthalten lediglich Baupläne für Proteine. Für Eigenschaften wie unsere Klugheit, unsere Gesundheit oder unsere Persönlichkeit ist maßgeblich, was der Organismus im Laufe seines Lebens, seiner Entwicklung daraus macht.

Es ist also schlicht Unfug, bestimmten ethnischen Gruppen in unserer Gesellschaft eine genetisch bedingte verminderte oder erhöhte Intelligenz zu unterstellen. Viel entscheidender als der genetische Einfluss ist jener der Genregulation. Insofern sollten wir froh über Zuwanderer sein. Denn sie steigern das Entwicklungspotenzial der Gesamtgesellschaft. Sogar biologisch gesehen ergibt das Sinn. Denn die Einwanderer erhöhen die Zahl der genetischen Varianten im Genpool, was die Gesellschaft als Ganzes vielfältiger und begabter macht. Statt einzelne Gruppen auszugrenzen, muss es darum gehen, die Lebensbedingungen werdender und gewordener Eltern sowie die ihrer Kinder in einer Gesellschaft – über alle Ethnien und Schichten hinweg – weiter zu verbessern.

Die Erbe-Umwelt-Diskussion gehört folglich der Vergangenheit an. Nicht umsonst ringen Genetiker derzeit um eine neue Definition des Begriffs »Gen«. Je mehr Geheimnisse die Forscher dem Erbgut, seiner Struktur und Funktion, entreißen, desto mehr verschwimmt das Gen in seiner jetzigen Form als einzig bedeutsame, klar umrissene funktionelle Einheit.

Ein Gen kann mehrere Proteine codieren, es kann zerstückelt und über weite Teile des Erbguts zerstreut sein, es kann zusätzlich regulatorische Aufgaben übernehmen. Die große Masse des DNA-Codes – ich erwähnte es schon: es sind 98,5 Prozent – speichert ohnehin keine Baupläne für Proteine. Dort lagern stattdessen Codes für regulierende Botenstoffe, wie Mikro-RNAs, oder es verstecken sich dort Enhancer, die der Verstärkung benachbarter DNA-Abschnitte dienen, und vieles mehr.

Einzelne solcher Abschnitte haben also sehr wohl eine eindeutige Funktion. Indem die Zellen als Reaktion auf Umwelteinflüsse eben solche regulatorische DNA-Abschnitte und ihre Umgebung verändern oder indem sie Teile davon gezielt ablesen, bestimmen sie, welche anderen Erbgutabschnitte wie intensiv benutzt werden können und welche nicht.

Aber muss man solche funktionellen Einheiten der DNA dann auch zu den Genen rechnen, wie manche Genetiker vorschlagen? Oder sind sie etwas ganz anderes, für das man noch einen passenden Namen finden muss: Epigene oder Regulatorgene zum Beispiel? Fest steht: Die Masse der DNA ist zuständig für das Zusammenspiel zwischen Erbe und Umwelt oder – im Sinne Goethes und Fischers – für die Genese des Organismus, nicht für seine Bauteile. Und so spiegelt die Molekularbiologie im Kleinen wider, was die Wissenschaft im Großen gerade erst begreift: Es ist unmöglich, die Einflüsse von Erbe und Umwelt gegeneinander ausspielen zu wollen. Wir leben im postgenomischen Zeitalter,[43] befinden uns »mitten im Jahrzehnt der Epigenetik«, wie es Stammzellforscher Rudolf Jaenisch formuliert.[44]

Genomik und Epigenomik: Beidhändig in die Zukunft

Die Untrennbarkeit von Genetik, Genregulation und Epigenetik, und damit das Ende der Erbe-Umwelt-Diskussion, ist mittlerweile fest in den Köpfen der meisten Wissenschaftler verankert. Bei Anträgen für Drittmittel, in Pressemitteilungen über Forschungsergebnisse oder in Ankündigungen von Kongressen taucht seit zwei bis drei Jahren bevorzugt die Formulierung auf, es gehe »um Genetik und Epigenetik« eines biomedizinischen Forschungsgegenstands, etwa einer psychischen Krankheit wie der Depression oder einer Stoffwechselstörung wie Diabetes.

Die Protagonisten des Internationalen Krebsgenom-Konsortiums ICGC zum Beispiel zielen nicht nur darauf ab, den DNA-Text von fünfzig wichtigen Tumorarten zu entschlüsseln. Sie haben sich zusätzlich die regulierenden Strukturen an und neben den Genen der Krebszellen vorgeknöpft, die über die Aktivierbarkeit der Gene entscheiden.[45] Auch die Krebsexperten haben begriffen: Zumindest jenseits der absoluten Grundlagenforschung nutzt es wenig, sich ausschließlich mit einem der beiden Felder – Genetik oder Epigenetik – auseinanderzusetzen.

So ist nun auch in den Laboratorien die Kombination beider Disziplinen Alltag. Molekularbiologen entschlüsseln nicht nur die bloßen DNA-Codes von Zellen in sogenannten genomischen Studien und optimieren diese Techniken immer mehr. Die Forscher bestimmen, wenn immer möglich, das aktuelle Genaktivitätsmuster gleich mit. Und sie erfassen, wo die Schalter und Dimmer an und neben den Genen sitzen.

Solche systematischen Analysen des Epigenoms einer Zelle werden als Epigenomik bezeichnet. Und längst gibt es auch ein Internationales Humanes Epigenomik Konsortium, IHEC abgekürzt, das die internationalen wissenschaftlichen Erkenntnisse bündelt, so wie es einst das Humangenom-Projekt für die Entschlüsselung der menschlichen DNA getan hat. Aus Deutschland beteiligen sich an dieser Forschung seit dem Herbst 2012 siebzehn Forschungsteams im Rahmen des Deutschen Epigenom-Programms DEEP.[46] Ein Jahr zuvor ging das Programm BLUEPRINT an den Start, das europaweit angelegt ist und von der Europäischen Union mit 30 Millionen Euro unterstützt wird.

Die erste Epigenomik-Initiative hoben allerdings die US-Amerikaner aus der Taufe, und zwar schon im Jahr 2008: Das sogenannte Roadmap Epigenomics Mapping Consortium der Nationalen Gesundheitsbehörde NIH wurde fünf Jahre lang mit insgesamt 190 Millionen US-Dollar unterstützt. Der damalige NIH-Direktor Elias Zerhouni erhoffte sich bei der Gründung »Vergleichsdaten, die die gesamte Wissenschaftsgemeinschaft nutzen kann, um besser zu verstehen, wie die epigenetische Regulation funktioniert und wie sie Gesundheit und Krankheit beeinflusst«. Der Berliner Epigenetiker Alexander Meissner, Professor der Harvard University in Boston und Arbeitsgruppenleiter am weltbekannten Broad Institute, kündigte an: »Unser Ziel ist es, das gesamte Epigenom von hundert oder mehr verschiedenen menschlichen Zelltypen zu entschlüsseln.«

Im Februar 2015 meldeten Meissner und Kollegen Vollzug: Das Konsortium veröffentlichte im Fachblatt *Nature* sowie einigen weiteren Magazinen auf einen Schlag 24 Publikationen mit den umfassenden Daten der Epigenome Roadmap sowie den ersten Analysen, die sich aus der Auswertung der Epigenom-Karten ergaben. Verglichen wurden dabei kranke und gesunde sowie verschieden weit entwickelte menschliche Zellen oder Zellen aus unterschiedlichen Geweben.[47]

Anhand der molekularbiologischen Signatur der analysierten Gewebe stellten die Forscher eine Art Stammbaum der Zelltypen auf. Er hilft jetzt dabei, die Verwandtschaft einzelner Zellen besser zu beurteilen – also aufzuschlüsseln, ob sie auf die gleichen Vorläuferzellen zurückgehen. Und man kann Zellen nun gezielt einem bestimmten Gewebe zuordnen sowie abschätzen, wie alt sie sind und welchen Ursprung sie im Körper haben.

Der Vergleich der Daten brachte einige bemerkenswerte Resultate: So gab es einen neuen Blick auf die Fortentwicklung embryonaler Stammzellen, also auf die ersten Ereignisse im Werden eines jeden neuen menschlichen Lebens.[48] Außerdem wird man dank bestimmter epigenomischer Auffälligkeiten Zellen von Krebsmetastasen in Zukunft deutlich besser als bislang dem Gewebe zuordnen können, von dem sie ursprünglich abstammen.[49] Und auch der Blick auf viele Krankheiten wird sich wandeln.

So zeigte sich, dass die Epigenome einiger Nervenzellen bei der Alzheimerschen Krankheit derart verändert sind, als hätten sie einst einen Angriff des Immunsystems abgewehrt.[50] Womöglich wird Alzheimer eines Tages sogar als Autoimmunkrankheit entlarvt, also als ein Leiden, bei dem sich das menschliche Immunsystem ähnlich wie bei Rheuma, Asthma oder Multipler Sklerose gegen Zellen des eigenen Körpers wendet. Ganz unabhängig davon ist schon heute klar, dass einige Symptome der Alzheimerschen Krankheit daher rühren, dass ganze Gruppen von Genen in den Nervenzellen auf inaktivierbar geschaltet sind.[51] Und das bedeutet, es gibt Prozesse im Laufe des Lebens, die das Gedächtnis der betroffenen Zellen mehr oder weniger stark in Richtung spätere Demenz vorantreiben.

Das heißt aber auch: Ein gesunder Lebensstil kann dem geistigen Verfall im Alter vielleicht sogar vorbeugen, denn epigenetische Veränderungen sind nun mal potenziell reversibel. Und tatsächlich gilt reichlich körperliche Bewegung derzeit als effektivste Schutzmaßnahme, um den Beginn einer Demenz möglichst lange hinauszuzögern. (Es gehört zwar eigentlich nicht hierher, aber wieder mal überkommt mich beim Schreiben das Gefühl, besser noch eine Runde Laufen zu gehen.)

Insgesamt gelang den Epigenomikern der NIH Roadmap die Kartierung von 111 menschlichen Epigenomen verschiedener Zelltypen. Die Daten finden sich – neben vielen anderen Informationen – frei zugänglich auf den Internetseiten des Projekts.[52] Sie dienen jetzt als Referenz für zukünftige Vergleiche mit anderen epigenomischen Resultaten.

Diese neue Art der Forschung erlaubt einen einzigartigen Einblick in die Art und Weise, wie Zellen die Aktivierbarkeit ihrer Gene steuern. Man kennt Bau und Funktion der zahllosen Strukturen an und neben den Genen immer besser. Und man lernt, wie sich das Epigenom von Zellen während der gesunden biologischen Entwicklung verändert oder wie es sich im Krankheitsfall wandelt. Die gewonnenen Daten werden nach Einschätzung praktisch aller Kommentatoren dabei helfen, genauer zu verstehen, wie Veränderungen im Genom und im Epigenom bestimmter Zellen oder Gewebe gemeinsam zu komplexen Krankheiten führen.

»Diese Karten sind wie Schnappschüsse, die das menschliche Genom bei der Arbeit festgehalten haben«, sagt Bing Ren von der University of California. Doch wie alle seine Kollegen weiß auch er, dass noch sehr viel Arbeit vor ihnen liegt. Erst durch den Vergleich mit weiteren epigenomischen und genomischen Analysen entfalten die neuen Epigenom-Karten ihre volle Aussagekraft.

Immerhin, die Hoffnung wächst, dass es die Kombination aus Genomik und Epigenomik sein wird, die zum wahren Verständnis der biomedizinisch so unerhört wichtigen molekularbiologischen Prozesse im Inneren unserer Zellen führen wird. Der Ausblick, den die *Nature*-Redaktion in ihrem Vorwort zur Veröffentlichung der vielen Resultate der NIH Roadmap wagte, bringt die Lage auf den Punkt: »Bei menschlichen Krankheiten wirken Genom und Epigenom zusammen. Der

Versuch, Krankheiten alleine mit Hilfe genomischer Information anzugreifen, war, als hätte man eine Hand auf dem Rücken gefesselt. Der neue Schatz an epigenomischen Daten befreit diese Hand. Das wird zwar nicht sämtliche Antworten liefern. Aber es könnte Forschern bei der Entscheidung helfen, welche Fragen sie in Zukunft stellen sollen.«[53]

Seit die Wissenschaft im Jahr 2003 die erste komplette Entschlüsselung eines menschlichen Gentextes feierte, ist also eine ganze Menge passiert. Der anfänglichen, schier grenzenlosen Euphorie über das Potenzial der Genomik folgte rasch eine umso tiefere Ernüchterung. Craig Venter, einer der wichtigsten Protagonisten bei der Entschlüsselung der menschlichen DNA, sagte schon vor Jahren: »Im Rückblick waren unsere damaligen Annahmen über die Funktionsweise des Genoms dermaßen naiv, dass es fast schon peinlich ist.«[54]

Mittlerweile gibt es aber neue Hoffnung: Wer Genomik und Epigenomik kombiniert, belauscht das Gespräch aus Erbe und Umwelt, beschäftigt sich mit dem Werden des Lebens, nicht mit seiner Statik. Anders ausgedrückt: Die moderne Molekularbiologie beginnt endlich zu verstehen, wie Gesundheit wirklich entsteht.

Die epigenetische Uhr

»Man ist immer so alt, wie man sich fühlt.« Auch das ein Satz, der viel mit Gesundheit als kontinuierlichem Prozess zu tun hat. Das Leben spielt permanent mit der Prägung unserer Zellen und beeinflusst dabei auch, wie rasch wir altern. Manche Menschen sehen aus wie 35, sind aber über 50. Anderen ergeht es umgekehrt. Und oft genug ist es nicht nur das Aus-

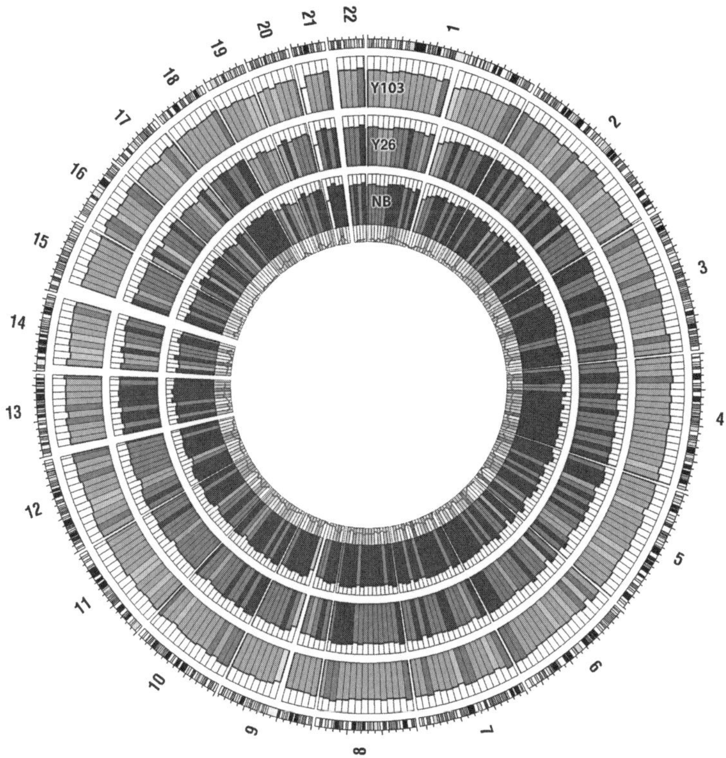

Auswertung der Genome eines Neugeborenen (innerer Ring), eines 26-Jährigen (mittlerer Ring) und eines 103-Jährigen (äußerer Ring). Je älter der Mensch, desto seltener sind Methylgruppen an die DNA angelagert, was man am helleren Grauton erkennt.

sehen, das den Unterschied zwischen biologischem und tatsächlichem Alter dokumentiert, sondern auch die körperliche und geistige Leistungsfähigkeit.

Superalte wie die Französin Jeanne Calment, die man mit 120 noch auf 90 hätte schätzen können, die mit 100 noch Fahrrad fuhr und die mit 115 fitter war als viele Zeitgenossen mit 85, sind nur Extrembeispiele. Dass sie jünger wirken, als sie sind, hat zwar sicher auch mit ihren Genen zu tun. Eine

Glatzenbildung oder das Auftreten von Gesichtsfalten – beides relativ streng erbliche Merkmale – lassen uns zum Beispiel älter aussehen.[55] Vor allem aber ist es unser Lebensstil, der das Tempo der biologischen Alterung beeinflussen kann.

Wer in Kindheit und Jugend sehr viel Sport getrieben hat, dem fallen körperliche Anstrengung oder das Antrainieren neuer Muskeln in aller Regel noch mit fünfzig leichter als anderen, und er wird vermutlich auch langsamer altern. Negative Erfahrungen aus der frühen Kindheit scheinen Alterungsvorgänge hingegen zu beschleunigen.

Selbst für Wissenschaft und Medizin ist es deshalb gar nicht so einfach, das biologische und das wahre Alter eines Menschen zu bestimmen. Was liegt da näher, als eben jenes Substrat zu analysieren, an dem sich die Prägung des Lebens abspielt: die Epigenome der Zellen nach Altersanzeichen abzusuchen? Genau das haben Wissenschaftler zuletzt mehrfach getan und dabei eine Art molekularbiologische Lebensuhr zutage gefördert.

Mit den Jahren verändert sich das menschliche Epigenom auf charakteristische Weise, und natürlich sind diese Veränderungen nicht nur die Folge, sondern auch der Auslöser von Alterserscheinungen. Das folgern Epigenetiker aus einer Untersuchung verschieden alter Menschen.[56] Die Forscher analysierten bei einem Neugeborenen, einem 26-Jährigen und einem 103-Jährigen die gesamte DNA von Immunzellen im Blut. Sie bedienten sich dabei einer Methode namens Bisulfit-Sequenzierung, die erkennt, wo Methylgruppen ans Erbgut angelagert sind und wo nicht.

Zunächst zeigte sich, dass die DNA-Methylierung mit zunehmendem Alter kontinuierlich abnimmt. Trugen beim Neugeborenen fast 17 Millionen Stellen eine Methylgruppe, waren es beim 103-Jährigen rund eine halbe Million weniger. Die Daten für den 26-Jährigen lagen entsprechend zwischen diesen Extremen. Wenn weniger Methylgruppen an der DNA angelagert sind, heißt das aber auch, dass mehr Gene aktivierbar sind. Das passt hervorragend ins Bild: Denn je älter unsere Zellen werden, desto mehr spezialisieren sie sich, und dazu benötigen sie auch einen größeren Satz an Bauplänen für Biomoleküle aller Art.

Schon 2011 veröffentlichte der kalifornische Biostatistiker Steve Horvath mit Kollegen einen Speicheltest, mit dessen Hilfe man das Alter eines unbekannten Menschen auf fünf Jahre genau ermitteln kann.[57] Der Test nutzt die systematischen altersbedingten epigenetischen Veränderungen in den Zellen aus. Helfen soll er zum Beispiel bei der Prognose von Alterskrankheiten oder bei kriminaltechnischen Untersuchungen. Wenn man etwa einen unbekannten Täter sucht, der Zellen am Tatort hinterlassen hat, das Alter einer nicht identifizierten Leiche ermitteln möchte oder ein Verdächtiger nicht willens ist, sein Alter preiszugeben, macht eine biologische Altersbestimmung sehr viel Sinn.

Weil zuletzt immer mehr Daten über die Epigenome verschieden alter Menschen veröffentlicht wurden, konnte Horvath seine Analysen inzwischen verfeinern. Sein neuester Algorithmus bestimmt das Alter von Zellen verschiedener Gewebe und Zelltypen anhand ihres DNA-Methylierungsmusters auf 3,6 Jahre genau.[58] Die Methode wird seitdem als »epigenetische Uhr« bezeichnet.

Mit ihrer Hilfe lässt sich nicht nur das tatsächliche Alter eines Menschen gut einschätzen. Kennt man dieses, hilft die epigenetische Uhr sogar bei der Bestimmung des biologischen Alters. Sind Menschen biologisch besonders rasch oder besonders langsam gealtert, weichen beide Angaben in die jeweilige Richtung natürlich auch besonders deutlich voneinander ab. Auf diesem Weg ergeben sich sogar Hinweise auf die Krankheitsanfälligkeit: Ist jemand rasch gealtert, steigt das Risiko, ist er hingegen eher jung geblieben, dürfte er auch mit einer gewissen Wahrscheinlichkeit länger gesund bleiben.

Besonders erschreckend ist das biologische Alter, das Horvath bei Krebszellen berechnete: Diese ticken so beschleunigt, dass sie auf der epigenetischen Uhr im Mittel 36 Jahre älter erscheinen, als sie tatsächlich sind. Fatal ist dabei, dass sie ihre bösartige Veränderung auch unsterblich macht und ihnen ihr hohes Alter deshalb nichts anhaben kann.

Die spannende Frage bleibt: Was beeinflusst das biologische Alter eines Menschen genau? Im Dezember 2015 publizierte ein Forscherteam aus den USA und Deutschland genau hierzu wichtige Daten. Danach scheint es vor allem chronischer, also dauerhafter, sogenannter toxischer Stress zu sein, der Menschen rascher altern lässt.[59] Cortisol und andere Stresshormone aus der Gruppe der Glucocorticoide schreiben die Epigenome der Körperzellen scheinbar systematisch um, wenn sie ständig im Übermaß vom Körper ausgeschüttet werden.

Die Forscher analysierten Blutzellen von knapp 400 Personen und untersuchten, inwiefern sich der im Laufe des Lebens angesammelte Stress auf die epigenetischen Schalter ausgewirkt hatte. Genau genommen ermittelten sie mit Hilfe der epigenetischen Uhr von Steve Horvath das biologische Alter der Testpersonen. Dabei entdeckten sie, dass das Muster der DNA-Methylierung in den Zellen umso mehr jenem älterer Menschen entsprach, je mehr die Testpersonen im Laufe ihres Lebens über längere Zeiträume hinweg Stress ausgesetzt waren. Dauerstress lässt uns folglich rascher altern.

Betroffen ist dabei übrigens vor allem die Steuerung solcher Gene, die unter dem Einfluss von Stresshormonen stehen. Vermutlich sind es sogar die Stresshormone selbst, die direkt zur Umprogrammierung des Erbguts beitragen. Die einleuchtende Theorie: Wenn ein durch Stress in seiner Aktivität mitgesteuertes Gen immer wieder durch die passenden Stresshormone aktiviert wird, macht es für die Zelle Sinn, sich auf diese Dauerbelastung molekularbiologisch einzustellen. Das gelingt ihr, indem sie mit dem Stresshormon gezielt Enzyme an jene Stelle lotst, an der das Stresshormon wirkt. Dort verändern die Enzyme schließlich den epigenetischen Code. Das erhöhte Stressniveau wird auf der Ebene der Zelle sozusagen eingefroren. Viele ihrer Gene werden in einen anderen Aktivierbarkeitsmodus versetzt.

Ins Bild passt, dass sich in der Untersuchung auch Veränderungen bei solchen Genen fanden, die in Zusammenhang mit Alterskrankheiten gebracht werden. Kein Wunder: Alterskrankheiten sind zu einem gewissen Maß immer auch Stresskrankheiten. Das ist schon lange bekannt.

All diese Indizien legen nicht nur nahe, dass die epigenetischen Strukturen – neben den Telomeren und der Telomerase – das lange gesuchte *missing link* bilden, über das chronischer Stress Menschen rascher altern lässt und das zudem das Risiko für Alterskrankheiten erhöht. Beides hatte man ja seit langem vermutet. Die Resultate lassen auch hoffen, dass man schon bald mit Hilfe molekularbiologischer Analysen von Blutproben das Risiko eines Menschen, beispielsweise eine Herz-Kreislauf-Krankheit, einen Altersdiabetes, Krebs oder Demenz zu bekommen, besser abschätzen kann als heute. Vor allem aber sollten uns die neuen Erkenntnisse motivieren, auf ausreichend Entspannung in unserem eigenen Alltag zu achten.

Auch wenn Epigenetiker derartige Zusammenhänge bislang nur bei besonders drastischen Fällen aufspüren können, so dürften ähnliche Effekte auch bei einem geringeren Maß an toxischem Stress auftreten – etwa wenn wir an Werktagen immer und immer wieder zu wenig schlafen, wenn wir Gifte wie Nikotin oder Alkohol im Übermaß zu uns nehmen oder wenn wir in schweren Belastungssituationen, wie beispielsweise der Pflege schwer kranker Angehöriger, über Monate hinweg nicht genug Hilfe und Entlastung erhalten.[60]

Es ist sicher nur noch eine Frage der Zeit, bis man auch die molekularbiologischen Effekte solcher Einflüsse statistisch sauber erfassen kann. Noch scheinen die Methoden dafür etwas zu grob. Allerdings ist die Wissenschaft auf einem guten Weg: Eine weitere, sehr groß angelegte internationale Studie wertete Daten von fast 15000 Menschen aus. Dabei ergab sich ein klarer Zusammenhang zwischen systematischen, altersbedingten Veränderungen des Genaktivitätsmusters und typischen Alterserscheinungen wie Bluthochdruck sowie Veränderungen beim Körpergewicht, den Cholesterinwerten und der Neigung zu Typ-2-Diabetes.[61]

Um keine Panikmache zu betreiben, muss ich an dieser Stelle unbedingt auf einen Effekt namens Hormesis eingehen.[62] Dahinter verbirgt sich die Erkenntnis, dass Dinge, die eigentlich giftig sind, in geringen Mengen die Widerstandskraft gegen eben diese Giftwirkung erhöhen. Dieser Effekt – der vermutlich sogar für sehr schwache radioaktive Strahlung gilt – existiert mit Sicherheit auch für Stress. Wie bei so vielen anderen Dingen entscheidet offenbar auch bei psychischen Belastungen die Dosis darüber, inwiefern sie uns schaden oder nicht. Eine gewisse Portion an Stress scheint unserer Gesundheit sogar nachhaltig förderlich zu sein. Sie lässt uns spätere Belastungen besser aushalten. Zu viel des gefährlichen Dauerstresses hingegen lässt uns rascher altern. Doch ab wann genau dieser Stress tatsächlich giftig – also toxisch – wird, ist noch immer nicht klar. Vermutlich ist der Grenzwert ohnehin von Mensch zu Mensch unterschiedlich.

Was aber keinesfalls schaden kann, ist hin und wieder für ordentlichen Stressabbau zu sorgen. Mir persönlich reicht diese Erkenntnis bereits, um noch ein kleines bisschen beherzter Sport zu treiben (weil ich mich dabei so gut entspanne), manchmal einfach nur Musik zu hören sowie noch etwas mehr als früher im Alltag auf ausreichende Pausen, Ablenkung und Schlaf zu achten. Als Arbeitgeber würde ich mich nicht scheuen, Ruhe- und Schlafräume einzurichten sowie andere Maßnahmen zu ergreifen, damit meine Mitarbeiter entspannter, kreativer und ausgeschlafener sind. Aber das ist Thema eines anderen meiner Bücher.[63]

Letztlich gilt, was nicht umsonst seit Jahrzehnten gepredigt wird und wir intuitiv nur zu gut wissen: Wir dürfen Stress ruhig immer wieder zulassen. Er hilft uns beim Erreichen kurzfristiger Ziele. Wenn wir aber die Erholungsphasen außer Acht lassen und zu selten an unsere persönlichen Bedürfnisse denken, kann Stress zu Dauerstress mutieren. Dann wird er womöglich toxisch. Und spätestens dann sollten wir gezielt etwas gegen ihn unternehmen.

Die Brücke zwischen biologischen und sozialen Prozessen

Wir haben gesehen: Jede unserer Eigenschaften ist ein Produkt des Zusammenspiels aus den Genen, die in allen unseren Zellen nahezu identisch sind, und dem Aktivierungsmodus eben dieser Gene. Dieser Modus unterscheidet sich von Zelle zu Zelle, je nachdem in welchem Gewebe sie sich befinden, welche Funktion sie haben und welcher Umwelt sie ausgesetzt waren und sind.

Ohne Signale zur Genregulation sind die Gene nichts. Und die Genregulation kann im Gegenzug nur solche Anlagen regulieren, die wir tatsächlich von unseren Eltern geerbt haben. Die Einflüsse von Erbe und Umwelt multiplizieren sich im Zuge der biologischen Entwicklung eines Lebewesens zu dem, was Biologen den Phänotyp nennen. Der Begriff Epigenetik geht auf den britischen Entwicklungsgenetiker Conrad Hal Waddington zurück. Sie befasse sich, so schrieb er 1942, mit jenen Änderungen des Phänotyps, die ohne Änderungen des Genotyps, also der Gene, erfolgen.[64]

Der Phänotyp resultiert also aus dem Zusammenwirken von Genen und Umwelt, von Genotyp und Epigenotyp. Und dieses gemeinsame Wirken hält vom Moment der Befruchtung bis ins hohe Alter an. Conrad Hal Waddington gilt nicht umsonst als Vater der Epigenetik. Er entwarf damals auch das Bild der epigenetischen Landschaft. Deren Profil besteht aus vielen verschiedenen Tälern, in die der heranreifende Organismus sowie seine Bestandteile, die Zellen und Organe, im Laufe ihrer Entwicklung wie Murmeln hinabrollen. Die Landschaft ist durch die Genetik fest vorgegeben; sie repräsentiert laut Waddington den Genotyp des Menschen.

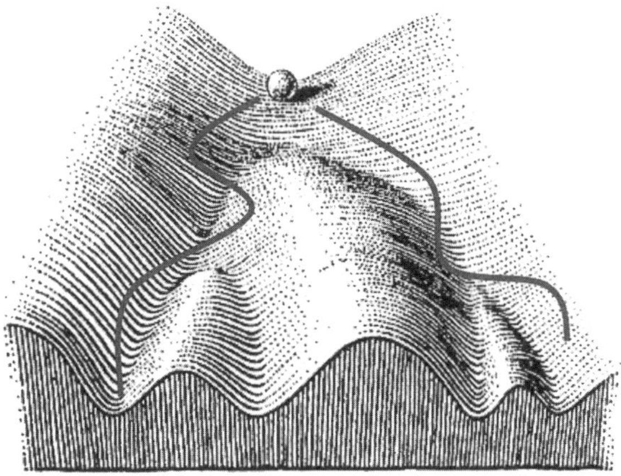

Der britische Entwicklungsgenetiker Conrad Hal Waddington entwarf in den 1940er Jahren das berühmt gewordene Bild der epigenetischen Landschaft.

Die epigenetischen Prozesse dagegen werden durch Einflüsse aus der Umwelt sowie durch Botenstoffe, die im Inneren des Körpers seine programmierte Entwicklung steuern, angestoßen. Auf diesem Weg bestimmen Umwelt und Botenstoffe über die Genregulationsprogramme in den Zellen oder – um im Bild zu bleiben – über die Bahn der Murmel. Sie entscheiden letztlich, in welches »Tal« der Organismus gelangt, welchen Phänotyp er ergreift. Auf der Ebene der Zelle ist das dann ihre Bestimmung als Leber-, Fett-, Darm- oder Nervenzelle. Auf der Ebene des gesamten Menschen ist es beispielsweise seine außergewöhnliche Resilienz, seine Ausgeglichenheit, seine körperliche Robustheit – oder seine erhöhte Neigung zu Volkskrankheiten.

Ganz nebenbei veranschaulicht das Bild von der epigenetischen Landschaft, dass die Basis für eine anhaltende Gesundheit und ein einnehmendes Wesen oft schon in den frühesten

Phasen des Lebens gelegt wird. Wenn sich die Organe erst entwickeln, lassen sich die Zellen noch vergleichsweise gut umprägen. Die Berge zwischen den Tälern sind niedrig. Die Murmel kann leicht vom einen in das andere Tal wechseln. Dennoch achten Ärzte auch heute noch bei der Behandlung komplexer Krankheiten vor allem auf den aktuellen Lebensstil ihrer erwachsenen Patienten. Sie raten ihnen dann zum Beispiel, ihre Ernährung umzustellen oder sich mehr zu bewegen. Das ist sicherlich auch sinnvoll, denn die Vergangenheit lässt sich ja nicht mehr rückgängig machen. Doch es fällt den Patienten oft extrem schwer, eine solche Lebensumstellung langfristig durchzuhalten. Der Bergrücken in ihrer ganz persönlichen epigenetischen Landschaft zwischen dem jetzigen Phänotyp und jenem, den sie durch mehr Sport oder eine andere Ernährung nur zu gerne erreichen würden, ist einfach zu hoch.*

Aus der Perspektive der Wissenschaft von der frühkindlichen Prägung ist das alles verständlich. Danach liegen die Ursachen von Alterskrankheiten oft genug am Anfang eines Lebens, also in einer Zeit, als es noch leicht war, zwischen den Tälern der epigenetischen Landschaft hin und her zu wechseln. Solche Überlegungen werde ich im zweiten Teil dieses Buches diskutieren. Vorerst muss der Hinweis reichen, dass genau in diesem Zeitfenster, am Anfang eines neuen Lebens, Präventionsprogramme der Zukunft ansetzen sollten.

---

* Immerhin macht die Beobachtung Mut, dass sich die Lebensqualität und Gesundheit von Menschen mit Stoffwechselkrankheiten, die sich mehr bewegen und bewusster ernähren, auch dann bessert, wenn sich äußerlich nichts tut, das Körpergewicht beispielsweise unverändert hoch bleibt.

Die Wissenschaft begreift derzeit, dass es eine untrennbare Verbindung zwischen Erbe und Umwelt gibt und wie diese aussieht. Sie lernt sogar, die Sprache zu verstehen, in der sich das Erbe permanent mit der Umwelt austauscht. Der Epigenetiker Moshe Szyf von der McGill University im kanadischen Montreal bezeichnet diese Verbindung als »Brücke zwischen sozialen und biologischen Prozessen«. Und er sagt, ihre Existenz »ändert unsere Sicht des Lebens total«.

Tatsächlich bedeuten die neuen Erkenntnisse sowohl für die Medizin als auch für die Psychologie einen Paradigmenwechsel. Bislang schienen das körperlich wie geistig Gesunde oder Kranke eines Menschen von zwei weitgehend getrennten Kontinenten aus manipuliert zu werden: Biologie und Soziologie. Auf der einen Seite befand sich die Natur des Menschen, vor allem vorgegeben durch das schicksalhafte, unveränderliche genetische Erbe. Auf der anderen Seite tummelten sich soziale Faktoren wie Bildung, Lebensstil, Kindheitserfahrungen und Wohlstand.

Zaghaft versuchte die medizinische Disziplin der Psychosomatik bereits, eine kleine Brücke zwischen den beiden großen Kontinenten zu errichten. Sie erforscht, wie psychische Faktoren – zum Beispiel außerordentliche Belastungen oder stabile soziale Bindungen – körperliche Prozesse in eine positive oder negative Richtung verändern können. Eine Vielzahl an Redensarten – etwa, dass einem das Herz schwer, die Haut dünn oder der Hals dick werden – zeigt, wie tief verwurzelt solche Zusammenhänge in unserem Denken sind.[65]

Doch erst jetzt hat die Molekularbiologie den Blick auf unsere Gesundheit grundlegend verändert. Biologie und Soziologie können uns, isoliert betrachtet, weitgehend egal sein. Entscheidend ist die mittlerweile gewaltige, stabile, neue Brücke zwischen beiden Disziplinen. Errichtet hat sie die

Genregulationsforschung. Psychosomatiker dürften begeistert sein, denn auf einmal rückt ihre Wissenschaft ins Zentrum des Interesses. Krankheit, Gesundheit und Persönlichkeit können ganz in ihrem Sinne nur noch systemisch betrachtet werden – als Produkt von Biologie und Soziologie, und das auch nur unter Berücksichtigung teils lange zurückliegender, prägender Einflüsse.

Für die moderne Biomedizin, aber auch für die Gesundheitspolitik hat das wichtige Konsequenzen: Beide müssen sich in Zukunft vermehrt mit dem Einfluss sozialer Prozesse auf Physiologie und Gesundheit beschäftigen. Was wir essen, wie viel wir uns bewegen, in welchem Klima wir aufgewachsen sind, wie viel Stress wir haben, wie gebildet wir sind, ob wir ausreichend schlafen: All diese Dinge – und noch viele mehr – verändern bleibend die Arbeitsweise des Erbguts in unseren Zellen.

Und als wenn das nicht schon genug des Paradigmenwechsels wäre, gilt zudem: All diese Faktoren wirken sogar weit über das Hier und Jetzt hinaus. Sie prägen mitunter sogar die Gesundheitsfähigkeit folgender Generationen.

Kapitel 3

Ändern, wie wir leben – nicht, wie wir sind

Das ganze Leben auf einen Blick

Könnte es eines Tages gelingen, das Leben eines Menschen, seine Existenz, seine gesamte Physiologie komplett und bis ins Detail biologisch zu erfassen und mathematisch zu beschreiben? Dieses Vorhaben erscheint vermessen. Doch Systembiologen möchten letztlich genau das. Ob und wann es ihnen zumindest ansatzweise gelingen wird, bleibt indes fraglich. Denn sie haben sich eine unfassbar komplexe Aufgabe gestellt.

Jedes Organ folgt seinen eigenen Regeln und hat seine eigene molekulare Signatur. Zugleich ist es aber auch permanent darauf angewiesen, auf die Signale all der vielen anderen Organe zu reagieren. Zudem sendet jedes Organ eigene Botschaften aus, die der übrige Körper beantworten muss. Wenn man es noch ein wenig genauer nimmt, haben einzelne Zellverbände innerhalb eines Organs auch noch unterschiedliche Aufgaben. Und dann gibt es ja noch die Umweltsignale, die – alles andere als eine Kleinigkeit – unentwegt auf jeden von uns einprasseln. Auch sie müssen Körper und Geist ebenfalls bewusst und unbewusst verarbeiten.

Damit wir gesund bleiben, damit wir als Lebewesen »funktionieren«, ist in unserem Inneren permanent ein unerhört kompliziertes und mit der Außenwelt interagierendes Geflecht von ineinandergreifenden Regelkreisen aktiv. Vorausgesetzt, man hätte eines Tages sämtliche individuellen Regelprozesse eines Menschen aufgeklärt, ihre Reaktionsweise und ihre Struktur bis auf die molekulare Ebene hinunter verstanden, könnte man theoretisch sein Inneres, Unbewusstes, Organisches, vielleicht sogar Intellektuelles in einem Computer simulieren. Dann könnte man mit Hilfe geeigneter Algorithmen vorhersagen, wie so ein Mensch als System auf mögliche äußerliche Einflüsse reagiert. Man könnte im Voraus wissen, ob der Genuss eines fetten Schweinebratens zur falschen Zeit Bauchweh verursacht oder ein 30 Kilometer langer Ausdauerlauf im Marathon-Trainingsplan an der richtigen Stelle sitzt – aber natürlich auch, wie groß das Risiko ist, in den nächsten Jahren oder Monaten einen Diabetes, eine Depression, die Gicht oder einen Schlaganfall zu bekommen. Dazu bräuchte man allerdings gigantische Computer und müsste ihnen vermutlich sehr viel Zeit für die Berechnung geben.

Was derzeit nach einem Hirngespinst klingt, ist eine Vision, die in Zukunft tatsächlich real werden könnte.

Noch ist die Systembiologie ein junger Forschungszweig. Aber die Idee ist äußerst überzeugend, und es fließt viel Geld in die aktuelle Forschung. Gelingt es eines Tages, ein Lebewesen komplett biokybernetisch und molekularbiologisch zu beschreiben, also alle in ihm parallel ablaufenden Regelprozesse sowie die genetisch und epigenetisch gespeicherten Informationen zu erfassen und nachzuvollziehen, wird man die Zukunft dieses Lebewesens vorhersagen können. Und man wird simulieren können, mit welchen gezielten Einflüssen sich diese Zukunft in eine gewünschte, positive Richtung bewegen lässt.

Für die Medizin spielt die Systembiologie wegen ihrer Komplexität derzeit zwar noch keine große Rolle. Ihr Potenzial ist aber gigantisch: Existiert erst mal eine funktionierende Systembiologie des Menschen, wandelt sich die derzeitige Medizin, die sich vor allem in der Behandlung von Krankheiten und Symptomen erschöpft, zwangsläufig zur Gesundheitsmedizin. Eine solche Medizin der Zukunft würde überwiegend präventiv handeln. Ihre Prämisse wäre es, den Gesundheitsprozess aktiv voranzubringen, gezielt einzuschreiten, lange bevor auch nur die ersten Krankheitszeichen aufträten. Volks- und Zivilisationskrankheiten, multifaktorielle Leiden, Stress- und Alterskrankheiten verlören ihren Schrecken.

Bis dahin ist es aber noch ein weiter Weg. Leider. Die allergrößte Hürde dürfte die Individualisierung der Daten und Algorithmen sein. Denn kein Mensch ist wie der andere. Niemand hat die gleiche Vergangenheit, nur wenige haben exakt den gleichen Lebensstil, und lediglich eineiige Zwillinge sind genetisch nahezu identisch.

Letztlich reichte es auch nicht, allein die epigenomischen, genomischen und Genaktivierungsdaten eines Menschen zu erfassen und in eine Art systemisches Standardmodell Mensch einzuspeisen – obwohl schon das schwierig genug wäre. Natürlich müsste auch der individuelle Istzustand des Menschen fortlaufend erfasst werden, sein Blutdruck, seine Blutzuckerwerte, sein Körpergewicht, die Schlafmenge und -qualität, sein Bewegungs- und Ernährungsverhalten und so fort. Kaum jemand dürfte eine solche Zukunft als angenehm empfinden. Es wäre eine vollumfängliche, grenzen- und pausenlose Überwachung der Gesundheit.

Doch Hand aufs Herz, liebe Leser: Tragen Sie nicht längst eines dieser hippen Fitness-Armbänder, um am Abend darauf nachzuprüfen, ob Sie Ihre 10 000 Schritte pro Tag gemacht haben, und gehen im Zweifel noch ein Ründchen um den Block? Lassen nicht auch Sie sich von Ihrem kleinen privaten Gesundheits-Kalkulator am Morgen berechnen, ob Sie nachts zuvor ausreichend Tief-, Leicht- und REM-Schlaf bekommen haben? Freuen Sie sich nicht auch, wenn Ihr handliches elektronisches Rundum-Überwachungssystem Ihnen bestätigt, dass Blutdruck und Herzfrequenz schon seit 48 Stunden im Optimalbereich sind?

Viele Menschen lächeln herablassend über diesen neuen Trend zur Selbstoptimierung und Selbstüberwachung. Ich finde ihn überwiegend positiv, denn letztlich erweitern die Fitness-Armbänder unsere Sinne. Sie versorgen uns mit Informationen, die unseren Vorfahren keinen Selektionsvorteil boten. In der Steinzeit war es für die Menschen noch nicht wichtig, ein Gefühl für ihr durchschnittliches Schlaf- oder Bewegungspensum zu haben oder ihren Blutdruck zu kennen. Im Gegenteil: Bei manchen existenziellen Aufgaben, wie zum Beispiel bei der Jagd, war es vielleicht sogar vorteilhaft, die akuten Folgen eines anhaltenden Schlafmangels oder anderer, nur auf längere Zeit gefährlicher Einflüsse zu verdrängen. Hätten Steinzeitjäger ihrem Schlafdrang immer sofort nachgegeben, hätten sie vielleicht niemals ein Mammut erlegt.

Bei unserer modernen Lebensweise, in der wir oft nur wenig auf Ausgleich und Erholung achten, werden zurückgekoppelte Informationen über unseren eigenen Lebensstil aber plötzlich relevant. War die Jagd der Steinzeitmenschen endlich von Erfolg gekrönt, hatten sie wochenlang zu essen und konnten sich in aller Ruhe regenerieren. Der moderne Mensch hingegen stürzt sich gleich in die nächste Aufgabe, kaum ist beispielsweise eine Klausur geschrieben oder ein wichtiger Auftrag akquiriert.

Die Evolution ist viel zu langsam. Sie hat uns noch nicht mit den passenden Sinnesorganen ausgestattet, die uns rechtzeitig warnen, wenn das Risiko für einen Schwächeanfall oder einen Herzinfarkt beständig steigt, und uns beispielsweise zum Schlafen, Bewegen oder Entspannen animieren. Da ist es doch nur hilfreich, wenn wir uns dank kultureller und technischer Evolution mittlerweile per Fitness- und Activity-Tracker mit dem nötigen Feedback selbst versorgen.

Sehr viel kritischer ist die Frage, wem wir die hochsensiblen Gesundheitsdaten schließlich zur Interpretation und Speicherung überlassen und was Krankenkassen, Lebensversicherungen oder andere womöglich nach Gewinn strebende Unternehmen damit anstellen. »Unsere Gesundheitsdaten von heute sind einer der größten Wirtschaftsfaktoren von morgen«, warnt der Molekular- und Systembiologe Ernst Hafen von der ETH Zürich. Er rät, extrem zurückhaltend mit der Herausgabe seiner Daten zu sein.

Als Systembiologe ist Hafen natürlich brennend an den Gesundheitsdaten von Menschen interessiert. Er möchte sie allerdings ausschließlich zu Forschungszwecken nutzen und hat mit Kollegen sogar den Verein »Daten und Gesundheit« gegründet. Dieser hat es sich zum Ziel gesetzt, die Diskussion über die sensiblen Informationen voranzubringen.[66] Langfristig plant der Verein die Gründung einer genossenschaftlichen Gesundheitsdatenbank. Sie soll die persönlichen Informationen über ihre Mitglieder sammeln, sicher speichern, gezielt und nur nach vorheriger Rückfrage bei den Betroffenen für wissenschaftliche Fragestellungen auswerten und vor Missbrauch schützen.

Ein anderer Forscher, der liebend gerne die kompletten biomedizinischen Daten möglichst vieler Menschen hätte, ist Leroy Hood, der US-amerikanische Pionier der Biomedizin und Gründer zahlreicher, teils sehr erfolgreicher innovativer Biotech-Unternehmen wie Amgen oder Applied Biosystems. Auch er ist Systembiologe. Er leitet das Institute for Systems Biology in Seattle. Mein Kollege Joachim Müller-Jung nannte ihn in der *Frankfurter Allgemeinen Zeitung* einen »der einflussreichsten Wissenschaftler weltweit«.[67] Und er entlockte ihm im Interview jenes Zitat, das als Motto diesem Teil des Buches vorangestellt ist: »Gesundheit, wie wir sie verstehen, ist in der Tat ein lebenslanges Projekt.«[68]

Vor kurzem gründete Hood eine neue Firma namens Arivale und startete das 100 K Wellness Project. Darin sammelte er die Gesundheitsdaten von 108 Freiwilligen: die fortlaufenden Daten aus Fitness-Armbändern, aber auch die möglichst umfassenden molekularen Informationen aus Urin-, Speichel-, Stuhl- und Blutproben, die die Probanden dreimal im Jahr zur Verfügung stellten – und die genetischen Daten sowieso.

Laut Müller-Jung geht es Hood um »eine Art Präventionsmedizin im großindustriellen Maßstab«, um »den Anfang einer digitalen Wohlfühl-Utopie«. Der Amerikaner sei überzeugt: Alle in der letzten Zeit mit teils sehr großen Summen Geldes unterstützten staatlichen Forschungsprogramme zur sogenannten Präzisionsmedizin sind zum Scheitern verurteilt, egal ob sie aus den USA, Europa oder China stammen. Denn sie beschränken sich ausschließlich auf die Auswertung der Gene der Menschen und versuchen, eine genetisch maßgeschneiderte, individualisierte Medizin zu entwickeln. Der Einfluss der Umwelt dagegen bleibt außen vor.

Hood verfolgt laut Interview einen anderen Ansatz:

»Genauso wie die Genetik und Genomik brauchen wir die klinische Chemie und die Stoffwechselforschung. Solange wir nicht die Daten aus der Umwelt berücksichtigen, haben wir eine eindimensionale Medizin.«

So skeptisch ich der Datensammelwut des visionären Amerikaners gegenüberstehe, sosehr muss ich ihm an diesem Punkt zustimmen. Sein Grundgedanke, möglichst viele »Netzwerk-Korrelationen zwischen Gen- und Umweltdaten« zu gewinnen, also letztlich das Gespräch aus Erbe und Umwelt auszuwerten statt jede Komponente für sich, geht exakt in die richtige Richtung. Wer heutzutage immer noch glaubt, er komme mit einer individualisierten Medizin weiter, die ausschließlich den DNA-Code der Patienten betrachtet, hat noch nicht begriffen, dass wir längst im Zeitalter der Postgenomik leben.

Allerdings sind auch jene Mediziner auf dem Holzweg, die allen Ernstes glauben, Gene spielten im Grunde gar keine Rolle. Genomische Daten sind selbstverständlich äußerst bedeutsam – aber sie sind es immer nur vor dem Hintergrund einer bestimmten Umwelt, eines bestimmten Lebensstils und – das wird dieses Buch noch ausführlich zeigen – einer individuellen Vergangenheit.

Präzise Medizin – unpräzise Aussagen

Leroy Hood ist bei weitem nicht der Einzige, der das Konzept der ausschließlich auf Genanalysen basierenden Präzisionsmedizin kritisiert. Die Idee, man müsse nur möglichst viele genetische Varianten eines Menschen kennen, schon könne man ihn zielgenau mit hochspezialisierten Medikamenten behandeln, stammt noch aus einer Zeit, als man dachte, die meisten biomedizinisch relevanten individuellen Unterschiede zwischen Menschen seien genetischer Natur.

Im Grunde funktioniert dieser Ansatz aber nur in ganz wenigen Fällen. Der Bekannteste davon ist die Behandlung einiger Brustkrebs-Patientinnen mit einem Medikament namens Herceptin. Dieser künstlich hergestellte Antikörper bekämpft die bösartige Krankheit erstaunlich effektiv – allerdings nur bei etwa einem Viertel der Patientinnen. Heute klären Onkologen deshalb bei Brustkrebspatientinnen zunächst per Gentest ab, ob Herceptin bei ihnen ansprechen wird. Wenn ja, haben die Patientinnen Glück; sie erhalten das bei ihnen so wirksame Mittel, meist kombiniert mit anderen Medikamenten. Wenn nicht, hat diese Behandlung keinen Sinn und es wird nach anderen Methoden gesucht. Leider fehlen von diesem Moment an weitere erfolgversprechende präzisionsmedizinische Ansätze.

Experten kritisieren, dass es trotz intensiver Forschung viel zu wenige solcher Erfolgsgeschichten gibt. Die Präzisionsmedizin »ist wunderschön«, sagte beispielsweise der Brustkrebsforscher Gabriel N. Hortobagyi aus Houston, Texas, der *New York Times*. Aber »leider nur als Konzept«.[69]

Warum das so ist, zeigt sich erneut besonders gut am Beispiel Brustkrebs: Inzwischen sind zwar viele genetische Veränderungen bekannt, die gehäuft bei Brustkrebs auftreten. Darunter befinden sich indes nur wenige, die eindeutige Prognosen erlauben – etwa die Gene für familiären Brustkrebs. Die anderen Genvarianten spielen meist nur eine untergeordnete Rolle. Gerade eine Präzisionsmedizin, die diesen Namen verdient, benötigt deshalb eine fundierte Erforschung der Auswirkungen von Umwelteinflüssen auf die Genregulation und das Krebsrisiko. Doch davon kann noch keine Rede sein.

Viele Mutationen sind für die einen Frauen gefährlich, für andere aber nicht. Bei anderen Mutationen weiß man noch gar nicht, ob sie überhaupt jemals eine wichtige Rolle im Krankheitsgeschehen spielen. Außerdem ist sehr oft unklar, welche genetische Veränderung letztlich den Krebs ausgelöst hat und welche erst später hinzukam. »In der Praxis sind wir mit einer Reihe von Rätseln konfrontiert«, sagt Hortobagyi. »Die meisten Brustkrebserkrankungen haben nicht nur eine Mutation, sondern vier, sechs, zehn oder manchmal sogar 15 bis 20. Aber welche ist dann der Steuermann, welche der Passagier?«

Gerade in der Krebsmedizin, aber nicht nur dort, kommt ein weiteres großes Problem hinzu: Gentests liefern zwar jede Menge Daten, in den meisten Fällen gibt es aber überhaupt keine potenziellen Gegenmittel. Dann bleibt mitunter nur das tragische Wissen um ein mehr oder weniger stark erhöhtes Krankheitsrisiko und die meist äußerst vage Hoffnung auf die vorbeugende Kraft der Umwelt: Mit Hilfe einer besonders gesunden Lebensweise soll dann beispielsweise ein meist nicht sicher vorhersagbares oder quantifizierbares erhöhtes Krankheitsrisiko verringert werden. Doch Forscher können die Details eines solchen Ansatzes – nicht zuletzt dank des Fortschritts der Epigenetik – erst seit kurzem untersuchen.

Selbst in solchen Fällen, wo die genetisch von den Eltern geerbte Veranlagung das Krebsrisiko in bedenkliche Höhen steigen lässt, sind keine simplen Antworten in Sicht. Derzeit bleiben oft nur radikale Lösungen oder eine besonders engmaschige Überwachung. Beim familiären Brustkrebs etwa, bei dem meist eines der Brustkrebsgene BRCA-1 oder -2 mutiert ist, liegt das Risiko, im Laufe des Lebens Krebs an Brüsten oder Eierstöcken zu bekommen, je nach Schätzung und Art der Mutation und Krankheit bei 40 bis 75 Prozent. Zum Glück sind diese Mutationen selten, maximal jede zehnte Brustkrebspatientin ist betroffen. Das macht in Deutschland etwa 7000 Diagnosen pro Jahr.*

Jene Frauen, die in jungen Jahren per Gentest von der Mutation erfahren, sollten sich deshalb zeitlebens strengen Früherkennungsprogrammen unterziehen, und sie sollten auf einen besonders gesunden Lebensstil achten – auch wenn bei ihnen die Umwelt ja einen vergleichsweise geringen Einfluss auf das Brustkrebsrisiko hat. Einige wenige, wie die Schauspielerin Angelina Jolie, entscheiden sich nach eingehender Beratung sogar dafür, Brüste und Eierstöcke vorsorglich entfernen zu lassen. Doch selbst diese radikale Lösung schützt sie nicht sicher vor Krebs in anderen Organen. Die meisten Krebserkrankungen entstehen ja, weil sich Zellen des Körpers im Laufe des Lebens in die falsche Richtung verändern, und nicht etwa, weil uns unsere Eltern eine bestimmte Genvariante vererbt haben.

Aus dem Dilemma der Präzisionsmedizin wird man jedenfalls nur auf einem Weg herauskommen: indem sich For-

---

* Fünf bis zehn Prozent der etwa 70000 jährlich in Deutschland diagnostizierten Brustkrebserkrankungen sollen familiär bedingt sein, wobei noch nicht jede zugrunde liegende Mutation bekannt ist. Die Brustkrebsgene BRCA-1 und -2 machen ein Viertel bis die Hälfte dieser Fälle aus. Das Erkrankungsrisiko ist für Trägerinnen der Mutation deutlich erhöht, und die Krankheit tritt bei ihnen oft in vergleichsweise jungen Jahren auf. Wenn in einer Familie Brust- und/oder Eierstockkrebs häufig ist oder schon in jungen Jahren auftritt, kann man sich in einem spezialisierten Zentrum beraten lassen. Mehr Infos z.B. hier: www.krebsinformationsdienst.de/wegweiser/iblatt/iblatt-familiaerer-brustkrebs.pdf.

scher endlich gezielt und in ähnlich großem Maßstab wie die jetzigen Genomforscher die Interaktion aus Erbe und Umwelt vorknöpfen. Vor diesem Hintergrund wird deutlich, wohin die Reise von Leroy Hood gehen wird und warum er so viel in die Analyse des Gen-Umwelt-Netzwerks investiert.

Einmal mehr könnte der Biomediziner aus Seattle also eine erfolgreiche Firma gegründet haben.

Verblüffend gleich und doch verschieden

Freunde und Verwandte schmunzeln darüber schon lange: Mein Bruder und ich sind ein ziemlich seltsames Paar. Etwa bis zur Pubertät waren wir uns sehr ähnlich. Wir gingen auf dieselbe Schule, und obwohl mein Bruder zwei Jahrgänge über mir und deutlich größer war, verwechselten uns die Lehrer oft. Natürlich gab ich mir die größte Mühe, alles genauso zu machen wie er. Er war mein großer Bruder! Ich eiferte ihm in allem ständig nach.

Das änderte sich, als ich zunehmend meine eigene Persönlichkeit entwickelte. Plötzlich schien es für mich das Wichtigste, mich von ihm abzugrenzen, anders als er zu werden. Als Jugendlicher war auch dieser Prozess weitgehend abgeschlossen: Er hatte kurze, sorgfältig frisierte Haare und ging in die Tanzschule, während meine Haare schon weit über die Schulter reichten und viel zu selten gebürstet wurden. Dass ich mich weigerte, Walzer und Foxtrott zu lernen, sondern lieber Frisbee spielend im Park rumlungerte, braucht kaum noch erwähnt zu werden.

Egal wo wir suchten, fanden wir Gegensätze: Zwar spielten wir beide Hockey, doch er stand im Tor, ich war Stürmer. Er schwärmte für Schlager, ich hörte am liebsten Jazz und Rock, er las Krimis und Abenteuerromane, ich versuchte mich an Dostojewski. Gab es gegrilltes Hühnchen zu essen – was wir beide sehr mochten –, nahm er am liebsten die Brust, ich stürzte mich aufs Bein. Und so fort.

Dass mein Bruder niemals Zigaretten geraucht hat und immer wenig Alkohol trank, bewundere ich bis heute. Ich bin der Nikotinsucht viele Jahre erlegen und habe zeitweilig auch manches Gläschen zu viel getrunken (beides zum Glück nicht allzu extrem). Aber je älter wir werden, desto näher kommen wir uns wieder. Ich rauche schon lange nicht mehr und trinke nur noch wenig. Er war zwischenzeitig deutlich übergewichtig, jetzt liegen auch seine Körpermaße wieder im Normbereich, wo meine zeitlebens geblieben waren. Auch wenn mein kleinbrüderlicher Ehrgeiz es mir schwer macht, es zuzugeben: Vielleicht ist mein Bruder derzeit sogar etwas schlanker als ich.

Sicher gibt es noch immer viele Unterschiede, doch Außenstehende könnten uns mittlerweile wieder für Geschwister halten. Noch vor fünfzehn Jahren wäre das kaum denkbar gewesen.

Doch warum erzähle ich diese recht privaten Dinge? Weil jeder solche Geschichten kennt, ähnliche Erfahrungen macht. Sie zeigen wunderbar, dass unser Erscheinungsbild nun mal das Produkt aus Erbe und Umwelt ist – mit den Genen als Konstante und der Umwelt als beständigem Modulator. Es sind die Spiegelungen mit anderen und die Reaktionen auf die tagtäglichen Herausforderungen, die uns auf der Basis der geerbten Veranlagung prägen. Wären nur die Gene maßgeblich, hätten mein Bruder und ich zeitlebens ungefähr zur Hälfte sehr ähnlich und zur Hälfte eher unähnlich sein müssen. Denn als gewöhnliche Geschwister teilen wir im Mittel die Hälfte unseres Erbguts. Und wäre im Gegenzug nur die Umwelt entscheidend, wären wir wohl immer weiter auseinandergedriftet.

Doch der tatsächliche Verlauf unserer mehr oder weniger großen Unterschiede lässt sich am besten erklären, wenn Gene und Lebensstil permanent gemeinsam wirken, wenn sich erst aus ihrem Zusammenspiel die äußere Erscheinung, die Widerstandskraft, die Persönlichkeit entwickeln – und sogar fortentwickeln bis ins hohe Alter. (Tatsächlich bin ich schon heute sehr gespannt, *wie* ähnlich ich meinem Bruder im Alter sein werde.)

Es gibt eine fantastische Laune der Natur, die alle diese Zusammenhänge noch viel deutlicher vor Augen führt, nämlich das Schicksal eineiiger Zwillinge. Sie sind genetisch nahezu identisch, und es ist meist offensichtlich, dass sich auch ihr Erscheinungsbild gleicht, bis hin zum sprichwörtlichen »Wie ein Ei dem anderen«. Wissenschaftler, die gezielt danach suchten, fanden immer wieder verblüffende Parallelen bei genetisch gleichen Zwillingen, die als Kinder voneinander getrennt wurden und danach in sehr verschiedenen Verhältnissen aufwuchsen: Sie trugen ähnliche Kleider, hatten dieselben Schrullen oder gaben ihren Kindern oder Haustieren die gleichen Namen.

Dass es oft auch große Unterschiede zwischen den Zwillingen gab, ging in der Berichterstattung weitgehend unter. Nach solchen Unterschieden hatten die Forscher allerdings auch kaum gefahndet. So herrscht bis heute die Meinung vor, selbst Schrullen und Vorlieben seien irgendwie genetisch fixiert. Die Gene seien nun mal unser Schicksal. Selbst eine noch so verschiedene Umwelt könne den dominanten Einfluss der Gene nicht auf Dauer übertünchen.

Doch dieser Eindruck ist verkehrt. Zum einen ist überhaupt nicht belegt, dass die Gemeinsamkeiten nicht auch purem Zufall oder ähnlichen Umwelteinflüssen zu verdanken sind. Zum anderen lassen sich auch bei getrennt aufgewachsenen Menschen, die überhaupt nicht miteinander verwandt sind, die verblüffendsten Gemeinsamkeiten finden. Man muss nur lange genug danach suchen.

Der New Yorker Onkologe, Wissenschaftsautor und Pulitzer-Preisträger[70] Siddhartha Mukherjee berichtet in seinem neuen Buch *The Gene* neben vielen anderen Dingen auch über die Geburt seiner Mutter und ihrer genetisch gleichen Zwillingsschwester im Oktober 1942 im indischen Delhi:[71] Die Tante war wohlauf, während die Mutter unterernährt war und erst einmal wiederbelebt werden musste. Zum Glück erholte sie sich rasch, und beide wuchsen behütet und gemeinsam auf. Nachdem sie verheiratet wurden, änderten sich ihre Schicksale erneut: Die eine blieb in Delhi und lebte in Wohlstand, die andere zog ins zunehmend verarmende Kalkutta und hatte schwierige Zeiten zu überstehen.

Mukherjee beschreibt, was alle Menschen kennen, die eineiige Zwillinge in der Verwandtschaft haben: In vielem sind sich die Zwillinge verblüffend ähnlich. Kennt man einen, ist einem der andere seltsam vertraut. Doch gleichzeitig gibt es auch erstaunliche Unterschiede, gerade was die Persönlichkeit, das Temperament und das Sozialverhalten betrifft. Das Leben hinterlässt ohne Frage bleibende Spuren. Und diese sind nicht nur laut Mukherjee das eigentlich Spannende an Zwillingen.

Die Gemeinsamkeiten ließen sich aufgrund der Genetik leicht erklären, schreibt der Onkologe. Die wissenschaftlich wie menschlich interessantere Frage sei: »Warum sind eineiige Zwillinge unterschiedlich?«

»Eineiige Zwillinge sind unterschiedlich, weil spezifische Erfahrungen in ihren Körpern von spezifischen Markierungen aufgezeichnet wurden. Wenn Sie das Genom eines Paares eineiiger Zwillinge über fünf Jahrzehnte hinweg jede Dekade sequenzieren, werden Sie immer wieder den gleichen Text erhalten. Wenn Sie aber das Gleiche mit den Epigenomen eines Zwillingspaares machen, werden Sie substanzielle Unterschiede finden«, so Mukherjee über das zugrunde liegende biologische Substrat: die Epigenetik.

Diese Unterschiede sind besonders wichtig, denn sie betreffen exakt jene Strukturen, die über die Aktivierbarkeit der Gene in den verschiedenen Zellen und damit auch über unseren Phänotyp, mitunter sogar über unsere Gesundheit entscheiden: »Das Muster der epigenetischen Markierungen läuft mit der Zeit auseinander.«

Mukherjees Aussagen fußen auf einer Reihe bahnbrechender Studien aus den vergangenen Jahren. Den Anfang machte im Jahr 2005 das Team des Spaniers Manel Esteller von der Universität Barcelona: Die Epigenetiker analysierten Gewebeproben von vierzig eineiigen Zwillingspaaren im Alter zwischen drei und 74 Jahren. Genetisch zeigten sich dabei wie erwartet praktisch keine Unterschiede. Aber epigenetisch gesehen wichen manche Proben deutlich voneinander ab. Das Fazit der Forscher: »Die jüngsten Zwillingspaare sind epigenetisch gleich, während sich die ältesten Paare teils deutlich voneinander unterscheiden.«[72]

Am ausgeprägtesten war der Effekt bei jenem Drittel der Probanden, das im Laufe des Lebens den gegensätzlichsten Einflüssen ausgesetzt war. Diese Zwillinge hatten längere Phasen ihres Lebens in verschiedenen sozialen Umfeldern verbracht oder nur einer von beiden war über längere Zeit ernsthaft krank gewesen.

Zwei Jahre später widmete sich Esteller dem Thema erneut. Dieses Mal analysierte er gemeinsam mit der dänischen Diabetologin Pernille Poulsen gezielt eineiige Zwillingspaare, von denen ein Geschwister eine Alterskrankheit hatte und eines nicht.[73] Solche Fälle sind übrigens gar nicht so selten, was einmal mehr unterstreicht, dass die Genetik bei den großen Volkskrankheiten gegenüber der Umwelt oft nur eine untergeordnete Rolle spielt. Bekommt ein eineiiger Zwilling beispielsweise einen Typ-2-Diabetes, ereilt das gleiche Schicksal nur in einem von drei Fällen auch den genetisch gleichen Zwilling. Bedenkt man, dass derzeit beispielsweise in Deutschland ohnehin mehr als 20 Prozent der über Sechzigjährigen an dieser Krankheit leiden,[74] erhöht der Einfluss der Gene das Diabetesrisiko also grob überschlagen um gerade mal zehn Prozent.

Das unterstreichen auch die Daten von Esteller und Poulsen. Sie ermittelten, dass es zu einem großen Teil die epigenetischen Unterschiede waren, die die eine Hälfte ihrer Zwillingspaare etwa an Krebs oder Diabetes erkranken ließ und der genetisch gleichen anderen Hälfte eher einen Schutz davor bot. Diese molekularbiologisch fixierten Abweichungen in den Genaktivierbarkeitsmustern der betroffenen Zellen waren im Laufe des Lebens erworben worden.

In rund der Hälfte der Fälle scheint das zwar zufällig geschehen zu sein, doch in der anderen Hälfte war offenbar der Lebenswandel die treibende Kraft. So fanden die Forscher in den Zellen von Rauchern eine epigenetische Unterdrückung solcher Gene, deren Aktivität Zellen vor Krebs schützen kann. Auch auf diesem indirekten Weg kann also der Lebensstilfaktor Rauchen das Risiko für die Alterskrankheit Krebs erhöhen – nicht nur über die direkte Vergiftung der Lungen und anderer Gewebe.

Inzwischen sind dank des technischen Fortschritts die epigenomischen Analysen sehr viel genauer geworden. Und so wundert es nicht, dass auch die Zwillingsforschung neue Details zu bieten hat: Seit dem Jahr 2012 weiß man beispielsweise, dass sich Zwillings-Epigenome auch schon bei der Geburt voneinander unterscheiden. Bioinformatiker aus Australien untersuchten damals das DNA-Methylierungsmuster eineiiger und zweieiiger neugeborener Zwillinge.

Dabei fanden sich auch bei den eineiigen Zwillingen deutliche, über das gesamte Genom verteilte Unterschiede, die allerdings geringer waren als bei den zweieiigen Zwillingspaaren. Die Forscher gaben zu bedenken, schon diese Verschiedenheiten könnten durchaus das Krankheitsrisiko der Säuglinge zeitlebens verändern.[75] Das bedeutet auch, wenn der eine Säugling sechs oder gar sieben Jahrzehnte später erkrankt und der andere ohne allzu große Malaisen hundert Jahre alt wird, dann hat die Umwelt einen Teil der Basis dazu schon im Mutterleib gelegt.

Dass sich die Mutter von Siddhartha Mukherjee zeitlebens teils deutlich von ihrer Zwillingsschwester unterschied, hängt also vermutlich nicht zuletzt damit zusammen, dass sie schon im Mutterleib und während der Geburt deutlich weniger Nahrung und Sauerstoff bekam als ihr genetisch gleiches Pendant.

Solche Erkenntnisse machen sich mittlerweile übrigens auch Ermittlungsbehörden zunutze. Bislang hatten eineiige Zwillinge nämlich selbst dann ein Alibi, wenn es Gentests von ihren Spuren gab. Theoretisch könnte dann auch ihr Zwilling der Täter gewesen sein. Da trifft es sich gut, dass britische Biochemiker herausfanden, wie man genetisch identische, aber epigenetisch verschiedene Proben mit einem simplen Test auseinanderhalten kann. Die Forscher erhitzten die

DNA von fünf eineiigen Zwillingspaaren und warteten, bis sich die beiden Einzelstränge voneinander lösten. Da dieser Zeitpunkt auch von der epigenetischen Struktur des Erbguts abhängt, lassen sich eineiige Zwillinge so zweifelsfrei voneinander unterscheiden.[76]

Und selbst für Pflanzen scheinen die Resultate der Zwillings-Epigenetiker zu gelten. Forscher aus Kanada entdeckten vor einiger Zeit, dass genetisch identische Pappeln, die aus verschiedenen Baumschulen stammten, unterschiedlich auf eine künstlich herbeigeführte Dürre reagierten. Dieser »Kinderstuben-Effekt« sei eine Reaktion auf unterschiedliche prägende Einflüsse aus der Umgebung während der Jungpflanzenzeit.[77]

Fitte Dicke, kranke Dünne

Egal ob Zwilling oder nicht, die Epigenome eines jeden von uns wandeln sich im Laufe des Lebens. Niemand kann sich dem Einfluss der Umwelt entziehen. Auch das ist schon länger klar, spätestens seit Forscher das Erbgut von über 200 US-Amerikanern und Isländern zweimal im Abstand mehrerer Jahre untersuchten und innerhalb der einzelnen Individuen deutliche Veränderungen fanden.[78]

Auf die Spitze getrieben bedeutet diese Erkenntnis, dass selbst zwei so grundverschiedene Menschen wie die berühmten Komiker Stan Laurel und Oliver Hardy Geschwister, wenn nicht sogar eineiige Zwillinge gewesen sein *könnten*. Bekannt wurde das Stummfilm-Paar als »Dick und Doof«. Ein Großteil des Humors bezog sich daraus, dass sie sowohl was das Aussehen betraf als auch ihre Persönlichkeit unterschiedlicher nicht hätten sein können. Trotzdem hatten die beiden rein statistisch gesehen garantiert eine Menge Genvarianten gemeinsam – so wie alle anderen nicht verwandten Menschen auch. Es lässt sich nicht genau sagen, welche der Gemeinsamkeiten von Laurel und Hardy genetischer Natur und welche ihrer Unterschiede umweltbedingt waren.

Vor dem gleichen Dilemma stehen heutzutage viele Ärzte, wenn sie vom Erscheinungsbild ihrer Patienten auf ein potenzielles Krankheitsrisiko schließen sollen. Sicher neigen Menschen vom Typ Oliver Hardy – dick und etwas träge – viel eher zu Diabetes und anderen Stoffwechselkrankheiten als die Stan Laurels dieser Welt – schlank und rastlos, wie sie sind. Das heißt aber noch lange nicht, dass die einen immer kränklich und die anderen immer topfit sein müssen. Genauso wenig bedeutet es, dass den Übergewichtigen automatisch mit einer Gewichtsabnahme geholfen wäre.

Bei manchen Menschen sprechen die Ärzte heute sogar von den *happy obese*, glücklichen Übergewichtigen. Zwar bringen sie statistisch gesehen zu viel auf die Waage, aber sie weisen weder Krankheitssymptome noch schlechte Stoffwechselwerte auf. Auf der anderen Seite kommt es gar nicht so selten vor, dass äußerlich topfit aussehende, teils sogar sportliche Menschen Stoffwechselstörungen entwickeln.

Deshalb denken die Mediziner zunehmend um. Sie konzentrieren sich weniger auf die Manipulation rein äußerlicher Merkmale, sondern bauen vermehrt auf die positive Wirkung der Änderung des Lebensstils selbst. So ist es für übergewichtige Patienten mitunter wenig hilfreich, um jeden Preis abzunehmen. Nicht selten aktiviert dieses Verhalten molekularbiologische Programme aus der frühen Kindheit. Der Stoffwechsel wehrt sich, und die Pfunde kehren in Form eines brutalen Jo-Jo-Effekts zurück.

Gelingt es Ärzten dagegen, ihre vordergründig vielleicht zu

dicken Patienten zu regelmäßiger Bewegung, abwechslungsreichem, halbwegs kalorienarmen Essen und zu ausreichend Schlaf zu motivieren, trägt das oft zur Linderung oder Vorbeugung eines Leidens bei, auch wenn die Patienten überhaupt nicht messbar abnehmen.

Die Frage, ob diese Menschen tatsächlich zu dick sind, scheint mehr als berechtigt.

In diesem Zusammenhang ist ein anderer wichtiger und verblüffender Trend bemerkenswert: Das Körpergewicht in Bezug zur Körpergröße, bei dem Menschen rein statistisch die höchste Lebenserwartung haben, steigt an. Nach einigen Studien liegt es inzwischen sogar im Übergewichtsbereich. Geringfügig zu dicke Menschen leben im Schnitt also länger als Normalgewichtige. Das Maß der Dinge ist dabei noch immer der ebenso berühmte wie umstrittene Body Mass Index, *BMI**. Derzeit gelten Menschen mittleren Alters mit einem BMI zwischen 18,5 und 24,9 als normalgewichtig. Liegt er zwischen 25 und 29,9, hat man Übergewicht, und ist er höher als 30, leidet man an schwerem Übergewicht, auch Adipositas oder weniger freundlich Fettsucht oder Fettleibigkeit genannt.

Der 2016 publizierte Vergleich dreier großer Erhebungen mit insgesamt mehr als 120000 Teilnehmern, die in den späten 1970er Jahren, den frühen 1990ern und in der Zeit zwischen 2003 und 2013 vorgenommen wurden, ergab, dass jener BMI, mit dem Menschen im Mittel die höchste Lebenserwartung haben, binnen 40 Jahren um 3,3 Punkte gestiegen ist – auf zuletzt erstaunlich hohe 27.[79] Das entspricht nach gän-

* Gewicht in Kilogramm zweimal hintereinander geteilt durch die Körpergröße in Metern.

giger Expertenmeinung Übergewicht und sollte zumindest sanft bekämpft werden! Als behandlungsbedürftig gilt aber eigentlich erst die Fettsucht.

Angesichts dieser Daten, so Studienleiter Børge Nordestgaard aus Kopenhagen gegenüber der *Süddeutschen Zeitung*, müsse die Weltgesundheitsorganisation, WHO, ihre »Definition von Übergewicht überprüfen«. Die Hamburger Gesundheitswissenschaftlerin Ingrid Mühlhauser forderte sogar, man solle sich »dem Diktat des Normalgewichts nicht weiter unkritisch unterwerfen«.[80] Allerdings ist noch völlig unklar, wo die Ursachen dafür liegen, dass ein kleines Plus an Gewicht oft auch für ein Plus an Lebensjahren sorgt. Vermutlich greifen auch hier – wie beim generellen Anstieg der Lebenserwartung – die seit 150 Jahren anhaltend verbesserten Umweltbedingungen. Sie scheinen bei den Dickeren besonders effektiv zu wirken: Moderates Übergewicht geht mittlerweile womöglich häufiger mit einer insgesamt gesünderen Lebensweise einher als Normalgewicht.*

Überspitzt formuliert: Uns geht es schlicht zu gut. Wir sitzen so viel bewegungslos in Büros herum und haben immer derart gut gefüllte Kühlschränke, dass es für viele Menschen in fast schon toxischen Dauerstress ausarten würde, krampfhaft halbwegs dünn zu bleiben. Das könnte zumindest im

---

* Dieses Fazit ist umstritten. Andere Metaanalysen lassen nämlich darauf schließen, dass Faktoren wie die allgemeine Gesundheit, der Tabakkonsum oder die Muskelmasse der Menschen in einem Großteil der Studien nicht ausreichend berücksichtigt wurden. Rechnet man solche Faktoren umfassend aus den Daten heraus, verringert leichtes Übergewicht die Lebenserwartung um ein Jahr, starkes Übergewicht um 10 Jahre. (Quelle: The Global BMI Mortality Collaboration (2016): Body-mass index and all-cause mortality: individual-participant-data meta-analysis of 239 prospective studies in four continents. The Lancet 388, S. 776-786.)

statistischen Mittel über große Populationen und längere Zeiträume hinweg die Lebenserwartung der Normalgewichtigen senken.

Diese Vermutung steht allerdings im Widerspruch zu einer fast zeitgleich erschienenen Studie: Dieses Mal sollten 218 normalgewichtige Menschen, im Mittel 28 Jahre alt und mit einem BMI um die 25 an der Grenze zwischen Normal- und Übergewicht, entweder zwei Jahre lang eine kalorienreduzierte Diät essen oder sich wie gewohnt weiter ernähren. Die Vertreter der Diätgruppe wogen zum Ende des Experiments im Schnitt 7,6 Kilogramm weniger als am Anfang, das Gewicht der anderen Probanden war praktisch gleich geblieben.[81] Die Frage war nun, ob sich irgendwelche für die Lebensqualität der Menschen wichtige Dinge infolge der Lebensumstellung und Gewichtsabnahme verändert hatten, ob sie – salopp formuliert – einfach besser drauf waren.

Und tatsächlich verbesserte sich das Wohlbefinden in der Diät-Gruppe, während es sich in der Kontrollgruppe verschlechterte. Beim Faktor »allgemeine Anspannung« gingen die Trends in ähnlicher Weise auseinander, genauso wie bei der Lust auf Sex und der Zufriedenheit in der Partnerschaft. Wer über längere Zeit hinweg also etwas weniger isst, als sein Appetit verlangt – in der Studie waren es anfangs 15, später 12 Prozent weniger Kalorien –, der scheint davon durchaus unmittelbar profitieren zu können.

Dass leicht Übergewichtige heutzutage zumindest einigen Studien zufolge statistisch gesehen am längsten leben, dürfte also andere Gründe haben. Einleuchtend ist zum Beispiel, dass viele eher seltene und ernste, heute noch immer schlecht behandelbare und die Lebenserwartung deutlich verringernde Krankheiten, wie Krebs, manche Depressionen oder Suchterkrankungen, meist mit geringem Körpergewicht verbunden sind. Es könnte zumindest ein Grund dafür sein, dass Menschen mit einem niedrigen BMI statistisch kürzer leben.

Die meisten der besonders häufig auftretenden Zivilisationskrankheiten – Diabetes, Herzinfarkt und Schlaganfall –, sind dagegen mehrheitlich mit einer hohen Gewichtsklasse assoziiert. Weil es gegen sie aber zunehmend Präventionsprogramme gibt und weil die Medizin sich immer mehr auf die Therapie und Vorsorge solcher häufiger komplexer Krankheiten konzentriert, verwundert es nicht, dass es gerade die Lebenserwartung der dickeren Menschen ist, die im allgemeinen Durchschnitt besonders rasch zulegt. Gegen Krankheiten, die mit einem geringeren Körpergewicht einhergehen, greifen gängige Vorbeugungsmaßnahmen wie eine ausgewogene Ernährung oder das Treiben von Sport vergleichsweise wenig. Von einer allgemeinen gesellschaftlichen Verbesserung hin zu einem gesunden Lebensstil profitieren also jene am meisten, die bis dato eher ungesund gelebt haben.

Verblüffend verschieden und doch gleich

An dieser Stelle könnte ich noch unzählige weitere Studien über den Zusammenhang von Lebenserwartung oder Lebenszufriedenheit und dem BMI anführen. Klarer würde danach nur, dass die Resultate ziemlich uneinheitlich sind – von den Extremfällen Magersucht und Fettleibigkeit einmal abgesehen. Angesichts der neuen Erkenntnisse der Genregulationsforschung dürfte uns das allerdings nicht erstaunen, schließlich wissen wir jetzt, dass die Menschen nicht identisch auf bestimmte Umwelteinwirkungen reagieren.

Der Jetztzustand eines Patienten, sein gegenwärtiger Lebensstil sagen für sich alleine genommen viel zu wenig aus. Erst mit einer umfassenden Analyse der Biografie eines Menschen, angefangen von der Zeit im Mutterleib über Kindheit und Jugend bis ins frühe Erwachsenenalter, lässt sich herausfinden, welche Einflüsse Körper und Geist geprägt haben. Was für die einen bereits ein äußerliches Symptom einer beginnenden Krankheit sein kann, ist bei anderen vielleicht der pumperlgesunde, früh geprägte Normalzustand.

Kein Tierexperiment verdeutlicht die Macht der individuellen biologischen Lebensgeschichte anschaulicher als die berühmten Versuche des US-amerikanischen Toxikologen Randy Jirtle mit seinen Yellow-Agouti-Mäusen.[82] Diese Tiere werden für gewöhnlich wegen einer genetischen Veränderung besonders dick und krankheitsanfällig. Sie bekommen häufiger Diabetes oder Krebs. Und sie haben ein auffallend blassgelbes Fell. Doch manchmal werden die Tiere auch ganz normal geboren, sind also schlank, bleiben lange gesund und haben ein gewöhnliches glänzend-braunes Mäusefell.

Mit seinem Kollegen Robert Waterland entdeckte Jirtle die Ursachen für diesen Unterschied. Zunächst klonten die Forscher befruchtete Eier von Yellow-Agouti-Mäusen, erzeugten also viele genetisch identische Tiere, man kann auch sagen eineiige Zwillinge. Die Eier pflanzten sie dann aber verschiedenen Müttern ein. Und die erhielten, während sie trächtig waren, unterschiedliches Futter: entweder normales Mäusefutter oder eine Nahrung, die besonders reich an den Inhaltsstoffen Betain, Folsäure, Vitamin B12 und Cholin war – allesamt Substanzen, die die epigenetisch aktiven Enzyme in den Zellen bei ihrer Arbeit unterstützen. Vor allem versorgen sie den Organismus mit den epigenetisch so wichtigen Methylgruppen.

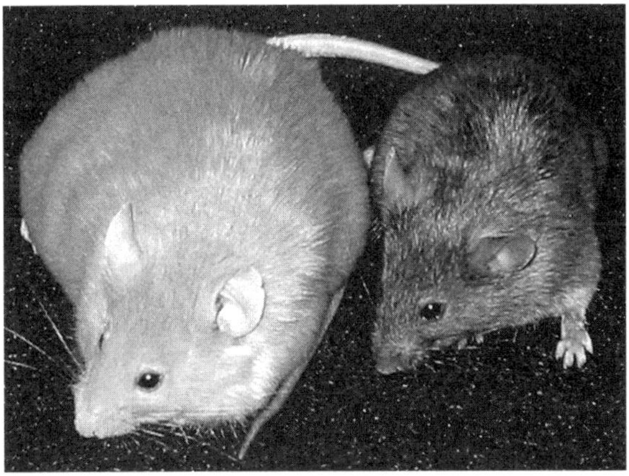

Diese Yellow-Agouti-Mäuse sind genetisch identisch, wurden aber von unterschiedlichen Müttern ausgetragen.

Kaum waren die Mäuse geboren, zeigte sich der Einfluss der sogenannten epigenetischen Diät: Molekulare Schalter, in diesem Fall an die DNA angelagerte Methylgruppen, hatten das Yellow-Agouti-Gen bei vielen jener Tiere abgeschaltet, deren Leihmütter die optimierte Nahrung erhalten hatten. Sie waren braun und gesund. Hatten die Mütter die gewöhnliche Nahrung erhalten, überwog beim Nachwuchs deutlich die dicke, gelbe Variante. Diese Tiere hatten in einer frühen Phase ihrer Entwicklung über die Nabelschnur nur wenige der epigenetischen Hilfssubstanzen erhalten. Ihre Enzyme konnten deshalb das gefährliche Gen nicht in ausreichendem Umfang auf inaktivierbar stellen.

Man darf diese Resultate nicht überinterpretieren. Eine gesunde, abwechslungsreiche Ernährung, bei Schwangeren ergänzt durch etwas Folsäure, das reicht nach jetzigem Stand der Wissenschaft für ein gut funktionierendes epigenetisches System vollkommen aus. Bei Randy Jirtles Mäusen handelt es sich vor allem um einen biologischen Modellversuch zur Erforschung epigenetisch aktiver Enzyme und deren Beeinflussbarkeit durch Nahrungsbestandteile. Allerdings ist und bleibt es bemerkenswert, dass sich zwei genetisch identische Tiere äußerlich so sehr unterscheiden können wie »Dick und Doof« – und zwar nur, weil ihre Leihmütter verschiedene Nahrung bekamen.

Und noch etwas anderes unterstreichen Jirtles Nager: Offenbar weiß bereits der frühe Embryo im Mutterleib aufgrund eines bislang noch nicht entschlüsselten biologischen Programms, was gut für ihn ist. Wie sollte er sonst mehr oder weniger gezielt die schädliche genetische Information unterdrücken? Beim Yellow-Agouti-Gen gibt es dafür zwar eine Erklärung, denn es handelt sich um einen besonderen Typ von Gen, ein sogenanntes Transposon, auch springendes Gen genannt. Solche DNA-Abschnitte stammen ursprünglich meist von krankheitsauslösenden Viren, weshalb sie die Zellen schon aus Selbstschutz gerne stilllegen. Sind sie aktivierbar, richten Transposons häufig Schaden an.

Doch das Ergebnis eines deutlich neueren Experiments lässt sich auf diesem Weg kaum noch erklären: Über- und Fehlernährung von Schwangeren erhöht meist auch das Risiko der Kinder, später selbst übergewichtig und krank zu werden. Bei Mäusen konnte man zeigen, dass der Nachwuchs epigenetische Veränderungen in Stoffwechsel und Gehirn aufweist, wenn die trächtige Mutter zu fettreich ernährt wurde. Forscher aus den USA wiesen jedoch nach, dass sich diese Effekte, die nichts mit Transposons zu tun haben, per »epigenetischer Diät« begrenzen lassen: Die Zugabe der gleichen Nahrungszusätze, die schon Randy Jirtle verwendet hatte, sorgte dafür, dass der Nachwuchs deutlich weniger unter den negativen Folgen der einseitigen Ernährung der

Mutter litt als andere Tiere, deren Mütter außergewöhnlich viel Fett im Futter hatten.[83]

Ähnliches trifft auch für Menschen zu: Erst unlängst wurde gezeigt, dass sich das Übergewichtsrisiko von Kindern um 43 Prozent verringert, wenn ihre übergewichtige Mutter während der Schwangerschaft ausreichend Folsäure im Blut hatte.[84] Der Risikofaktor Übergewicht scheint bei ausreichender Unterstützung des epigenetischen Systems das Kind also nicht mehr im üblichen Maß in die ungewünschte Richtung molekularbiologisch prägen zu können. Und zumindest bei Ratten scheint es sich positiv auszuwirken, wenn sie noch als Erwachsene vermehrt Methylgruppen-Lieferanten wie Betain, Folsäure und Co. zu sich nehmen. Trotz ungesunder Überernährung entwickeln sie dann seltener eine Fettleber, die als eines der ersten Symptome für das sogenannte metabolische Syndrom gilt.[85]

Für die Vorzüge einer abwechslungsreichen Ernährung mit vielen frischen Zutaten sprechen auch Hinweise aus anderen Experimenten mit Ratten. Sie zeigten, dass bestimmte Nahrungsinhaltsstoffe etwa aus Brokkoli oder Kresse aufgrund einer epigenetischen Wirksamkeit ein Stück weit vor den krebserregenden Folgen des Tabakkonsums schützen.[86]

Spannend ist indes die Frage, woher die Zellen in all diesen Fällen wissen, wieso sie das Erbgut ausgerechnet in diese gesund erhaltende Richtung programmieren sollen oder welcher äußere Einfluss sie zu dieser Handlung veranlasst. Hier muss noch viel geforscht werden. Als Botschaft bleibt vorerst lediglich übrig: So gleich wir genetisch gesehen auch sein mögen, so verschieden kann uns der Einfluss der Umwelt in sensiblen Phasen dennoch werden lassen. Und das ist – ich erwähnte es bereits – im Allgemeinen auch gut so.

Die Wissenschaft von der Genaktivierbarkeit

Die Epigenetik ist ein erstaunlich junges Forschungsgebiet. Das überrascht umso mehr, da sie schon jetzt aus der Biologie, Medizin und Biopsychologie nicht mehr wegzudenken ist. Conrad Hal Waddington hatte sich den Begriff ja erst 1942 ausgedacht – als Synthese aus den sehr viel älteren Begriffen Epigenese (das Goethe'sche *Werden*) und Genetik. Damals wusste man noch nicht einmal, wie ein Gen aussieht, geschweige denn ein Genom oder die DNA. Sich mit einer zusätzlichen Informationsebene zu beschäftigen, dem Epigenom, das die Gene dauerhaft reguliert, die Genome einzelner Zellen permanent interpretiert, umprogrammiert und benutzt – ähnlich, wie es die Software eines Computers mit dessen Hardware macht –, schien völlig abwegig.

Als sich dann in den 1980er Jahren die ersten Hinweise fanden, dass die Verpackung der Gene, bestehend aus kugelbildenden Proteinen namens Histon Typ 1 bis 4, sich verändern kann und damit maßgeblich darüber entscheidet, wie locker oder fest das Erbgut im Zellkern zusammengefaltet ist, winkten die allermeisten Genetiker noch immer müde lächelnd ab: Das habe keine wirkliche Bedeutung. Nur die Gene seien wichtig. Über die Genregulation entschieden alleine die Transkriptionsfaktoren, also jene Substanzen, die direkt an die DNA binden und dabei das Start- oder das Stoppsignal geben, ob ein Gen abgelesen wird oder nicht.

Der ganze Rest des DNA-Protein-Gemischs, Chromatin genannt, aus dem das Erbgut in seiner Gesamtheit besteht, seien entweder die bereits erwähnte Müll-DNA oder langweilige Hilfsstrukturen, eine Art Verpackungsmaterial. Selbst als man entdeckte, dass die Zelle kurze chemische Anhängsel manchmal nicht nur an die Histone, sondern auch direkt an die DNA bindet – die schon mehrfach erwähnten Methylgruppen aus einem Kohlenstoff und drei Wasserstoffatomen –, glaubte kaum jemand, dass das für die Zelle irgendeine biologische Relevanz habe.

Die wenigen Experten, die das anders sahen und gezielt die vermeintliche Müll-DNA, die Histonproteine und DNA-Methylierungen analysierten, wurden verächtlich in die esoterische Ecke gestellt. Das ist aus damaliger Sicht sogar nachvollziehbar. Behaupteten die Epigenetiker doch allen Ernstes, das biologische Substrat für Waddingtons Ideen gefunden zu haben: Epigenetische Markierungen seien die Vermittler zwischen Erbe und Umwelt. Sie seien Strukturen, die den Zellen ein Gedächtnis für Umwelteinflüsse schenkten und ihre Individualisierung steuerten.

Inzwischen haben die Epigenetiker recht bekommen: Zwar gibt es eine Echtzeit-Genregulation, bei der sich, meist angestoßen durch einen Botenstoff oder ein anderes Umweltsignal, die Aktivität der Gene verändert. Das ist eine immens wichtige Aufgabe. Aber ihr fehlt das Dauerhafte, Bleibende, Programmierende. Erst die epigenetischen Strukturen kümmern sich um die nächste Ebene, die Aktivierbarkeit der Gene. Denn sie sind in der Lage, ganze Genaktivierungsmuster mehr oder weniger dauerhaft einzufrieren. Die Zellen behalten dadurch bestimmte Programme auch dann noch bei, wenn das Umweltsignal oder der Botenstoff, der sie angestoßen hat, längst verschwunden ist.

Rückblickend ist klar, dass die Epigenetiker mit ihrer Einschätzung von Anfang an richtiglagen.[87] Doch ihre Erkenntnis kam zur Unzeit, nämlich inmitten des Humangenom-Projekts. Weil epigenetische Strukturen den Genen einen Teil ihres Einflusses streitig machten, musste ihre Existenz in der damaligen Forscherszene geradezu abgestritten werden. Es war der Höhepunkt des genomischen Zeitalters. Machtkämpfe tobten. Und natürlich ging es wie immer in der Wissenschaft auch darum, wer die meisten Forschungsgelder für seine Arbeit akquirieren konnte. Da hatten Außenseiter schlechte Karten.

Das Bild änderte sich erst in den 1990er Jahren, als einige wenige besonders beharrliche Molekular- und Zellbiologen noch immer nicht einsehen wollten, warum sie sich ausschließlich auf die DNA und ihren Text sowie die Transkriptionsfaktoren konzentrieren sollten. Zusammen mit ihren Teams spürten sie weiterhin den Histonproteinen und DNA-Methylierungen nach. Und sie wurden fündig: Im Jahr 1996 veröffentlichte die Gruppe des US-Amerikaners Charles David Allis die Struktur und Funktion eines Enzyms, das Acetylgruppen an Histonproteine anlagert, eine Histonacetyltransferase.[88] Die Forscher konnten zeigen, dass die Zellen mit dieser Aktion die Aktivität ihrer Gene gezielt und anhaltend verstärkten, sie also auf »aktivierbar« schalteten.

Zur gleichen Zeit arbeitete am Forschungsinstitut für Molekulare Pathologie (IMP) in Wien Thomas Jenuwein, ein junger deutscher Molekularbiologe, ebenfalls an der Entschlüsselung der sogenannten Histonmodifikationen. Auch er hielt trotz der mühsamen und lange Zeit erfolglosen Arbeit daran fest, dass die Histone eine besondere Bedeutung haben.

Die Geduld seiner Vorgesetzten sei alles andere als selbstverständlich gewesen, erinnert er sich heute: »Wir forschten ja in der Epigenetik, also auf einem Gebiet, auf dem es noch nicht viel vorzuweisen gab. Manche bezweifelten sogar, dass dieses Gebiet überhaupt existiert.« Inzwischen ist Jenuwein Direktor am Max-Planck-Institut für Immunbiologie und Epi-

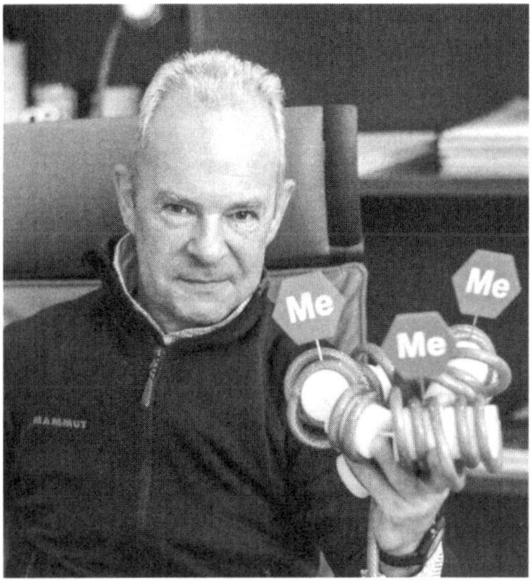

Thomas Jenuwein, Direktor am Max-Planck-Institut für Immunbiologie und Epigenetik in Freiburg. In der Hand hält er sein Chromatinmodell einer mehr oder weniger fest auf Proteinkugeln aufgewickelten DNA (dunkles Band), wobei angelagerte Methylgruppen (Me) die Kompaktheit des DNA-Protein-Gemischs erhöhen.

genetik in Freiburg – das die Epigenetik übrigens erst seit dem Jahr 2010 im Namen führt. Er hat die frühe Zeit nicht vergessen: »Ich ermuntere meine Mitarbeiter immer, sich schwierige, außergewöhnliche Fragestellungen zu suchen und hartnäckig dranzubleiben.« Zwar würden sie unter Umständen weniger publizieren als andere – aber wahrscheinlich auch Bedeutenderes.

Jenuwein selbst ist das beste Beispiel dafür, dass diese Strategie – Klasse statt Masse – aufgehen kann. Im Jahr 2000 wurden seine Geduld und Hartnäckigkeit nämlich mehr als belohnt: Zusammen mit Kollegen präsentierte er das erste Enzym, das bei Menschen und Säugetieren Methylgruppen an die Histonproteine anbaut, eine Histonmethyltransferase.

Und sie zeigten, dass Zellen mit diesem Enzym die Aktivierbarkeit der Gene gezielt und dauerhaft herunterregulieren können.[89]

Damit war der Gegenspieler zu dem zuvor von David Allis entdeckten Enzym, das Gene aktivierbarer macht, gefunden. Und es war klar: Zellen haben das grundsätzliche Handwerkszeug dazu, ihre Gene zu prägen. Die einen Enzyme machen Gene leichter zugänglich, indem sie das Chromatin zu sogenanntem Euchromatin auflockern; die anderen schalten Gene auf inaktivierbar, weil sie das Chromatin in kompaktes Heterochromatin verwandeln.

Auch die letzten Zweifler mussten akzeptieren: Es gibt sie, die Zusatzgenetik, die zweite Ebene der zellulär kodierten Information, die die erste Ebene des Gentextes und der Echtzeit-Genregulation mehr oder weniger nachhaltig verändert und kontrolliert. Mittlerweile – keine zwei Jahrzehnte später – sind sogar mehr als 200 biochemische Markierungen bekannt, die Histonproteine manipulieren. Viele wirken gemeinsam, verstärken oder ergänzen sich. Dank dieses sogenannten Histon-Codes kann das Leben also auf vielfältigste Weise unsere Gene prägen. Es kann sie dimmen, komplett an- oder abschalten, rhythmisch im Laufe eines Tages herauf- und wieder herunterregulieren und so fort.

In den folgenden Jahren kam eine weitere wichtige Erkenntnis hinzu: Zellen können ihren spezifischen epigenetischen Code auch an ihre Tochterzellen weitergeben. Sie bilden also nicht nur eine Identität und reagieren bleibend auf Umwelteinflüsse, sondern sie vererben diese biochemischen Informationen sogar an all die vielen Zellen, die im Laufe eines langen menschlichen Lebens noch von ihnen abstammen werden.

Damit waren die Grundpfeiler der neuen Wissenschaft, der Epigenetik, eingerammt: Es gibt Erbgutmodifikationen, die Gene mehr oder weniger aktivierbarer machen. Sie tun dies auch als Reaktion auf Umwelteinflüsse. Und diese Modifikationen bleiben dem Körper mitunter als eine Art dauerhaftes Gedächtnis für eben diese Umwelteinflüsse per Vererbung von einer Zelle an ihre Tochterzellen erhalten – vom Zeitpunkt ihrer Prägung theoretisch bis ins hohe Alter und den Tod.

Kein Wunder, dass die Herren Allis und Jenuwein zusammen mit dem US-Amerikaner Stuart Schreiber, der ebenfalls als einer der Ersten ein Histon modifizierendes Enzym entdeckte,[90] immer wieder als mögliche Kandidaten für den Medizin-Nobelpreis gehandelt werden. Verdient hätten sie ihn.

Ändern, wie wir leben – nicht, wie wir sind

In einem Interview fragte ich Thomas Jenuwein einmal, was das Wichtigste an all diesen Erkenntnissen sei. Die Antwort kam prompt: »Wir verstehen endlich, wieso sich Veränderungen des Stoffwechsels und des Energieverbrauchs sowie Veränderungen durch Umwelteinflüsse bleibend auf die Zelle auswirken: indem sie sich über Enzyme und ihre Ko-Faktoren auf das Chromatin übertragen lassen.« Auf der Basis dieses Wissens könne man neue Medikamente und Therapien entwickeln. Doch vielleicht noch wichtiger sei der Umstand, dass man nun verstehe, wie sich der Lebensstil – Ernährungsgewohnheiten oder Stresssignale zum Beispiel – auf die Epigenome der Zellen auswirkten.

»Und was ist mit den Genen?«, fragte ich den Epigenetiker,

»spielen die denn gar keine Rolle mehr?« – »Aber sicher«, erwiderte Jenuwein. Sie seien natürlich »die treibende Kraft in der Zelle«. Das würde doch niemand bezweifeln. Aber auf die Gene hätten wir nun mal keine allzu großen Zugriffsmöglichkeiten, und sie seien viel zu unflexibel.

Die genetische Evolution sei zu starr, um in der für uns maßgeblichen Zeit etwas nachdrücklich zu verwandeln – sprich: neue Genvarianten entstehen zu lassen. »Die Zeiträume, die uns interessieren – Tage, Jahre, Jahrzehnte und eventuell auch noch der Blick über Generationen hinweg: Dafür ist die Epigenetik zuständig, nicht die Genetik.« Und dann kam Jenuwein auf den Punkt zu sprechen, der mir letztlich den Anstoß gab, dieses Buch in dieser Form zu schreiben: »Das Entscheidende aber ist: Die Epigenetik können wir verändern. Epigenetische Markierungen sind potenziell reversibel.«

Jenuweins Kollege, der bekannte britische Epigenetiker Adrian Bird, heute Leiter des Wellcome Trust Center for Cell Biology in Edinburgh, hat laut Jenuwein einmal gesagt, selbst wenn die Epigenetik nur ein Zehntel Prozent unserer Entwicklung beeinflusse, könne man damit alle im überschaubaren Zeitraum ablaufenden menschlichen Anpassungen nachvollziehen: die guten, uns widerstandsfähig machenden, genauso wie die fehlgeleiteten, die Krankheiten begünstigen.

Jenuwein und Bird stehen mit ihrer Meinung nicht alleine da. Auch Steve Jones, Direktor des Fachbereichs Biologie am University College London, glaubt, dass die Biomedizin nach dem erfolgreichen Abschluss des Humangenom-Projekts noch lange nicht auf der Zielgeraden sei. Er fordert deshalb ein Human-Sozial-Projekt. Es soll ergründen, wie soziale Einflüsse – Geborgenheit, Ernährung, Bewegung, Schlaf, Wohlstand, Bildung – unsere Physiologie in ihrem tiefsten Inneren prägen, wie sie uns also auf der Ebene der Molekularbiologie in den Zellkernen der Billionen Körperzellen verändern.

»Je mehr wir über die Gene lernen, desto weniger wichtig scheinen sie zu sein«, sagt Jones. Er verweist in einem Video der BBC darauf, dass der größte einzelne Faktor, der unsere Lebenserwartung beeinflusst, das Viertel ist, in dem wir wohnen: »Innerhalb einer einzigen Stadt – Glasgow – beträgt der Unterschied in der Lebenserwartung zwischen den ärmsten und den reichsten Stadtteilen unfassbare 28 Jahre.« Und Postleitzahlen hätten nun definitiv nichts mit Genen zu tun.*

Genauso wenig übrigens wie die meisten anderen der verblüffend geringen Zahl an Faktoren, mit denen man schon heute die Lebenserwartung eines Menschen erstaunlich genau vorhersagen kann: das Alter, das Geschlecht, der Zigarettenkonsum, mögliche Erbkrankheiten in der Familie (klar: hier schlagen die Gene voll durch) und die Neigung zu Übergewicht. Wie solche Einflüsse auf uns wirken und warum sie so entscheidend sind: Genau das möchte Steve Jones im Human-Sozial-Projekt erforschen.

Rhetorisch geschickt fragt Jones sich selbst, wie wir wohl am besten in eine möglichst gesunde Zukunft gelangten? Seine Antwort: »We don't change the way we are. We change the way we live.« Wir sollten ändern, wie wir leben – nicht, wie wir sind.[91]

---

* Glasgow ist hier sicher ein Extrembeispiel. Man nimmt an, dass der Unterschied bei der Lebenserwartung zwischen Arm und Reich in Deutschland etwa sieben Jahre beträgt. Andere Schätzungen kommen auf acht Jahre bei Frauen und elf Jahre bei Männern (Süddeutsche Zeitung, 16.12.2011 und 01.08.2016).

Es sind also nicht die Gene, biologischen Anlagen oder Genvarianten, die wir verändern müssen oder auf deren Beeinflussung wir uns mit zielgenauen supermodernen Medikamenten konzentrieren sollten, wenn es um eine allgemeine Krankheitsprävention und unseren ganz individuellen Schutz vor Volkskrankheiten geht. (Auch wenn es damit sicher das meiste Geld zu verdienen gibt). Im Gegenteil: Wir sollten endlich die Dinge in den Blick nehmen, die unsere Genregulation wirklich dauerhaft – und, wie ich noch erklären werde, sogar generationsübergreifend – verändern und prägen können. Wir sollten uns also auf soziale Verhältnisse, Bildung, den allgemeinen Lebensstil und die sonstigen Umweltbedingungen konzentrieren.

Einer der ganz entscheidenden Zeiträume beginnt dabei erstaunlicherweise bereits drei Monate, bevor wir ein Kind zeugen.

II

ZWEI JAHRE FÜR EIN GANZES LEBEN: ÜBER PERINATALE PRÄGUNG

»Wie wurde ich zu der Person, die ich bin?
Maßgeblich durch die natürlichen und sozialen
Umwelt- und Entwicklungsbedingungen,
unter denen ich als Individuum schon im Mutterleib
und in den ersten Lebenswochen heranwuchs.«
Andreas Plagemann, Berlin[1]

Kapitel 4

Sensible Phasen

»Macht den Müttern keine Vorwürfe!«

Energie und Zielstrebigkeit sind wichtige Eigenschaften, wenn man es in der Wissenschaft zu etwas bringen möchte. Das weiß auch Tracy Bale. Die Professorin von der University of Pennsylvania in Philadelphia, USA, achtet in ihren Vorträgen auf eine klare und pointierte Sprache. Gleichzeitig kokettiert sie damit, besonders beharrlich zu sein. Nicht nur im Umgang mit ihrer Teenagertochter käme ihr diese Eigenschaft zugute.

Die Botschaft der Neurobiologin und Psychiaterin ist klar: Sie möchte mit ihrer Forschung die Welt verändern. Und während man ihren eloquenten Ausführungen folgt, kommt einem ganz allmählich der Gedanke, dass eben dieses längst geschehen ist.[2]

Immerhin hat Tracy Bale mit ihrem Team den Beweis dafür erbracht, dass Väter sich nicht aus der Verantwortung ziehen können, wenn es um die früheste Prägung ihrer Kinder geht. Sie entdeckte, dass sich die Spermien von Mäusen verändern, wenn diese außergewöhnlichen Belastungen ausgesetzt sind, und dass diese Veränderungen den Nachwuchs prägen können. Die Ausrede, dass die Kinder die erste Zeit im Bauch der Mutter verbringen und deshalb allein sie in der Pflicht stünden, was das spätere Wohlergehen ihres Nachwuchses betrifft, ist dank Bales Forschung also überholt. Doch dazu später mehr. An dieser Stelle soll es zunächst um die Mütter gehen.

Anders als für werdende Väter gelten für schwangere Frauen jede Menge Regeln: Sie sollten keinesfalls rauchen, auf Alkohol verzichten, nicht zu viel essen, aber natürlich auch nicht zu wenig. Sie dürfen ausreichend, aber nicht zu viel Sport machen und sich auf gar keinen Fall zu sehr beanspruchen lassen. Die ersten neun Monate in jedem menschlichen Leben finden nun mal im Mutterleib statt. Die Mutter bestimmt also nicht nur die Umwelt ihres Kindes, sie *ist* diese Umwelt regelrecht. Die Zeit zwischen Zeugung und Geburt, wenn sich die Organe bilden, wenn der neue Mensch entsteht, ist entwicklungsbiologisch entscheidend. Jetzt werden besonders viele Weichen in Richtung Gesundheit und Resilienz gestellt – aber es können auch negative Entwicklungen beginnen. So oder so: Diese Phase hat Auswirkungen auf den Rest des Lebens.

Von den zugrunde liegenden Prozessen wird hier noch ausführlich die Rede sein. Ich werde auf die Väter zurückkommen und viele andere Beispiele nennen, wie Umwelteinflüsse aus den frühesten Entwicklungsphasen des menschlichen Lebens unser Wesen und unseren Stoffwechsel dauerhaft prägen. Thema dieses zweiten Teils meines Buches ist die sogenannte perinatale Prägung. Darunter versteht man die Auswirkungen der Umwelteinflüsse aus der Zeit im Mutterleib und den ersten Monaten nach der Geburt auf unseren Körper und Geist.

Doch all das dient nicht dem Zweck, den Müttern eine übertriebene Verantwortung aufzubürden. Und schon gar nicht soll es um Schuldzuweisungen gehen.

»Don't blame the mothers« – »macht den Müttern keine

Vorwürfe«, lautete denn auch der Titel eines viel beachteten Kommentars im führenden Wissenschaftsmagazin *Nature*.[3] Die US-amerikanische Wissenschaftshistorikerin und Gender-Forscherin Sarah Richardson von der Harvard University warnt darin, die Darstellung der neuesten Resultate zur Prägung von Gesundheit und Persönlichkeit im Mutterleib könne werdenden Müttern schaden. Oft werde zu sorglos mit den neuen Fakten umgegangen. Schwangere müssten annehmen, sie wären zwangsläufig schuld, wenn ihr Kind irgendwann später im Leben erkranke. Und Erwachsene könnten die Schuld für ihre Leiden vermehrt bei den Müttern suchen. Eine derart eindimensionale Auslegung der Daten sei völlig übertrieben.

Solche Einwände sind richtig und können nicht stark genug betont werden. Die Bremer Politologin Janna Wolff gibt zudem zu bedenken, eine Schwangere könne ihre Lebensgewohnheiten gar nicht allein bestimmen. Sie sei immer beeinflusst von ihrem sozialen Netz, beispielsweise vom Verhalten des Partners oder der Existenz weiterer Kinder: »Die Mutter ist nicht verantwortlich für die Umwelt, in der sie lebt.«[4]

Hinzu kommt: Die derzeitige Studienlage lässt simple Kausalschlüsse von einem speziellen Fehlverhalten der Mutter auf eine spätere Beeinträchtigung des Kindes überhaupt nicht zu. Eine gut erforschte Ausnahme ist sicher das Fetale Alkohol-Syndrom, FAS, das eindeutig durch übermäßigen Alkoholkonsum der schwangeren Mutter verursacht wird. Auch mütterliches Kiffen scheint der Gehirnentwicklung des Kindes nachweislich zu schaden.[5] Doch was ist zum Beispiel, wenn die Eltern wegen der vielen, teils sogar widersprüchlichen Anweisungen für eine optimierte Schwangerschaft zunehmend gestresst sind? Ab wann wird dieser Stress womöglich toxisch für das Kind? Ab wann schaden Regeln mehr, als sie nutzen?

Diese Gedanken unterstreichen meine Intention, mit diesem Buch keinen Ratgeber zu schreiben, sondern lediglich auf- und erklären zu wollen. Die Entscheidung, was gut für ein Kind ist, sollte zuallererst immer den Eltern überlassen bleiben. Immerhin sind sie diejenigen, die in aller Regel ihr Kind mehr lieben als irgendjemand sonst auf der Welt. Und so möchte ich Eltern vor allem darin bestärken, auf ihre Freiräume und Rechte zu pochen. Denn die Bedeutung der Eltern und anderer wichtiger Bezugspersonen für die gesunde Entwicklung des Kindes kann überhaupt nicht hoch genug eingeschätzt werden.

Die Prägung im Mutterleib spielt zwar eine äußerst wichtige Rolle, es gibt im Laufe eines langen Lebens aber noch sehr, sehr viel mehr prägende Einflüsse – und die Gene sind ja auch noch da.

Stress im Sperma

Die Entstehung unserer Gesundheit ist nun mal komplex. Mütter haben daran einen großen Anteil. Doch das gilt auch für die Väter. Und hier kommt Tracy Bale erneut ins Spiel. Mit ihrem Team fand sie heraus, dass die wichtigste Prägephase in unser aller Leben schon deutlich früher beginnt, als man gemeinhin denkt, und dass dabei die Väter gehörig mitmischen. Nach den neuesten Erkenntnissen der Epigenetik startet die perinatale Prägung nämlich bereits drei Monate vor der Zeugung.

Sie haben richtig gelesen: Drei Monate *vor* der Zeugung,

was auch bedeutet, etwa zwölf Monate vor der Geburt. Das konnte Bale in mehreren bahnbrechenden Experimenten mit Mäusen nachweisen.

Die Forscherin aus Philadelphia und ihr Team setzten männliche Nager zunächst über sechs Wochen hinweg täglich starkem Stress aus. Welcher von sieben möglichen Stressreizen auftauchte, war für die Tiere nicht vorhersehbar, um eine Gewöhnung zu verhindern. Es konnte der 15 Minuten andauernde Geruch nach einem Fuchs sein, das plötzliche Auftauchen rollender Murmeln im Käfig, aber auch starker Lärm, das Einsperren in einem Rohr, nächtliche Beleuchtung oder Ähnliches.

Nach sechs Wochen ist bei Mäusen die Spermatogenese genannte Bildung neuer Samen aus den Samenvorläuferzellen abgeschlossen. Es gab also reichlich Gelegenheiten für den Stress, irgendeinen Weg ins Sperma zu finden, oder anders ausgedrückt: Sollte sich die erhöhte Konzentration an Stresshormonen im Blut der Nager auf irgendeine Art in der Molekularbiologie der Spermien niedergeschlagen haben, dann war das nach sechs Wochen spätestens geschehen.

Bei Menschen benötigt die gleiche Entwicklung gut zwei Monate, die Spermien werden anschließend im Nebenhoden noch etwas aufbewahrt. Die Molekularbiologie menschlicher Samenzellen enthält – zumindest theoretisch und grob überschlagen – neben den Genen also auch Informationen über die Umweltbedingungen und den Lebensstil in den vergangenen drei Monaten.

Nun galt es zu überprüfen, ob Bales Mäuse tatsächlich irgendwelche Informationen über den Stress der vergangenen Wochen per Spermium an ihre Nachkommen übermitteln. Dazu mussten sich die Mäuse zunächst verpaaren. Nach der Zeugung begegneten Weibchen und Nachkommen den zuvor gestressten Männchen nie wieder, was unter Nagetieren aber völlig normal ist. Zudem waren die Weibchen weder zuvor noch während sie die Jungen austrugen oder großzogen mit einem starken Stressreiz konfrontiert.

Dennoch zeigten die Mäuse der nächsten Generation, egal welchen Geschlechts, eine auffällig veränderte Stressreaktion. Selbst als die Tiere schon ausgewachsen waren, schütteten sie in Reaktion auf einen Stressreiz deutlich weniger Stresshormone aus als die Mäuse einer Vergleichsgruppe. Ihre Stressreaktion war abgestumpft. Zudem war das Genaktivierungsmuster in den Zellen einer Gehirnregion namens Paraventrikulärer Nukleus stark verändert. Diese Hirnregion spielt eine wichtige Rolle in der Stressreaktion von Säugetier und Mensch.*

Ob diese Anpassung langfristig gut oder schlecht für die Gesundheit der Tiere ist, hänge von deren Lebensumfeld und vermutlich auch von den genetischen Anlagen der Tiere ab, schreiben Bale und Kollegen.[6] Entscheidend sei aber, dass selbst vergleichsweise moderater, aber anhaltender Stress der Väter sich auf irgendeinem Weg im Sperma der Tiere niedergeschlagen haben musste. Nur so konnten die Erfahrungen der Väter die biologische Stressantwort der kommenden Generation zeitlebens verändern.

Bale betont, es sei naheliegend, dass ähnliche Prozesse auch bei Menschen ablaufen und dass sie das Risiko für zahlreiche psychische Leiden und vielleicht auch andere Stress-

---

* Kurz PVN. Eine Region des Zwischenhirns, deren Nervenzellen unter anderem die Hormone Oxytocin und Vasopressin produzieren. Beide sind an der Stressreaktion beteiligt. Siehe auch: www.dasgehirn.info/entdecken/anatomie/der-hypothalamus/; Zugriff: 26.05.2016.

krankheiten in irgendeiner Weise positiv oder negativ beeinflussten.

Im nächsten Schritt fahndeten die Forscher nach den Boten, die die Nachricht über den Stress des Vaters an die Kinder überbracht hatten. Fündig wurden sie schließlich im Muster sogenannter Ribonukleinsäuren, kurz RNAs. Dieses Muster spiegelt wider, welche Abschnitte des Erbguts in den vergangen Wochen von den Samenzellen abgelesen worden waren und welche nicht. Und eben dieses Muster unterschied sich deutlich, je nachdem ob die Mäuse in den Wochen zuvor gestresst worden waren oder nicht.

Während der Spermatogenese werden in den Zellen viele Gene und weitere wichtige, die Genaktivität regulierende DNA-Abschnitte abgelesen und in RNAs übersetzt. Teils reagieren die Zellen dabei auch auf äußere Einflüsse, etwa den Stresshormonspiegel im Körper. Das Spermium und wahrscheinlich ebenfalls das Ei enthalten also bereits Informationen über die Umwelt, noch bevor sie miteinander verschmelzen.

Die Überbringer dieser Informationen sind letztlich die Ribonukleinsäuren. Viele der möglichen RNAs schwimmen schließlich in mehr oder weniger großer Menge in den Keimzellen herum und gelangen so auch in das befruchtete Ei. Schon während das neue Leben dann seine eigenen Gene erstmals aktiviert und damit die Entwicklung zum fertigen Menschen einleitet, nehmen auch die RNAs der Eltern ihre Arbeit auf. Die Forschungsergebnisse aus Philadelphia sprechen dafür, dass sie dabei auch solche Botschaften enthalten, die die kommende Generation bis ins hohe Alter verändern – prägen – können.

Sofern die Moleküle sogenannte Boten- oder *messenger*-RNAs (mRNAs) sind, codieren sie Anleitungen für den Zusammenbau neuer Proteine. Diese Proteine können dann in die Entwicklung eingreifen, den Körper und Geist des neuen Wesens mehr oder weniger stark in eine bestimmte Richtung lenken. Sofern die Ribonukleinsäuren zur Gruppe der Mikro-RNAs (miRNAs) gehören, lagern sie sich an spiegelbildlich passenden Boten-RNAs an und hindern diese an ihrer Arbeit. Auch das ist natürlich ein massiver, potenziell die Zellen, Organe und Gewebe prägender Eingriff, denn es werden deutlich weniger Proteine eines bestimmten Typs gebildet, wenn die passende Mikro-RNA zahlreich vorhanden ist.*

Darüber hinaus gibt es noch eine Reihe anderer RNAs, die ähnlich wie die Mikro-RNAs zwar keine Baupläne für Proteine enthalten, aber trotzdem wichtige Aufgaben in der Zelle übernehmen. Die Codes auch dieser Moleküle sind in den früher für nutzlosen Müll gehaltenen Abschnitten der DNA gespeichert.

Noch wurden bei weitem nicht alle Aufgaben der RNAs entdeckt. Immerhin weiß man aber, dass sie teilweise verblüffend lange in der Zelle verbleiben und die Regulation der Gene beeinflussen. Manche organisieren zudem die Arbeit der epigenetischen Enzyme. So zeigen sie ihnen zum Beispiel, an welcher Stelle der DNA sie die Aktivierbarkeit des Erbguts verstellen sollen und wo nicht.

Insgesamt sind die vielen RNAs mit Sicherheit eine wichtige Komponente des epigenetischen Gedächtnisses der Zellen. Und zumindest diese Komponente wirkt, Tracy Bale und Kollegen zufolge, auch noch in der nächsten Generation.

---

* Dieser Vorgang wird RNA-Interferenz genannt. Für seine Entdeckung erhielten die US-Amerikaner Craig C. Mello und Andrew Z. Fire 2006 den Medizin-Nobelpreis: www.nobelprize.org/nobel_prizes/medicine/laureates/2006/; Zugriff: 26.05.2016.

Doch damit nicht genug: Molekularbiologen aus aller Welt fanden in den vergangenen Jahren weitere Beispiele dafür, dass Umwelteinflüsse das RNA-Muster auch in den Keimzellen verändern. Genauer untersucht sind dabei die Folgen außerordentlicher Belastungen, einer den Stoffwechsel verändernden Ernährung oder auch von Vergiftungen, Infektionen und Drogenabhängigkeit.

Es scheint also, als hätten Lebewesen tatsächlich einen Weg gefunden, schon das befruchtete Ei ein Stück weit auf die Umwelt vorzubereiten, in die es sich hineinentwickelt.

Bei den Mäusen aus Philadelphia konnten die Spermien aller gestressten Väter zum Beispiel allein anhand des auf breiter Front veränderten Musters der Mikro-RNAs klar von jenen der nicht gestressten Tiere unterschieden werden. Schließlich identifizierten Bale und Kollegen exakt neun Mikro-RNAs, die in den Spermien der Stress-Gruppe statistisch deutlich häufiger waren als in jenen der normal gehaltenen Tiere.

Zwei Jahre später gelang ebenfalls in Experimenten mit Mäusen ein zweiter Coup: Die Epigenetiker aus Philadelphia stellten diese neun Mikro-RNAs synthetisch her und spritzen sie in Eizellen, die sie gerade erst künstlich befruchtet hatten. Selbstredend waren weder Samenspender noch Eizellspenderinnen zuvor im Laufe ihres Lebens irgendwann experimentell gestresst worden, genauso wenig wie die Leihmütter, die die Eier schließlich austrugen. Dennoch zeigten die Nachkommen beiderlei Geschlechts die gleichen Veränderungen in der Stressreaktion wie jene Tiere aus den zwei Jahre zuvor durchgeführten Experimenten. Die Information dafür konnte eigentlich nur von den neun, in den winzigen Keim gespritzten Mikro-RNAs stammen.[7]

Eine einzelne Mikro-RNA hatte übrigens keine messbare Wirkung, wenn die Forscher sie alleine in die Keime spritzten. Offenbar ist das Zusammenspiel der Botenstoffe entscheidend. Nur dieses veränderte die Genaktivität und den epigenetischen Code im Paraventrikulären Nukleus der Nachkommen. »Unsere Resultate demonstrieren eine glasklare mechanistische Funktion der Mikro-RNAs in Spermien: Sie dienen der generationsübergreifenden Weitergabe von väterlicher Lebenserfahrung«, fasst Tracy Bale zusammen. Und auch eine spöttische Pointe stammt von ihr: »Machen Sie also nicht nur Ihren Müttern Vorwürfe. Beschweren Sie sich auch bei Ihren Vätern!«

Noch mehr Botschaften und die Frage nach dem Beginn des Lebens

Zugegeben: Der Gedanke, dass unser Lebensstil in den Monaten *vor* der Zeugung die Gesundheit unserer Kinder zeitlebens beeinflussen könnte, ist faszinierend und beunruhigend zugleich. Manche Eltern fragen sich nun rückblickend vielleicht: Mussten wir es damals wirklich noch mal so richtig krachen lassen? Hätten es auf der einen oder anderen Party nicht etwas weniger Alkohol und Zigaretten sein können? Warum waren die Rockkonzerte damals bloß so dermaßen laut oder die letzte Zeit im Job so anstrengend? Und war der kurzfristig angesetzte Rucksack-Trip nach Ostasien zu diesem Zeitpunkt nicht doch ein bisschen zu strapaziös?

Auch Kinder der Nachkriegsgeneration könnten ins Grübeln kommen: Welche traumatischen Erlebnisse hat der Vater womöglich an der Front gehabt, bevor er jenen Heimaturlaub antrat, bei dem das eigene Leben entstand?

Die Erforschung der Prägung während der Zeit um die Zeugung herum steckt noch dermaßen in den Kinderschuhen, dass man mit Spekulationen zurückhaltend sein sollte. Beruhigend ist: Manche scheinbar negativen Einflüsse haben hinterher durchaus positive Folgen. Und: Ein Prinzip, das sich in der Evolution durchgesetzt hat, wird ohnehin schwerlich so anfällig und sensibel sein, dass der Schaden den Nutzen überwiegt. Vor allem aber: Gesamtgesellschaftlich gesehen werden wir immer älter. Und wir werden immer gesünder, intelligenter und zumindest körperlich größer. Wenn schon Botschaften in Eizellen und Spermien stecken, dann überwiegen seit einigen Jahrzehnten also ganz offensichtlich die positiven.

Dennoch erlaube ich mir an dieser Stelle, eine klare Forderung zu formulieren: Eine Krankheitsprävention der Zukunft darf nicht erst bei den Mahlzeiten im Kindergarten oder dem Schulsport am Gymnasium einsetzen. Prävention beginnt mit Sicherheit bereits im Mutterleib und sehr wahrscheinlich sogar schon ein wenig früher, nämlich in dem Moment, in dem Eltern sich ernsthaft ein Kind wünschen.

An diesem Punkt lehne ich mich weit aus dem Fenster, mögen Sie einwenden. Doch ich tue es aus gutem Grund: Tracy Bale ist mit ihrer Forschung längst nicht mehr allein. Ihre Daten wurden schon mehrfach bestätigt und passen sehr gut zu ähnlichen, zeitgleich erstellten Studien von Kollegen aus aller Welt.

So haben Isabelle Mansuy und Kollegen aus Zürich RNAs direkt aus den Spermien traumatisierter Mäusemännchen entnommen und in Eizellen gespritzt, die zuvor von anderen Männchen befruchtet worden waren. Später zeigte sich: Obwohl weder beide Eltern noch die Kinder je ein Trauma erlebt hatten, verhielten sich die Kinder ähnlich wie die traumatisierten Mäusemännchen, von denen sie lediglich die RNAs geerbt hatten: Die Kinder erwiesen sich als besonders risikobereit, weniger ängstlich und neigten zu depressionsähnlichem Verhalten.[8]

Bestätigt werden die Resultate auch von der Kanadierin Richelle Mychasiuk. Sie und ihr Team stressten männliche Ratten 27 Tage lang, bevor diese sich paaren durften. Und auch hier zeigte der Nachwuchs ein auffälliges Verhalten. Außerdem entdeckten die Forscher epigenetische Veränderungen im Erbgut der Zellen zweier wichtiger Gehirnregionen. »Unsere Resultate demonstrieren eindeutig, dass es das Verhalten des Nachwuchses beeinflusst, wenn die Väter während der Spermatogenese starken Stress hatten«, folgern die Forscher.[9]

Die Gruppe um Isabelle Mansuy stellte sogar Untersuchungen vor, nach denen nicht nur das Muster der Mikro-RNAs im Sperma gestresster Mäusemännchen verändert ist, sondern auch das Muster, in dem die Methylgruppen an die DNA angelagert sind. In bestimmten Gehirnzellen zeigten dabei sowohl einst traumatisierte Mäuse als auch ihre Nachfahren ein auffälliges Genaktivierungsverhalten. Es war vermutlich verantwortlich dafür, dass beide Generationen eine instabile Persönlichkeit besaßen. Eine molekularbiologische Analyse spürte schließlich in den Gehirnzellen der Nachkommen ebenso wie im Sperma ihrer traumatisierten Väter systematische Veränderungen an einem bestimmten Gen auf. Dort waren ungewöhnlich wenige Methylgruppen angelagert.[10]

Doch Väter mit Kinderwunsch sollten nicht nur auf ausreichend Schlaf und Entspannung achten. Auch was die ideale Ernährung vor der Zeugung betrifft, sind nicht nur die Mütter, sondern auch die Väter gefragt. Dass Folsäuremangel bei schwangeren Frauen das Fehlbildungsrisiko des Kindes erhöht, ist schon lange bekannt. Das wird unter anderem damit erklärt, dass dieses Vitamin wichtig für ein Ko-Enzym ist, das den Zellen bei der epigenetischen Speicherung von Information hilft. Im Jahr 2013 fanden sich aber zudem Indizien, dass womöglich auch der Folsäurespiegel im Blut der Väter wichtig ist. Kanadische Biologen entdeckten bei männlichen Mäusen, die zeitlebens kaum Folsäure in der Nahrung hatten, systematische epigenetische Veränderungen in den Spermien. Gleichzeitig kamen deren Jungen besonders häufig mit Geburtsfehlern zur Welt.

Es gebe Hinweise aus großen epidemiologischen Studien bei Menschen, dass die Ernährung von Vätern vor der Zeugung ihres Nachwuchses die Gesundheit der Kinder beeinflussen könne, schreiben die Forscher. Ihre Studie – wenngleich ein Tierexperiment – zeige nun, was dabei im Detail vermutlich geschehe: Je nach Nahrung könne die Maschinerie der epigenetischen Enzyme ihre umfangreiche Arbeit in der Zeit rings um die Befruchtung mal mehr, mal weniger gut erledigen. Folsäuremangel führe dabei offenbar zu Fehlern bei der Methylierung der DNA und angelagerter Proteine. Das gefährde mitunter die gesunde Entwicklung.[11]

Noch ist die Beweislage zu dünn, als dass man Männern ähnlich wie Frauen mit Kinderwunsch Folsäuretabletten verschriebe. Aber eine ausgewogene Ernährung mit ausreichend frischem Obst und Gemüse schadet auch ihnen nicht – übrigens nicht nur wegen des Folsäurespiegels.

Gleich zwei Studien mit Mäusen aus dem Jahr 2016 zeigen nämlich, dass auch die Menge und Art der Nahrung der Väter das Muster der RNAs in ihren Spermien verändert. Im einen Fall war eine besonders fettreiche Ernährung Auslöser der biochemischen Veränderungen im Sperma. Die Nachkommen dieser Mäusemännchen zeigten vermutlich deshalb trotz normaler Ernährung schon früh – nämlich im Alter von sieben Wochen – erste Anzeichen eines beginnenden Diabetes.[12] In der zweiten Studie war es eine besonders proteinarme Kost der Väter, die eine Veränderung des RNA-Musters in ihren Spermien verursachte. Und dieses Mal beeinflusste das die Regulation der Gene schon in den ersten Zellen jener Embryonen, die mit diesen Spermien gezeugt worden waren.[13]

Spannend ist auch eine Beobachtung bei männlichen kokainabhängigen Ratten: Hirnforscher um den US-Amerikaner Fair Vassoler entdeckten in deren Samenzellen eine spezifische Veränderung des epigenetisch wichtigen Histon-Codes. Die gleiche Veränderung findet sich auch in Hirnzellen der männlichen Nachfahren, wo sie für erhöhte Werte des Nervenwachstumsfaktors BDNF sorgt. Das wiederum könnte verantwortlich sein für die erstaunliche Erkenntnis, dass eben diese Nachkommen besonders resistent gegenüber Kokain sind.[14]

Die Drogenabhängigkeit des Vaters schützt also per Botschaft im Sperma die eigenen Kinder vor derselben Abhängigkeit. Es wäre eine richtig gute Nachricht, wenn das Gleiche auch bei Menschen funktionierte – was natürlich ausdrücklich nicht als Empfehlung für werdende Väter missverstanden werden sollte, Kokain zu schnupfen. Dazu ist die Droge an sich viel zu gefährlich.

Immerhin gibt es tatsächlich erste Indizien für die Übertragbarkeit all dieser Resultate auf den Menschen. Kai Willführ und Mikko Myrskylä vom Rostocker Max-Planck-Institut für demografische Forschung fanden historische Beweise dafür, dass auch bei uns Einflüsse aus der Zeit um die Zeugung bis ins Alter nachwirken: Daten aus alten Kirchenbüchern über Epidemien des 18. Jahrhunderts in der kanadischen Provinz Québec legen nahe, dass eine Infektion der Eltern zum Zeitpunkt der Zeugung das Immunsystem des Nachwuchses zeitlebens stärkt.[15]

Herrschte zu jener Zeit, zu der die Kinder gezeugt wurden, beispielsweise eine Masernepidemie, reagierten diese zeitlebens unempfindlicher auf Infektionen aller Art. So sank ihr Sterblichkeitsrisiko während einer späteren Pockenepidemie gegenüber dem Durchschnitt auf ein Siebtel.* Der Effekt stärke das Immunsystem wohl allgemein, folgern die Biodemografen, da der Schutz nicht auf die Art der Krankheit beschränkt sei. Genetische Veränderungen könnten dafür alleine nicht verantwortlich sein. Es sei aber gut möglich, dass epigenetische Prägung eine Rolle spiele.

Den deutlichsten Beleg dafür, dass sich auch bei Menschen das männliche Geschlecht zunehmend Gedanken machen sollte, wenn es plant, Kinder in die Welt zu setzen, lieferte unlängst das Team von Romain Barrès, der in Kopenhagen forscht. Der Epigenetiker, der uns bereits von den Experimenten mit den Ergometern bekannt ist,** verglich die Epigenome der Spermien von zehn übergewichtigen und 13 schlanken Männern. Dabei fand er systematische Unterschiede sowohl bei der Zusammensetzung der Mikro-RNAs als auch bei dem Muster, mit dem Methylgruppen an die DNA angelagert waren.

---

* Dieser Befund sollte nicht als Argument gegen eine Masernimpfung fehlgedeutet werden. Weniger bedrohliche Infekte haben theoretisch vermutlich eine ähnliche Wirkung.

** Siehe Seite 44f.

Natürlich könnte man einwenden, dass es sich nur um eine Korrelation ohne große Aussagekraft handelt. Deshalb verfolgten Barrès und Kollegen zusätzlich das epigenetische Schicksal der Spermien bei sechs fettsüchtigen Männern, die sich zur Behandlung ihres Leidens per Operation einen Bypass um den Magen legen ließen. Dieser Eingriff gilt als das letzte Mittel gegen Fettsucht, wenn alle anderen Behandlungsversuche versagt haben. Dabei legen Ärzte eine Art Umweg um den Magen, so dass dieser stark verkleinert wird und die Patienten wesentlich weniger Nahrung zu sich nehmen und verdauen können als zuvor. Dadurch aßen die Männer nach der OP sehr viel weniger und wurden rasch schlanker. Dieses Mal zeigte sich »ein dramatischer Umbau der Methylierungen an der DNA der Spermien«, wie die Forscher schreiben.[16] Interessanterweise waren davon auch Gene betroffen, die eine wichtige Rolle bei der Kontrolle unseres Appetits spielen, weil ihre Aktivität das Stoffwechselgeschehen beeinflusst.

Offenbar ändere sich das Muster der epigenetischen Strukturen in den Spermien »unter dem Druck von Umwelteinflüssen auf dynamische Weise«, sagt Barrès. Das könne erklären, warum die Kinder übergewichtiger Väter oft ebenfalls zu Störungen des Stoffwechsels neigten. Anders als man früher dachte, scheinen streng genetisch vererbte Fettsucht- oder Diabetes-Gene dafür jedenfalls nicht nötig zu sein.

Ganz nebenbei werfen all diese spektakulären Resultate eine interessante Frage auf: Wann exakt beginnt eigentlich ein neues Leben? Unlängst fanden Forscher heraus, dass bei einer künstlichen Befruchtung bereits die Art der Nährlösung, in der der Keim in einer Petrischale auf die Einnistung vorbereitet wird, über die Zukunft des Babys mit entscheidet. Je nach Zusammensetzung der Nährlösung werden die Kinder früher oder später geboren und haben im Mittel ein unterschiedliches Geburtsgewicht.[17] So gesehen beginnt das Leben jedenfalls vor dem Moment der Einnistung des Keims in die Gebärmutter.

Ist also der Moment der Befruchtung der Beginn des Lebens, wenn ein Spermium in ein Ei eindringt und die erste Zellteilung startet, wie die Mehrheit in unserer Kultur noch immer glaubt? Oder ist es nicht vielmehr schon die Zeit einige Wochen zuvor, wenn die beiden Keimzellen von Mann und Frau jede für sich und jede in ihrer eigenen Umwelt molekularbiologisch aktiv werden, damit sie das kommende Leben ein Stück weit programmieren können?

Eine Menge spricht längst für Variante zwei. Vermutlich wird diese Erkenntnis zwar nichts an der gesellschaftlichen Übereinkunft über den Zeitpunkt des Beginns eines neuen Lebens ändern. Letztlich ist dies ja auch eher eine Frage der Ideologie als der Biologie. Doch naturwissenschaftlich gesehen wird derzeit immer klarer: Die Grenzen zwischen den Generationen verschwimmen. Über unser biomedizinisches Schicksal und auch über unsere Identität wird zumindest ein Stück weit bereits deutlich vor jenem magischen Moment entschieden, in dem sich rein zufällig eine neue Kombination aus den Genen der Eltern findet und unser neues Leben zu wachsen beginnt.

Die ersten Schritte im Leben

Nach der gängigen, mittlerweile aber überarbeitungsbedürftigen Lehre entstehen komplexe Krankheiten im Zusammenspiel zahlreicher Faktoren, wobei Signale aus der Umwelt und genetische Einflüsse gemeinsam wirken. Demzufolge wäre das Krankwerden ein Ereignis, das entweder vom Schicksal bestimmt wird oder Produkt unserer eigenen Verfehlungen ist, weil wir einen ungesunden Lebensstil pflegen (was auch immer das genau sein soll).

Völlig übersehen wird bei dieser Sichtweise, dass der aktive und dynamische Prozess nicht das Krankwerden, sondern das Gesundsein ist. Dieser Prozess setzt bereits in frühester Kindheit ein – vermutlich sogar bereits drei Monate vor der Zeugung eines neuen Lebens.

Schon neun Wochen nach der Verschmelzung aus Ei und Spermium, spätestens aber zum Ende des ersten Schwangerschaftsdrittels, an Tag 84 der Schwangerschaft, sind viele Entscheidungen für das Leben des Kindes längst gefallen. Das Ungeborene ist jetzt zwar gerade mal zwei bis sechs Zentimeter klein. Doch alle Organe existieren im Ansatz bereits. Das Kind hat sogar Ellenbogen und Knie, selbst winzig kleine Finger und Fußzehen, die allerdings noch mit Schwimmhäuten verbunden sind. Bis jetzt war der Nachwuchs offiziell ein Embryo. Von nun an nennen ihn die Experten einen Fötus. Organe und Extremitäten müssen jetzt vor allem wachsen und reifen.[18]

Die Zeit der ersten Zellteilungen, als das neue Lebewesen noch mehr an einen kugeligen Klumpen erinnerte als an irgendein Säugetier, geschweige denn an einen Menschen, ist lange her. Etwa 30 Stunden nach der Befruchtung hat sich der Keim erstmals geteilt. Damals waren gerade mal 32 Gene aktiv. Das sind erstaunlich wenige, wenn man bedenkt, dass der Mensch insgesamt rund 23 000 Gene besitzt. Schon einen Tag später hat sich die Zahl der Zellen erneut verdoppelt, in ihren Kernen wurden rund 130 verschiedene Gene abgelesen.[19]

Der Zellklumpen wandelt sich nun rasch zur Blastula, einer Art Blase, die sich einstülpt und die ersten beiden Gewebeschichten eines neuen Menschen bildet: das äußere und das innere Keimblatt. Dieses simple Urwesen ist noch streng symmetrisch. In seiner Mitte wächst der Urdarm heran. Doch von nun an bekommen immer mehr Zellen ihre eigene Identität. Zunehmend werden unterschiedliche Gene auf aktivierbar gestellt und zum Teil angeregt von Botenstoffen, zum Teil auch individuell aktiviert. Schon die ersten Zell-Generationen bauen im Zuge ihrer Differenzierung das Chromatin genannte DNA-Histonprotein-Gemisch um. Die Architektur des Erbguts wandelt sich dramatisch. 36 Prozent der Gene wechseln von der aktivierbaren in die nicht aktivierbare Form oder umgekehrt.[20]

Das Leben nimmt sozusagen seinen Alltag an. Es arbeitet mit den Genen, die ihm zur Verfügung stehen und entscheidet dabei, welche es gerade für die aktuellen Aufgaben benötigt und welche nicht.

Maßgeblich sind jetzt natürlich auch jene Proteine, die das Ablesen der Gene anstoßen, die Transkriptionsfaktoren. Sie bestimmen gleich doppelt über das Schicksal der Zellen. Denn sie sagen den Zellen zunächst, welche Gene sie ablesen sollen und welche nicht. Und dann haben sie auch noch epigenetisch aktive Enzyme im Gepäck. Diese sorgen dafür, dass der bis dato nur vorübergehend angestoßene Zustand der Zellen epigenetisch eingefroren wird.

Inzwischen sind die allerersten, sehr wichtigen Schritte im Leben eines jeden Menschen erstaunlich gut erforscht. Die Verwandlung der einst pluripotenten, also nahezu beliebig wandelbaren, ersten Zellen geht danach nicht nur mit dem Umbau des Chromatins einher. Es werden zudem gezielt Methylgruppen an die DNA angebaut oder entfernt. Beides geschieht in Abhängigkeit davon, zu welchem späteren Keimblatt die Zelle gehören soll. Auch auf diesem Weg definiert die

Epigenetik die spätere Bestimmung der Zellen, sie induziert ihre Identität.[21] Und es ist anzunehmen, dass sich dieser Weg fortsetzt, weit über das Embryonalstadium hinaus. Irgendwann sind es dann nicht mehr nur die streng entwicklungsgenetisch festgeschriebenen, immer gleichen Differenzierungssignale, die den Anstoß zur Veränderung geben. Zunehmend mischen Umwelteinflüsse mit, wenn es um die Bestimmung der Zellen geht.

So gesehen hört die biologische Entwicklung eines Menschen niemals wirklich auf. Unsere Zellen wandeln sich bis ins hohe Alter, sie wandeln sich noch einen Tag vor unserem Tod. Und wenn man dann nachschauen würde, entdeckte man vermutlich, dass die Leberzelle X molekularbiologisch ein bisschen anders aussieht als die Leberzelle Y, die Hautzelle am Zeh anders als jene aus der Nase oder am Bauch – und so weiter.

Denn all diese Zellen haben nun mal ihre eigene Vergangenheit.

Doch zurück zur Embryonalentwicklung: Gut zwei Wochen nach der ersten Zellteilung bildet sich in den Zwischenräumen der Blastula das dritte Keimblatt, das Mesoderm. Daraus entwickeln sich in den folgenden Wochen das Nervensystem, das Skelett und die meisten inneren Organe. Als Erstes erscheinen zwei kleine Zellklumpen. Es sind die Anlagen des zukünftigen Herzens. Der Embryo streckt sich. Seine Hälften unterscheiden sich immer mehr voneinander, denn viele Organe entstehen nur einmal und wandern auf eine Seite des Körpers: Herz und Magen fast immer nach links, die Leber nach rechts und so fort.

Jetzt haben die meisten Zellen bereits ihre Bestimmung gefunden. Sie haben weitgehend definierte Genaktivierbarkeitsmuster und gehören als sogenannte adulte – mehr oder weniger ausgewachsene – Zellen einem bestimmten Gewebeverband an. Das erste, ganz besonders wichtige Drittel der Schwangerschaft geht zu Ende. Natürlich haben RNAs und andere Botenstoffe aus den Keimzellen der Eltern die Entwicklungsschritte zunächst begleitet, mitunter vielleicht sogar angestoßen. Gleichzeitig dringen nun aber auch schon äußere Umwelteinflüsse bis zum Kind durch. Es schluckt Fruchtwasser und erhält mit dem mütterlichen Blut über Plazenta und Nabelschnur Nährstoffe, Hormone, Immunboten und Sauerstoff.

In den nächsten Wochen und Monaten nimmt der Kontakt zur Außenwelt immer mehr zu. All die neuen Signale, die Antworten auf die ersten Aktivitäten und die Zufuhr von Nährstoffen und Hormonen verändern die Molekularbiologie der Zellen noch ein Stückchen weiter, prägen diese vielleicht sogar für den Rest des Lebens. Adressaten der Prägung sind dabei vor allem die Stammzellen, die meist in Nischen in den Geweben und Organen sitzen und bis zum Lebensende dazu dienen, neue Zellen für die Verjüngung des Körpers zu erzeugen. Altern diese Stammzellen, dann erhöht sich das Risiko für Alterskrankheiten, von der Demenz bis zum Krebs, deutlich.[22]

Blutstammzellen befinden sich zum Beispiel im Knochenmark. Sie teilen sich ständig, wobei die meisten Tochterzellen sich zu den verschiedenen Arten der vielfältigen Blutzellen weiterentwickeln. Dank der fleißigen Arbeiter im Knochenmark werden unsere roten Blutkörperchen beispielsweise spätestens alle 120 Tage komplett ausgetauscht. Alle vier Wochen regeneriert sich auch die oberste Schicht der Haut, in diesem Fall aus Epidermis-Stammzellen, die an der Basis der Hautschicht wachsen.

Die Stammzellen sorgen besonders gut für den Schutz ihres Erbguts. So bewahren sie die Baupläne für all unsere Biomoleküle, die Genome, damit unsere Organe auch im Alter noch möglichst fehlerfrei arbeiten können. Das Gleiche dürfte auch für die Epigenome gelten. Vieles spricht heute dafür, dass die Stammzellen auch viele dieser für ein Gewebe spezifischen molekularen Schalter und Dimmer aufbewahren. Auf diesem Weg speichern sie die Anweisungen, welche Gene eine Zelle ablesen kann und welche nicht.

Doch die Epigenome speichern auch Umweltanpassungen. Das erklärt, warum uns Umwelteinflüsse aus der ersten Zeit des Lebens besonders nachhaltig prägen. Sie finden anfangs noch leicht einen Weg in die Stammzell-Reservoirs unserer Organe, denn jetzt müssen diese ohnehin auf biologische Botenstoffe reagieren, die ihnen sagen, in welche Richtung sie sich entwickeln sollen. Dort wird das Gedächtnis der Zellen sorgfältig aufbewahrt, und es fällt äußeren Einflüssen zunehmend schwer, Veränderungen daran vorzunehmen.

Vom Erwachen der Sinne

Die Zeit, wenn die Organe und ihre Stammzellen aus noch weniger differenzierten Ur-Stammzellen hervorgehen, ist also besonders wichtig für unser aller Prägung. Mit zunehmendem Alter und Differenzierungsgrad frieren sich die epigenetischen Muster der Zellen dann immer mehr ein. Sie sichern diese Information teils sogar auf mehreren epigenetischen Ebenen doppelt und dreifach ab. Das macht die Epigenome natürlich immer unflexibler – und lässt manch einen verzweifeln, der erst im fortgeschrittenen Alter im Interesse der Gesundheit seine Gewohnheiten ändern möchte.

Deshalb ist das erste Schwangerschaftsdrittel eine so entscheidende Zeit. Positive, die Gesundheit fördernde Einflüsse wirken jetzt zumindest in der Theorie besonders gut. Negative Einflüsse dürften vergleichsweise großen Schaden anrichten. Oft ist allerdings die Stärke eines Signals maßgeblich. Vermeintlich ungünstige Einflüsse – etwa Strahlung, Stress, selbst Gifte – können in geringer Dosis sogar eine positive Wirkung haben. Dann regen sie die Zellen dazu an, sich besser vor der potenziellen Gefahr zu wappnen.[23]

Aus der Resilienzforschung ist beispielsweise das Phänomen bekannt, dass Menschen, die heftige Belastungssituationen gut überstanden haben, manchmal einen besonderen Schutz vor zukünftigen Schicksalsschlägen aufbauen.[24] Eltern, die ihre Kinder permanent »in Watte packen«, tun ihnen damit also vermutlich keinen Gefallen. Und auch eine Gesellschaft, die werdenden Eltern alles abnimmt, sorgt damit womöglich nicht unbedingt für das Heranwachsen einer besonders gesunden und resilienten neuen Generation.

In den folgenden Kapiteln werde ich noch weiter zeigen, wann und wie Umwelteinflüsse den Menschen in der perinatalen Phase prägen. Es wird dabei immer auch Beispiele dafür geben, dass vermeintlich schlechte Einflüsse positive Effekte haben – und umgekehrt.

Doch wie geht es mit der Entwicklung des Kindes weiter? Das zweite Drittel der Schwangerschaft ist eine eher ruhige Zeit. Ungefähr ab dem dritten Monat gilt es für den Fötus vor allem, seine Organe und Stoffwechselsysteme zu organisieren und insgesamt an Masse zuzulegen. Bis zum Ende des sechsten Monats wächst er auf etwa 25 Zentimeter Körpergröße heran. Der Fötus wird dabei immer aktiver. Hände gehen auf und zu, Finger werden in den Mund gesteckt, Daumen erstmals gelutscht. Das Gesicht zeigt mimische Veränderungen. Erste Reflexe und auch das Gähnen tauchen auf. Vermutlich dienen all diese automatisierten Bewegungsabläufe der Strukturierung und dem Wachstum des Gehirns. Die meisten Organe arbeiten bereits. Und erste Haare sprießen.

Allmählich beginnen die Sinnesorgane, Signale zu empfangen und weiterzuleiten. Das Gehirn arbeitet nicht zuletzt angeregt durch diese ersten Eindrücke aus der Außenwelt auf Hochtouren an seiner Vernetzung und wird allmählich zu dem Organ, das letztlich jeden Menschen ausmacht: das komplexeste Ding im ganzen Universum, bestehend aus hundert Milliarden Nervenzellen mit rund hundert Billionen Verknüpfungen untereinander. Das sind angeblich mehr, als Sterne im Weltall existieren.

Doch so richtig legen die Sinnesorgane erst ab dem siebten Monat los, also im letzten Drittel der Schwangerschaft. Jetzt heißt es für das Kind, sich auf die Geburt und die Außenwelt vorzubereiten, die Sinne möglichst gut zu trainieren und das Nervensystem mitsamt dem Gehirn, aber auch den Körperstoffwechsel und das Hormonsystem so weit wie irgend möglich auf das eigenständige Leben einzustimmen.

Die ersten Geschmacksknospen wachsen sogar schon seit der achten Schwangerschaftswoche. Im vierten Monat nimmt das Ungeborene dann nachweislich Zucker oder Bitterstoffe im Fruchtwasser wahr. Und im dritten Drittel scheinen die Geschmacksvorlieben der Mutter sich per Blut und Fruchtwasser nachhaltig auf das Kind zu übertragen. Isst die Mutter jetzt viel Karotten, Knoblauch, Anis, Vanille oder Blauschimmelkäse, wird das Kind als Säugling lieber Milch mit eben diesen Aromen nuckeln als gewöhnliche Milch oder Milch mit einem anderen Geschmack.[25]

Möchten Eltern also, dass ihr Kind später ein breites Spektrum an Mahlzeiten, Gewürzen und Zutaten schmackhaft findet, dann sollten sie in der zweiten Hälfte der Schwangerschaft möglichst abwechslungsreich essen und hin und wieder vielleicht auch etwas Exotisches und stark Gewürztes zubereiten. Ein Stück weit werden wir alle nämlich bereits als Gourmets geboren, zumindest dann, wenn sich unsere Eltern gut und fantasievoll ernähren. Auch das ist natürlich ein klares Argument dafür, Müttern und Vätern während der Schwangerschaft eine gewisse Entlastung zu gönnen und sie gegebenenfalls auch finanziell zu unterstützen. Wer über wenig Zeit oder Geld verfügt, wird eher zu Fastfood greifen als sich gesunde Mahlzeiten mit frischen Zutaten zuzubereiten.

Das Gehör des Fötus nimmt etwa ab dem vierten Schwangerschaftsmonat seine Arbeit auf. Von da an wird das Hörzentrum im Gehirn trainiert. Allerdings ist das Kind in der Fruchtblase stark abgeschirmt. Richtig gut dringt vermutlich vor allem die Stimme der Mutter durch. Es ist deshalb auch besonders wichtig, wenn sie möglichst viel mit dem Ungeborenen redet. Wenn das Kind schon Musik genießen oder der Stimme des Vaters oder der Großeltern lauschen soll, dann müssen die Reize recht laut sein. Und sie dürften ähnlich wie die Stimme der Mutter sehr verzerrt am Ohr des Fötus ankommen.

Immerhin gelang es Forschern aus Barcelona, mit speziellen Lautsprechern, die sie über die Vagina der Mutter nahe an die Fruchtblase heranbrachten, direkte Reaktionen bei den Föten auszulösen. Mit Ultraschall konnten die Spanier sehen, dass sich bei vielen der getesteten, erst 16 Wochen alten Föten die Münder öffneten und manche Kinder sogar die Zunge herausstreckten, wenn eine Flötensonate von Bach erklang.* Einen Brummton hingegen schienen die Kinder ebenso zu ignorieren wie die Beschallung mit der Flötensonate von außen.[26]

Die Mundbewegungen der Kleinen sind vermutlich erste Versuche, aus eigenem Antrieb Laute zu bilden und die Flötensonate nachzuahmen. Dass Ungeborene irgendwie auf Geräusche ansprechen, ist zwar schon länger bekannt. Doch Marisa López-Teijón, Erstautorin der Studie aus Barcelona, betont: »Zum ersten Mal waren wir in der Lage, mit dem Fötus zu kommunizieren. Ab der 16. Woche reagiert dieser auf musikalische Impulse. Wir können also sagen, dass das Lernen im Mutterleib beginnt.«[27]

Schon 2013 zeigte ein finnisches Forscherteam, dass sich Kinder nach der Geburt an die Musik erinnern können, die sie gegen Ende ihrer Zeit im Mutterleib gehört hatten. Spielten Schwangere ihren Kindern fünfmal die Woche das Lied *Twinkle Twinkle Little Star* vor, ließen sich mit der elektronischen Überwachung des Großhirns der Babys direkt nach der Geburt und vier Monate später Reaktionen nachweisen, sobald die Melodie erneut erklang. Babys aus einer Vergleichsgruppe sprachen dagegen nicht darauf an.[28]

Auch die Analyse des Spracherwerbs hat bei diesen Fragen schon immer schlüssige Antworten geliefert. Föten erkennen zum Beispiel im letzten Schwangerschaftsdrittel nicht nur die Stimme ihrer Mutter, sie reagieren auch unterschiedlich auf die Eigenheiten verschiedener Sprachen. Dabei eignen sie sich offenbar bereits bestimmte Muster der elterlichen Sprachmelodie an. Denn nach der Geburt brüllen sie

---

* Partita in a-Moll für Flötensolo – BWV 1013.

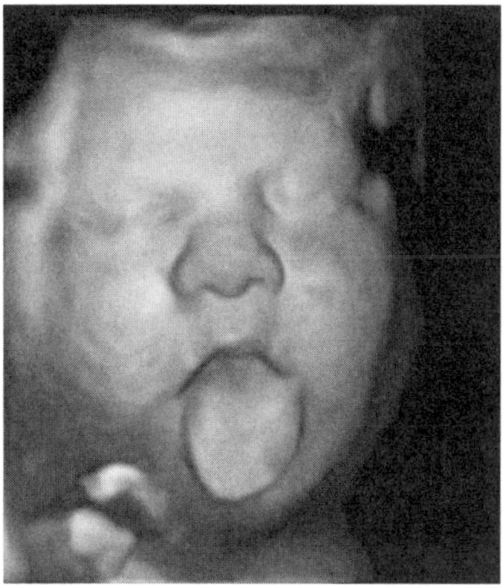

3-D-Ultraschallaufnahme: Ein Fötus in der 16. Schwangerschaftswoche streckt als Reaktion auf Flötentöne seine Zunge heraus.

verschieden, je nachdem ob ihre Eltern beispielsweise Französisch oder Deutsch gesprochen haben.

Im Französischen geht die Tonhöhe zum Ende eines Wortes tendenziell nach oben, im Deutschen eher nach unten. Und genauso ist es mit den Schreien der Neugeborenen.[29] »Besonders die Stimme der Mutter wird schon früh wahrgenommen«, sagt die an der Studie beteiligte Max-Planck-Forscherin und Neuropsychologin Angela Friederici. Da der Fötus im Mutterleib durch das ihn umgebende Fruchtwasser nur eingeschränkt höre, dringen »vor allem Melodie und Intonation der jeweiligen Sprache« zu ihm durch.

Wenn sich die Kinder diese Dinge bereits im Mutterleib einprägten, falle ihnen später das Erlernen ihrer Muttersprache leichter, sagt Friederici: »Die Imitation von Lautmelodien entwickelte sich über Millionen von Jahren und trägt in den frühen Lebenstagen wahrscheinlich zur Mutter-Kind-Bindung bei.« Dank ihrer Aufmerksamkeit während der Zeit im

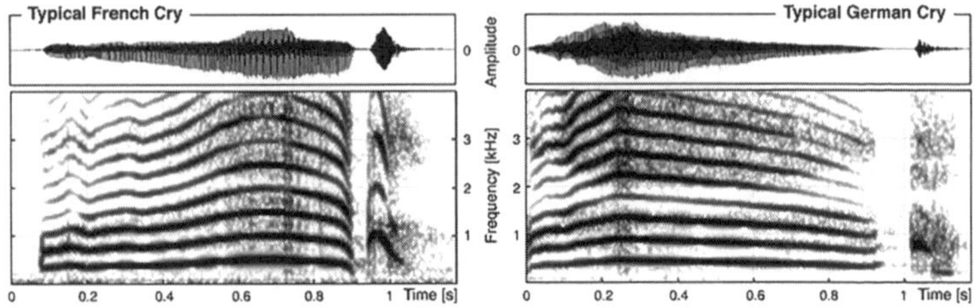

Babys schreien unterschiedlich. Je nachdem ob ihre Eltern Französisch (links) oder Deutsch (rechts) gesprochen haben, geht die Tonhöhe des Schreis am Ende nach oben oder nach unten.

Mutterleib müssten die Kinder später »nicht bei null anfangen«, wenn es um das Erlernen der Sprache gehe.[30]

Wie wichtig die Zeit um die Geburt für den späteren Spracherwerb und vielleicht sogar zeitlebens für die Musikalität sein kann, zeigt ein weiteres Beispiel: In Europa und den USA sind Menschen mit einem sogenannten absoluten Gehör äußerst selten. Nur einer oder eine von Zehntausend erkennt die korrekte Tonhöhe sofort beim Hören eines Tones. In China ist diese Fähigkeit sehr viel weiter verbreitet.

Die englische Musikpsychologin Diana Deutsch erzählte unlängst dem Wissenschaftsjournalisten Stefan Klein im Interview, dass sie einst eine Studie plante, in der sie diesem Missverhältnis auf den Grund gehen wollte.[31] Doch zunächst scheiterte sie: »Hier in Amerika sagte man mir, dass die Erhebung unmöglich sei, weil selbst unter hochbegabten Studenten so gut wie niemand Tonhöhen auf Anhieb erkenne. Die Chinesen fanden mein Vorhaben unsinnig: Man wisse doch, dass Musiker diese Fähigkeit hätten!« Als sie dann doch die Studie zu Ende brachte, entsprach das Resultat exakt den Erwartungen: »In den USA hatte fast niemand das absolute Gehör, in China hatten es sehr viele.«

Erklären lässt sich das Phänomen aber nicht mit genetischen Unterschieden, denn Chinesen, die in den USA aufwachsen, haben nur dann besonders häufig das absolute Gehör, wenn ihre Eltern weiterhin Mandarin mit ihnen sprechen. Verantwortlich sind also offenbar die unterschiedlichen Sprachen, mit denen die jeweiligen Menschen groß werden. Mandarin ist eine tonale Sprache. Die gleichen Laute können eine unterschiedliche Bedeutung haben, abhängig davon, in welcher Tonhöhe sie ausgesprochen werden. Die westlichen Sprachen kennen diese zweite Ebene der Kommunikation nicht. Diana Deutsch vermutet deshalb, dass im Grunde jeder Mensch die Anlagen zum absoluten Gehör habe, dass sich diese Gabe aber nur dann auch entwickle, wenn sie frühzeitig im Zuge des Spracherwerbs trainiert werde.

Dass übrigens auch hier die Zeit im Mutterleib eine wichtige Rolle spielen dürfte, wird wohl niemand mehr bestreiten. Bereits die Art, wie Neugeborene weinen, unterscheidet sich jedenfalls, je nachdem ob ihre Eltern eine tonale Sprache sprechen oder nicht. Die »melodische Variation« des Weinens sei bei solchen Kindern deutlich stärker, die durch den Mutterleib Mandarin gehört hatten als bei Kindern mit deutschsprachigen Eltern, fanden andere Forscher heraus.[32]

Verglichen mit Geschmackssinn und Gehör scheint der Sehsinn eher spät aktiv zu werden. Ab dem sechsten Monat reagieren Föten auf Hell-Dunkel-Wechsel. Ihre Lider sind zu diesem Zeitpunkt aber noch zusammengewachsen. Etwas später öffnen sich die Augen zwar, Bilder kann das Kind im Fruchtwasser aber natürlich nicht wahrnehmen. Neugeborene beherrschen deshalb kein räumliches Sehen, und alles erscheint ihnen unscharf. Erst mit der Zeit nehmen sie klare Konturen wahr. Ab dem zweiten Lebensmonat kommt das Farbensehen hinzu.

Wie wichtig es ist, die Augen richtig zu trainieren, zeigt sich jedoch erst viel später im Leben. Der Augapfel wächst und formt sich noch bis zum Ende der Adoleszenz. Kinder, die regelmäßig nach draußen zum Fußballspielen oder Herumtoben gehen, geben deshalb auch ihren Augen wichtige Impulse, sich in die Ferne zu richten und den Augapfel zu strecken. Je seltener Kinder und Jugendliche ins Freie gehen und je mehr sie lesen oder an Bildschirmen arbeiten oder spielen, desto höher ist ihr Risiko, kurzsichtig zu werden. Dabei spielt die Menge an Tageslicht wohl ebenso eine Rolle wie das häufige Anpassen der Augen an weit entfernte Gegenstände. Vor allem in Ostasien, wo Heranwachsende deutlich seltener als in westlichen Ländern einer Ballsportart nachgehen oder sich im Freien aufhalten, nimmt die Kurzsichtigkeit deshalb stark zu.[33]

Dieses Beispiel unterstreicht: Die Prägung der Gesundheit – egal ob epigenetisch gesteuert oder nicht – mag im Mutterleib zwar besonders nachdrücklich sein, sie hört aber letztlich niemals auf.

Wenn das Gehirn gefordert ist

Eine aktuelle Stellungnahme der Nationalen Akademie der Wissenschaften Leopoldina zum Thema »Frühkindliche Sozialisation« findet klare Worte: »Neurobiologie, Psychologie, Linguistik, Soziologie und Ökonomie zeigen übereinstimmend, dass frühkindliche Erfahrungen den weiteren Entwicklungsweg eines Menschen nachhaltig beeinflussen.«[34] Brigitte Röder und Frank Rösler, Biopsychologen aus Hamburg und Koordinatoren der Stellungnahme, sind sich einig: Die biologische Anlage und die Umwelt wirken immer gemeinsam, wenn es um die Entwicklung eines neuen Menschen geht. Und dieses Zusammenspiel lässt »sich bis ins Erwachsenenalter nachweisen«.

Damit sich unsere Persönlichkeit gut entwickelt, sollte das Gehirn permanent im Austausch mit der Umwelt sein, beide müssen miteinander interagieren. Das kindliche Gehirn ist, wie der restliche Körper, geradezu süchtig nach fördernden, positiven und unterstützenden Impulsen. Die Neugier ist im Menschen angelegt, sie ist eine Prädisposition.

Selbst zunächst negative Erfahrungen können jetzt ihr Gutes haben. Allerdings muss jeder Impuls auch zur rechten Zeit kommen. Er muss auf fruchtbaren Boden fallen. Im ersten Lebensjahr geht es vordergründig zwar vor allem um basale Dinge. Doch wird oftmals schon jetzt die Grundlage für eine Reihe komplexer Entwicklungsprozesse gelegt, die teils erst viel später im Leben ablaufen.* Es ist ein wenig wie mit der gesamten späteren Erziehung und Bildung: Förderung, Anregung und Forderung sind ungemein wichtig; Überforderung kann indes schaden.

Im ersten Lebensjahr müssen wir neurobiologisch und auch auf anderem physiologischem Weg vor allem lernen, wie wir auf die Anforderungen und Bedürfnisse des Alltags reagieren, wie wir als soziale Wesen interagieren, wie wir unsere Sinne gebrauchen, wie viel und was wir essen, wie schnell wir uns stressen lassen, wie schnell wir diesen Stress wieder abbauen können und so fort. Oder ganz allgemein ausgedrückt: Das erste Lebensjahr bereitet uns ein Stück weit darauf vor, zeit-

* Biologen sprechen vom sogenannten Schläfer-Effekt. Empfehlenswert dazu sowie zum allgemeinen Hintergrund der frühen Hirnentwicklung: Brigitte Röder: Wir formen unser Gehirn. www.dasgehirn.info/entdecken/grosse-fragen-1/wir-formen-unser-gehirn-7831; Zugriff: 09.10.2016.

lebens möglichst konstruktiv an dem permanenten Anpassungsprozess teilzuhaben, der Gesundheit heißt.

Die Grundstrukturen des Nervensystems entwickeln sich natürlich automatisch, die Feinabstimmung ist aber von der Interaktion mit der Umwelt beeinflusst. »Die neuronalen Netzwerke, die Kognitionen oder emotionale Verarbeitung vermitteln, werden erfahrungsabhängig, häufig auf der Basis vorhandener Prädispositionen geformt«, heißt es dazu in der Stellungnahme der Leopoldina. Verstand, Motorik, Sensibilität, Bindungsfähigkeit, Musikalität, Rechenkunst, Empathie und all die anderen Eigenschaften, die letztlich unsere Persönlichkeit ausmachen, entstehen also im Zuge der Entwicklung des Nervensystems aus dem Zusammenspiel mit den Anforderungen aus der Umwelt.

Salopp formuliert könnte man auch sagen: Neugeborene und Kinder – genau genommen sogar noch Erwachsene – benötigen unentwegt und grenzenlos geistiges und emotionales Futter. Sie müssen Erfahrungen machen wie Nähe, Freude, Liebe, Glück, das fröhliche Wiedersehen nach einer Trennung, einen gut verarbeiteten Verlust, Langeweile, Vertrauen und vieles mehr. Sie müssen viel reden und viel zuhören, sie müssen klettern, krabbeln, laufen, singen, schreien, toben, raufen, rechnen, rätseln, spielen, lernen, malen, zerstören, reparieren und so fort.

Doch die Beziehung aus Umwelt und Anlage ist wechselseitig. Günstige Einflüsse entfalten ihr Potenzial vor allem dann, wenn das Gehirn auch auf sie vorbereitet und aufnahmebereit ist. Und das ist oft nur in bestimmten Phasen der Fall. Die Autoren der Leopoldina-Stellungnahme zur frühkindlichen Sozialisation werden an diesem Punkt deutlich: »In der frühen Kindheit gibt es kritische und sensible Phasen, in denen zwingend bestimmte Umwelterfahrungen gemacht werden müssen. Nur dann können sich wichtige Strukturen des Nervensystems und die daran gekoppelten Verhaltensweisen in voller Ausprägung entwickeln. Werden diese kritischen Phasen nicht mit den erforderlichen Umwelteinflüssen ›bedient‹, so bleibt die neuronale Entwicklung unvollständig und bestimmte Verhaltensweisen können gar nicht oder nur mit Einschränkungen erworben werden.«

Auch wenn es noch nicht für jeden menschlichen Wesenszug untersucht werden konnte, so steht doch zu vermuten: Die meisten unserer Eigenschaften, etwa eine sichere Bindungsfähigkeit, ein ausgewogenes Gerechtigkeitsempfinden, die Fähigkeit zu teilen oder sich einzufühlen, eine gute Selbstkontrolle, eine gewisse Stress- und Angsttoleranz, ein vernünftiger Umgang mit der eigenen Aggressivität oder besonders gute Sprach-, Rechen- oder künstlerische Fähigkeiten, können sich nur dann in vollem Umfang ausbilden, wenn sie während der jeweiligen sensiblen Phasen in der frühen Kindheit gefordert und unterstützt werden. Bleiben solche Impulse aus, entwickelt sich das Gehirn unvollständig. Es treten Defizite auf, die, wie die Experten der Leopoldina betonen, »irreversibel« sind. »Sie bleiben ein Leben lang und können auch durch intensives Training in späteren Lebensphasen selten vollständig, manchmal gar nicht mehr ausgeglichen werden.«

Diese Aussagen sind ernüchternd. Sie bestätigen, was ich schon im Zusammenhang mit Intelligenz geschrieben habe: Die genetisch vorgegebenen Unterschiede zwischen Menschen kommen nur dann zum Tragen und sind halbwegs quantifizierbar, wenn die Menschen unter ähnlichen, positiven Bedingungen aufwachsen. In absoluten Zahlen gemessen sind die Unterschiede eher gering. Ungünstige Umweltbedingungen haben jedoch oft dramatische Folgen, und die Gene verlieren praktisch völlig an Bedeutung.*

Umgekehrt birgt die Botschaft der Soziologen, Neurobiologen, Entwicklungs- und Biopsychologen auch eine große Chance: In der Unterstützung frühkindlicher Förderprogramme stecken riesige Möglichkeiten. Brigitte Röder, Frank Rösler und die anderen Experten der Leopoldina kommen zu dem Schluss: »Investitionen in qualitativ hochwertige frühkindliche Bildungs- und Betreuungsangebote sind sowohl individuell als auch gesamtgesellschaftlich besonders rentabel, da sie positive Voraussetzungen für weitere Entwicklungsschritte gewährleisten. Sie sollten deshalb langfristig gesichert und verstärkt werden.«

Auch sie betonen das Zusammenspiel aus Genetik, Epigenetik und Umwelt. Die Persönlichkeit eines Menschen ist auch aus ihrer Warte weitaus mehr als nur das Produkt des neuronalen Netzes im Gehirn. Neben den reinen Verknüpfungen zwischen den Nervenzellen spielt bei der Entwicklung unseres Verhaltens nicht zuletzt der Stoffwechsel des Denkorgans eine zentrale Rolle. Die molekularbiologische Prägung ganzer Gruppen von Gehirnzellen entscheidet zum Beispiel, mit welcher Stärke ein bestimmtes Areal des Gehirns in einer bestimmten Situation einen bestimmten Botenstoff ausschüttet oder nicht.

Eine derartige, individuell unterschiedliche und auf persönlichen Erfahrungen beruhende biochemische Reaktion löst Gefühle wie Angst, Stress oder Zuneigung aus und ermöglicht es in der Folge Heranwachsenden beispielsweise, sich selbst unter Druck neuen Aufgaben zuzuwenden oder sich Menschen zu öffnen, während sie bei anderen dafür sorgt,

* Siehe das Unterkapitel »Intelligenz und Erbe«, Seite 73ff.

dass der Druck als zu stark empfunden wird und sie sich verschließen.

Es sind also nicht nur die neurobiologischen, sondern gerade auch die genregulatorischen Veränderungen der Nervenzellen, die unsere Persönlichkeit ausmachen. Und auch diese grundlegenden Eigenschaften werden wohl schon sehr früh im Leben geprägt.

Sowohl die seelische als auch die rein körperliche Entwicklung verläuft in Schüben. Wie empfänglich dabei die einzelnen Organe auf Botschaften – wie zum Beispiel einen permanent erhöhten Blutzuckerspiegel, eine Vergiftung mit Alkohol, Vitaminmangel oder dauerhaften Stress – reagieren, hängt von ihrem jeweiligen Entwicklungsstadium ab.

Das heißt aber auch: Die gleichen Verhaltensweisen oder Belastungen der Eltern haben zu verschiedenen Zeitpunkten im Laufe der Entwicklung eines individuellen Kindes unterschiedliche Effekte. Insofern erscheint es unmöglich, einen starren Plan dafür zu entwerfen, wann Eltern und Erzieher den Kindern welche Impulse geben sollten. Entscheidender scheint vielmehr, dass das entwicklungspsychologisch so wichtige Beziehungsgeflecht der Kinder mit ihrer nächsten Umwelt nicht übermäßig und anhaltend gestört wird, dass die Umwelt eine positive und zugewandte ist. Dieses vorausgesetzt, dürften die meisten Eltern, Verwandten und anderen Bezugspersonen nämlich im Wechselspiel mit den Säuglingen und Kindern ganz von alleine – intuitiv – das Richtige tun.

Genau hier setzen »qualitativ hochwertige frühkindliche Bildungs- und Betreuungsangebote« an, wie sie die Experten in der Stellungnahme zur frühkindlichen Sozialisation fordern: ein möglichst hoher Betreuungsschlüssel und gut ausgebildetes Personal in Kinderkrippen sowie die besondere Unterstützung sozial benachteiligter Eltern. Das ist nicht nur eine Frage der sozialen Gerechtigkeit. Es ist eine gesellschaftliche Aufgabe. Letztlich geht es um das Wohl unserer Kinder.

Sensible Phasen

Für die Prägung der Persönlichkeit sind die ersten zwölf Monate nach der Geburt eine besonders wichtige Zeit. Das Wachstum und die Verknüpfung der vielfältigen Areale des Gehirns bekommen nun einen gewaltigen Schub. Der genregulatorisch aktive Teil des Erbguts der Nervenzellen ist noch immer besonders empfänglich für Umwelteinflüsse, und die Sinne treten in den direkten, ungefilterten Dialog mit der Außenwelt.

Manche Fähigkeiten können zeitlebens erlernt und verändert werden. Andere Fähigkeiten erwerben Menschen ausschließlich in bestimmten Entwicklungsfenstern, Fachleute sprechen von »kritischen Perioden«. Wieder andere Fähigkeiten erlernen Kinder zwar in einem bestimmten Lebensabschnitt besonders effizient, es gelingt ihnen aber auch früher oder später im Leben, sie sich anzueignen. Allerdings fällt es ihnen dann deutlich schwerer, und das Resultat ist mitunter weniger gut. Solche Lebensabschnitte werden »sensible Phasen« genannt.

Kritische Perioden und sensible Phasen gibt es in den zwölf Monaten jeweils vor und nach der Geburt ausgesprochen viele. Es ist die Zeit der perinatalen Prägung. Diese Spanne scheint vor allem in Hinblick auf die spätere Gesundheit und psychische Widerstandsfähigkeit besonders maßgeblich zu sein. Während des gesamten Zeitraums von immerhin

24 Monaten sollte es Eltern und Kindern deshalb im Idealfall möglichst oft und möglichst lange einfach rundum gut gehen.

Der bekannte kanadische Hirnforscher und Epigenetiker Michael Meaney war in den 2000er Jahren mit seinem Team der Erste, der – damals noch in Tierexperimenten – einen klaren Zusammenhang herstellen konnte zwischen frühkindlichem Stress und molekularbiologischen Veränderungen im Gehirn, die zeitlebens stressanfälliger machen.[35] Mittlerweile gibt es immer mehr Hinweise, dass dieses und viele ähnliche Phänomene bei den meisten Säugetieren auftreten und auch bei Menschen existieren.[36] Auf die zahlreichen Untersuchungen, die derartige Zusammenhänge in der Summe zweifelsfrei belegen, komme ich in den folgenden Kapiteln noch ausführlich zurück.

Ein anderes, besonders plakatives Beispiel dafür, dass manche Defizite irreversible Folgen haben, wenn sie die Entwicklung in einer sensiblen Phase behindern, liefert die Hirnforschung. In diesem Fall geht es um Kinder, die wegen einer Rötelninfektion der schwangeren Mutter mit getrübten Linsen in den Augen zur Welt kommen und deshalb nicht richtig sehen können. Heute erhalten solche Kinder bereits in den ersten Lebenswochen künstliche Linsen und damit ihre volle Sehfähigkeit. Doch früher behoben Ärzte die Sehstörung oft erst gegen Ende des ersten Lebensjahres. Viele Betroffene hatten dadurch zeitlebens Probleme mit einigen anspruchsvollen Sehfunktionen, etwa mit dem Auseinanderhalten von Gesichtern.[37]

Dieser Befund ist insofern spannend, als Menschen das Unterscheiden von Gesichtern eigentlich bis zum elften Lebensjahr erlernen. Offenbar öffnet – und schließt – sich aber schon in den ersten zwölf Monaten nach der Geburt ein

Entwicklungsfenster, in dem wir wichtige Grundlagen dieser Aufgabe erlernen.

Ähnliches gilt für die Fähigkeit zum Lippenlesen: Säuglingen, die die ersten fünf Monate nach der Geburt weitgehend blind sind, hilft es später im Leben nicht, wenn sie zusätzlich zum Hören die Lippenbewegungen eines Sprechers sehen. Andere Menschen dagegen bringen das Gehörte und das Gesehene zusammen und verstehen ihr Gegenüber meist besser, wenn sie nicht nur seine Worte hören, sondern dem Gesprochenen auch über die Lippenbewegungen folgen können.[38]

Dass die Plastizität des Gehirns nach der Geburt besonders hoch ist, zeigt der Vergleich von Menschen, die vollkommen blind geboren wurden, mit solchen, die erst später im Leben erblindeten. Die Sehareale des Gehirns übernehmen bei den geburtsblinden Menschen eine Menge anderer wichtiger Funktionen. Insgesamt verbessert sich ihr Gehör: Das Kurz- und Langzeitgedächtnis für Umweltgeräusche und Stimmen wird deutlich besser, sie können Schallquellen eindeutiger lokalisieren, und Sprache wird schneller und besser verarbeitet.[39]

Gut untersucht ist inzwischen auch der Erwerb der Muttersprache. Genetisch gespeicherte, bei jedem Menschen ähnliche Programme lassen die zuständigen Areale des Gehirns mit dem Älterwerden reifen. Beteiligt sind dabei natürlich das Gehör, aber auch die Motorik der Sprechorgane und die Gehirnregionen, in denen die Grammatik verarbeitet wird. So öffnen sich bis ungefähr zum sechsten Lebensjahr eine Reihe von sensiblen Fenstern, in denen Kinder Schritt für Schritt eine oder sogar mehrere Muttersprachen lernen können. Sprachen, die sie erst später im Leben erwerben, werden sie dagegen niemals mit der gleichen Perfektion beherrschen.[40]

Dass die Kinder schon im Mutterleib erste Elemente der Sprachmelodie erfassen, habe ich bereits beschrieben. So können bereits Neugeborene verschiedene Sprachen auseinanderhalten. Mit zwei Monaten unterscheiden sie zudem lange von kurzen Silben, und im Alter von vier Monaten beherrschen sie primitive grammatikalische Grundmuster.[41] Erste Wörter lernt das normal entwickelte Kind ungefähr mit einem Jahr. Dann erkennt es auch schon einfache Satzstrukturen. Bis dahin dürften die Kinder eine Reihe sensibler Phasen für die Sprachentwicklung erfolgreich hinter sich gebracht haben.

Es ist selbstverständlich, dass bei all diesen wichtigen Lernprozessen nicht nur die Vernetzung der Nervenzellen, sondern auch die Molekularbiologie des Gehirns eine Rolle spielt. Beide Prozesse sind voneinander abhängig. Damit wir lernen können, baut sich das Denk- und Steuerorgan permanent um. Nervenzellen bilden neue Auswüchse und knüpfen haufenweise neue Kontakte zu anderen Nervenzellen. Gleichzeitig werden überflüssige Kontakte und Nervenzell-Fortsätze abgebaut. Für solche Veränderungen müssen die Zellen zwischen verschiedenen Genaktivierungsmustern wechseln – und das erfordert natürlich das Umschalten in verschiedene molekularbiologische Programme.

Gut untersucht ist in diesem Zusammenhang, dass sich das Muster der DNA-Methylierung in Nervenzellen häufig wandelt. Genauso weiß man seit geraumer Zeit, dass es Mäusen das Gedächtnis raubt, wenn man Enzyme blockiert, die Methylgruppen an die DNA anbauen.[42] Doch erst 2015 konnten italienische Neurobiologen zweifelsfrei zeigen, dass sich die Großhirnrinde von Mäusen nur dann optimal entwickelt, wenn eben diese epigenetische Maschinerie im Zellkern korrekt arbeitet.

Dafür deckten die Forscher während der entwicklungsbiologisch zuständigen kritischen Periode jungen Mäusen drei Tage lang ein Auge ab. Wie erwartet und wie bereits aus vielen Untersuchungen bekannt, bildete sich der dazugehörige Teil der Großhirnrinde zurück. Entsprechend veränderte sich das Methylierungsmuster an der DNA der beteiligten Zellen. Sie hatten wegen chronischer Unterforderung das Programm gewechselt. Hemmten die Forscher allerdings bei einem Teil der Mäuse mit einem Medikament die Enzyme, die für den epigenetischen Umbau zuständig sind, blieb das Abdecken des Auges ohne jede Folgen.[43]

Damit wird klar: Sensible Phasen und kritische Perioden sind jene Momente, in denen die Zellen eines Organs aufgrund bestimmter, bislang weitgehend unbekannter entwicklungsbiologischer Signale flexibel werden. Dann reagieren sie auf äußere und innere Impulse mit molekularbiologischen Veränderungen an ihrem Erbgut, die wiederum die Aktivierbarkeit der Gene zeitlebens verändern.

Es ist gut zu wissen, dass wir auf diese Prozesse von außen Einfluss nehmen können, denn sie bilden eine der wichtigsten Grundlagen unserer Gesundheit. Noch vor zehn Jahren hätten viele Biologen solche Aussagen kopfschüttelnd als Spinnerei abgetan. Doch die Zeiten haben sich glücklicherweise geändert.

Kapitel 5

Prägung im Mutterleib

Zug um Zug

Es ging los, als ich etwa zwölf Jahre alt war, irgendwann im Frühjahr. Von einem Tag auf den anderen wachte ich mit völlig verklebten Augen auf. An den folgenden Morgen das gleiche Spiel. Manchmal konnte ich die Lider nur mit Hilfe der Finger öffnen. Die Nase lief pausenlos. Ständig überwältigte mich ein gnadenloses Niesen. Schließlich begannen die Augen auch noch heftig zu jucken. Nach rund zwei Wochen war der Spuk vorbei – um ein Jahr später wiederzukehren.

Diese Symptome sind eindeutig und vielen Lesern sicher allzu vertraut: Ich habe Heuschnupfen, also eine Allergie gegen bestimmte Pflanzenpollen. Zunächst reagierte ich nur auf Birkenpollen. Doch dann startete eine typische Allergiker-Karriere. Aus der überschießenden Reaktion des Immunsystems auf sogenannte Frühblüher wurde mit den Jahren auch eine Allergie gegen Tierhaare, Hausstaub, Äpfel, Aprikosen, Kirschen, Möhren und Haselnüsse. Heute bekommt es oft die ganze Nachbarschaft mit, wenn ich morgens aufgestanden bin. Das laute Niesen lässt sich nicht wirklich unterdrücken.

Leider blieb es – wie bei den meisten Pollen- oder Hausstauballergikern – nicht bei der vergleichsweise verträglichen Reaktion der Schleimhäute in Nase und Augen. Eines Tages beschlossen auch die Bronchien unter Allergen-Einfluss zu reagieren und sich zusammenzuziehen. Ich war Asthmatiker geworden.

Zum Glück habe ich nur eine sehr schwache Form dieser chronischen, mitunter gefährlichen Atemwegserkrankung. Sie belastet mich kaum und schränkt mich in keiner Weise ein. Aber dennoch bin ich einer der unfassbar vielen und immer zahlreicher werdenden Asthmatiker auf dieser Welt. Das Global Asthma Network schätzt ihre Zahl auf inzwischen 330 Millionen. Die Weltgesundheitsorganisation geht von 230 Millionen Fällen aus. In Deutschland sollen mittlerweile 10,1 Prozent der Frauen und 8,3 Prozent der Männer betroffen sein. Asthma gilt hier als häufigste chronische Krankheit bei Kindern. Immerhin ist ihre Zunahme mittlerweile gebremst. Die Häufigkeit, mit der Asthma auftritt, verharrt aber auf viel zu hohem Niveau.[44]

Warum Asthma bronchiale in den letzten Jahrzehnten so viel häufiger wurde, ist weitgehend unklar. Fest steht: Wie all die anderen sogenannten Volks- und Zivilisationskrankheiten dürften es eine Vielzahl von Faktoren sein, die zum Trend beitragen. Gerne werden auf der Suche nach den Schuldigen die »veränderten Lebensumstände« bemüht. Asthma ist demzufolge eine besonders leidige Begleiterscheinung des modernen Lebensstils.

Insgesamt geht es uns dank des technischen und medizinischen Fortschritts zwar immer besser. Im Durchschnitt sind wir ja auch gesünder und leben länger als unsere Vorfahren. Parallel dazu breiten sich aber einige, früher eher seltene Krankheiten wie Fettsucht oder Allergien rapide aus. Und bei der Suche nach den Ursachen rückt derzeit auch die Phase der frühen Entwicklung eines Menschen in den Blick.

Erika von Mutius von der Universitätsklinik München hat

mit Kollegen die sogenannte Hygienehypothese entworfen. Sie besagt, dass es in unserer Gesellschaft nicht zuletzt deshalb immer mehr Allergien und Asthma gibt, weil wir als Kinder zu »sauber« aufwachsen. Es fehlt zum einen an Krankheitserregern, zum anderen aber auch an vielerlei Fremdstoffen, die der Körper als harmlos zu identifizieren lernt. Das Immunsystem ist dadurch unterbeschäftigt und erfasst nicht mehr, welche Reize es wirklich bekämpfen soll und welche nicht. Schließlich stürzt es sich eines Tages auf eigentlich harmlose Substanzen wie Birkenpollen oder Hundehaare. »Die frühe Betreuung in Kinderkrippen und das Aufwachsen auf dem Bauernhof« könnten das Asthmarisiko senken, denn beides sorge für den frühen Kontakt mit späteren potenziellen Allergie-Auslösern, so von Mutius.[45]

Doch mit übertriebener Hygiene alleine lässt sich der Allergiker-Anstieg kaum erklären. Asthma bronchiale hat nun mal eine »multifaktorielle Genese«. Mehrere Umweltfaktoren beeinflussen das Geschehen ebenso wie die genetische Veranlagung der Betroffenen. Wegen des Tempos der Entwicklung fallen Veränderungen der Gene als mögliche Ursache aus. Diese benötigen sehr viel mehr Zeit. Also müssen neben der Hygiene noch weitere Umweltfaktoren eine Rolle spielen – und hier vor allem jene aus der Kindheit. In Frage kämen zum Beispiel: »die Umweltexposition zu Schadstoffen wie Passivrauchen und Kfz-Verkehr, zu Allergenen sowie Ernährungsfaktoren und Übergewicht«.

Eine effektive Prävention vor Asthma und anderen, biologisch verwandten Krankheiten wie Heuschnupfen oder Neurodermitis sollte, so die gängige Meinung bis vor kurzem, direkt nach der Geburt ansetzen und die Kinder durch ihre Kindergarten- und Grundschulzeit begleiten. Zu den wichtigsten Regeln gehört dabei, dass die Eltern und andere

Bezugspersonen nicht rauchen und die Kinder sich viel bewegen und nicht zu viel essen. Manches deutet darauf hin, dass es hilft, wenn die Eltern die heruntergefallenen Schnuller ihrer Kinder im eigenen Mund säubern oder die Kinder lange am Daumen lutschen dürfen, was ja auch recht unhygienisch ist.[46] Zur gezielten Prävention reichen diese Maßnahmen allerdings nicht aus. Dann zieht die Familie wohl schon besser auf einen Bauernhof, an die See oder in die Berge, irgendwohin, wo die Luft sauber und die Hygiene nicht übertrieben hoch ist. Doch wer kann – oder will – das schon?

Völlig neue Beobachtungen, die die Ursachensuche beleben, lassen jedoch darauf schließen, dass es eigentlich bereits zu spät ist, wenn die Prävention vor Asthma und verwandten Krankheiten erst mit der Geburt beginnt.

In den Blick geraten dabei zunehmend die Ernährung und vor allem der Zigarettenkonsum der Eltern während der Schwangerschaft. Dass das Rauchen der Mutter in der Schwangerschaft das Kind schädigen kann, ist allgemein bekannt und unmittelbar einleuchtend. Wer möchte schon sein Kind über die Plazenta mit Nikotin vergiften? Die meisten Raucherinnen lassen deshalb auch umgehend vom Glimmstängel, sobald sie von ihrer Schwangerschaft erfahren. Mittlerweile spricht vieles dafür, dass selbst Passivrauchen nicht folgenlos für das Kind ist, weshalb auch die Väter und andere Haushaltsmitglieder mit dem Rauchen aufhören sollten. Dieser Umstand hat sich jedoch noch nicht wirklich überall herumgesprochen. So sollen beispielsweise in Spanien 55 Prozent der Schwangeren Passivraucherinnen sein.[47]

Unter solchen Bedingungen erhöht sich das Risiko des Kindes, später im Leben eine Lungenkrankheit wie Asthma, aber auch Krebs oder eine Stoffwechselstörung zu bekommen. Das Risiko für Übergewicht und sogar Typ-2-Diabetes steigt.* Und nicht nur das: Es ist bekannt, dass Kinder, deren Mütter während der Schwangerschaft geraucht haben, später selbst besonders häufig zu Zigaretten greifen. Zudem gibt es aus Experimenten mit Mäusen Hinweise darauf, dass Nikotin in der Schwangerschaft bleibend die Proteine am Erbgut der Samen produzierenden Stammzellen in den Hoden männlicher Nachkommen schädigt. Betroffene Tiere sind zeitlebens weniger fruchtbar als andere Männchen.[48]

Dieser Zusammenhang sollte übrigens auch allen Rauchern mit Kinderwunsch zu denken geben. Denn selbstverständlich wirkt das Nikotin auch bei ihnen. Die Fruchtbarkeit von Rauchern gegenüber Nichtrauchern ist jedenfalls statistisch gesehen klar vermindert.[49]

Beunruhigend ist nicht zuletzt, was französische Forscher im Herbst 2015 nach der Auswertung von Daten aus 5200 Haushalten mit Grundschulkindern veröffentlichten: Mussten die Kinder im Mutterleib oder in der Zeit kurz nach der Geburt passiv mitrauchen, waren sie in der Grundschule überproportional häufig verhaltensauffällig oder hatten emotionale Probleme. Die größten Schwierigkeiten waren bei den Kindern festzustellen, deren Eltern sowohl während der Schwangerschaft als auch nach der Geburt des Kindes geraucht hatten. Der Effekt anderer Einflüsse, wie zum Beispiel der Herkunft oder des Bildungsgrads der Eltern, wurde im Übrigen so weit wie möglich aus den Daten herausgerechnet.[50]

Was das Asthmarisiko betrifft, so scheint nicht nur das Rauchverhalten, sondern auch die Ernährung der Mutter

---

* Der Zusammenhang zwischen Drogenkonsum der Schwangeren und dem späteren Diabetesrisiko des Kindes scheint dabei nicht nur für Nikotin zu gelten, sondern auch für Alkohol und Kokain. www.epibeat.com/uncategorized/early-life-exposure-substance-abuse-risk-type-2-diabetes/2619; Zugriff: 07.09.2016.

während der Embryonalentwicklung das Kindes darauf Einfluss zu nehmen. Zumindest sprechen Hinweise aus Experimenten mit Mäusen dafür, dass eine besonders ballaststoffreiche Ernährung der Schwangeren die Asthma-Häufigkeit beim Nachwuchs verringert. Offenbar verändert die Nahrung die Zusammensetzung der Darmflora, was wiederum – so absurd es klingt – auch eine bleibende Wirkung auf die Molekularbiologie der Atemwegszellen des Kindes hat.[51]

Was in all diesen Fällen im Detail geschieht und warum es sich mitunter noch Jahrzehnte später negativ auswirkt, wenn das Kind im Mutterleib Nikotin und anderen Zigarettengiften ausgesetzt ist, finden Biologen gerade erst heraus. Deutsche Forscher veröffentlichten zum Beispiel im Jahr 2016 einige besonders schlüssige molekulare Zusammenhänge. Sie untersuchten Blutproben von acht rauchenden und acht nicht rauchenden Schwangeren in der 36. Schwangerschaftswoche sowie das Blut von deren Kindern direkt nach der Geburt.

Dann verglichen sie das Blut der beiden Müttergruppen miteinander sowie jenes der Kindergruppen. In beiden Fällen fanden die Wissenschaftler Abweichungen in der epigenetischen Prägung der Zellen, je nachdem ob eine Gruppe mit Nikotin in Kontakt gekommen war oder nicht. Sowohl das Muster der Methylgruppen direkt an der DNA als auch die biochemische Modifikation der Histonproteine wiesen gewaltige Unterschiede auf. Diese Unterschiede waren auch dann noch vorhanden, als die Forscher die Kinder im Alter von vier Jahren erneut untersuchten.[52]

Wieder einmal waren auch die Enhancer im Erbgut von den Veränderungen betroffen, also jene molekularen Elemente, die die Aktivität mehrerer Gene zugleich verstärken können.

An ihnen unterschieden sich die Epigenome der Raucherinnen und der Nichtraucherinnen sowie von deren Kindern besonders stark. Kein Wunder, dass auch das Aktivitätsmuster der Gene unter Zigaretteneinfluss verändert war. Unter anderem war ein Gen namens JNK2 bei den Raucherinnen und ihren Kindern deutlich aktiver als gewöhnlich. Und an diesem Punkt kommt das Risiko für Asthma bronchiale wieder ins Spiel. Denn vom JNK2-Gen ist bekannt, dass seine Überaktivität die Lungenfunktion beeinträchtigt und das Risiko für asthmaartige Anfälle erhöht.

Natürlich ist diese Studie nicht die einzige ihrer Art. Die Zahl und Dichte der Belege steigt. Schon im Jahr 2014 verglichen Forscher aus den USA beispielsweise das Muster der DNA-Methylierungen bei 900 Neugeborenen. Dabei fanden sich an 185 Stellen des Erbguts signifikante Unterschiede, je nachdem ob die Mutter während der Schwangerschaft geraucht hatte oder nicht. Betroffen waren auch sieben Gene, von denen man bereits wusste, dass ihre Aktivierbarkeit durch Rauchen beeinflusst wird, und zehn Gene, für die dieser Zusammenhang neu war.[53] Auch die Funktion der Gene gibt zu denken: Einige von ihnen wurden schon früher mit dem Risiko eines Menschen in Verbindung gebracht, nikotinabhängig zu werden, andere spielen eine wichtige Rolle bei der gesunden Entwicklung von Plazenta und Embryo.

Experimente mit Ratten weisen sogar darauf hin, dass aktiv oder passiv rauchende Schwangere nicht nur mit der Gesundheit ihrer Kinder spielen, sondern auch mit jener ihrer Enkel: Epigenetiker setzten trächtige Ratten Nikotin oder einer ungefährlichen Scheinsubstanz aus und untersuchten die Nachkommen. Wie erwartet zeigte der im Mutterleib vergiftete Nachwuchs ein erhöhtes Asthmarisiko und andere typische Begleiterscheinungen. Ähnliche Folgen ließen sich aber auch bei den Enkeln feststellen, obwohl deren Eltern später im Leben nicht mehr mit Nikotin in Kontakt gekommen waren.[54] Als mögliche Erklärung dieses erstaunlichen Phänomens beschreiben die Forscher epigenetische Veränderungen in den Keimzellen der Tiere.*

All diese Daten deuten glasklar darauf hin, dass der starke Anstieg der Asthmahäufigkeit bei Menschen in den vergangenen Jahrzehnten zu einem großen Teil auf die Zunahme der rauchenden Eltern und Großeltern zurückgeht. Antiraucherkampagnen haben also höchstwahrscheinlich nirgends so viele positive Effekte wie bei jungen Paaren, die über Nachwuchs nachdenken. Davon profitieren nicht nur sie selbst und ihre direkte Umwelt, sondern auch ihr Kinderwunsch könnte schneller in Erfüllung gehen.

Aufgeklärte und rücksichtsvolle Menschen sollten sich heutzutage jedenfalls besser nicht mehr in der Gegenwart von Schwangeren eine Zigarette anzünden.

Unterschiedliche Startbedingungen

Was hält die einen länger jung als andere? Wieso scheinen manche Menschen regelrecht immun gegen Altersleiden zu sein? Wieso ist für die einen etwas gesund, was die anderen eher krank macht? Solche Fragen berühren den Kern des lebenslangen Prozesses, der unsere Gesundheit ausmacht. Sie verweisen auf die Bedeutung der biologischen Prägung, die für unterschiedliche Programme in den Zellen sorgt. Und diese Programme beeinflussen letztlich die Art, wie wir unser

---

* Mit den Details einer solchen transgenerationellen epigenetischen Vererbung werde ich mich im dritten Teil des Buches beschäftigen.

Gesundsein im tagtäglichen Zusammenspiel mit der Umwelt und auf der Basis unserer genetischen Ausstattung immer wieder neu erwerben.

Doch wann beginnt diese biologische Prägung überhaupt? Ab wann arbeiten unsere Zellen daran, fit zu bleiben, sich an ihre Umwelt anzupassen, gegen molekulare Fehler anzukämpfen? Oder anders herum: Wann beginnen erste Verfallsprozesse? Ab wann und warum werden den Zellen gewisse Reparaturen zu aufwändig? Ab wann werden wir älter?

Konsens ist, dass der Gesundheitsprozess bereits im Mutterleib beginnt. Prävention sollte deshalb schon vor der Geburt ansetzen. Die eben erst zitierten Studien zur vorgeburtlichen Prägung des Asthmarisikos oder den Folgen des Rauchens in der Schwangerschaft passen nämlich zu einer Vielzahl ähnlicher Daten. Besonders intensiv haben sich die Forscher mit den Folgen von Stress oder Fehlernährung auseinandergesetzt. Mittlerweile steht sogar fest: Wir Menschen haben bereits als Neugeborene eine mehr oder weniger lange Lebenserwartung. Je nachdem ob unsere Mutter in den neun Monaten zuvor einer extremen Belastung ausgesetzt war oder nicht, haben wir unterschiedlich gute Startbedingungen.

Messen lassen sich solche Details mit Hilfe der Telomere. Diese Proteinstrukturen, die die Enden der Chromosomen umschlingen, habe ich ja bereits vorgestellt. Auch dass sich die Proteinhülsen bei jeder Zellteilung ein wenig verkürzen und so eine Art zelluläre Lebensuhr bilden, erwähnte ich bereits. Ist ein Telomer abgenutzt, muss die Zelle sterben. Und wenn sehr viele Zellen – vor allem die Stammzellen – im Körper derart altersschwach geworden sind, läuft auch die Zeit des Gesamtorganismus ab. Deshalb steigt mit stark verkürzten Telomeren das Risiko für Alterskrankheiten deutlich an. »Zumindest sehr grob lässt sich die Lebenserwartung eines Menschen anhand der Länge seiner Chromosomen-Schutzkappen abschätzen«, sagt Telomer-Expertin Elizabeth H. Blackburn.

Das ist schon spannend genug und motiviert, im Laufe unseres Lebens für ausreichend Entspannung, Schlaf und Bewegung zu sorgen, weil das die Telomere ein Stück weit zu schützen scheint. Doch im Jahr 2011 haben Blackburn und Kollegen ihre nobelpreisgekrönte Telomer-Geschichte noch ein Stück weitergeschrieben – dieses Mal mit maßgeblicher Beteiligung einer jungen Biopsychologin aus Deutschland.

Sonja Entringer, heute Professorin an der Berliner Charité, testete in den 2000er Jahren für ihre Doktorarbeit am Stresszentrum der Universität Trier zwei Gruppen von Studenten. Die Kindheit und Jugend beider Gruppen war vergleichbar. Die Mütter der einen mussten allerdings trotz einer medizinisch unauffälligen Schwangerschaft starke psychische Belastungen überstehen, etwa den Tod eines Elternteils oder die Scheidung vom Ehepartner. Die Mütter der Vergleichsgruppe hatten hingegen eine gewöhnliche Schwangerschaftszeit.

Mit Hilfe des Trierer Stresstests* ermittelte Entringer schließlich, dass sich der im Mutterleib indirekt miterlebte Stress molekularbiologisch in die Zellen des Stressregulationssystems eingeprägt haben musste: Die Betroffenen hatten, bezogen auf die Vergleichsgruppe, auch im Alter von 25 Jahren noch ein besonders überempfindliches Stressreaktionssystem.[55] Und dieses Ungleichgewicht hatte – selbst in diesem jungen Erwachsenenalter – negative Auswirkungen auf den Gesundheitsprozess. Der Stoffwechsel der Pro-

---

* Siehe Seite 50 ff.

banden zeigte erste Abnutzungserscheinungen, Messungen ergaben deshalb ein erhöhtes Risiko für Typ-2-Diabetes. Bei der Vergleichsgruppe war das Symptom nicht auszumachen.

Unter Normalbedingungen dauert es bis ins Alter, bis sich ungesunde Mengen an Dauerstress angesammelt haben. Toxische seelische Belastungen in jungen Jahren können solche Entwicklungen indes beschleunigen – offenbar sogar dann, wenn sie eigentlich nur eine indirekte Folge der Prägung im Mutterleib sind.

Soweit lieferten Entringers Daten also einen der ersten Hinweise dafür, dass unser Stressregulationssystem bereits im Mutterleib geprägt wird und dass dieser Umstand sich selbst deutlich später im Leben noch auf unsere Gesundheit auswirkt. Solche und ähnliche Befunde erklären wenigstens in Teilen, warum Menschen, die in Armut aufwachsen, früher und ernster erkranken als andere und im Durchschnitt auch deutlich weniger lang zu leben haben. Dass Armut sehr viel existenzbedrohender und damit dauerhaft stressender ist als ein Leben in Wohlstand wird niemand bezweifeln wollen.

Doch Entringer und Kollegen dachten weiter: Könnte es sein, dass starker Stress im Mutterleib nicht nur unser Risiko für Stresskrankheiten erhöht, sondern uns auch messbar rascher altern lässt, so dass sich bei Betroffenen nicht zuletzt deshalb viele Krankheiten ungewöhnlich früh ankündigen? Also schickten die Forscher Blutproben der 94 Probanden an das Blackburn-Labor nach San Francisco. Sie wollten wissen, ob sich der vorgeburtliche Stress auch auf die Länge der Telomere – also auf die biologische Lebenserwartung der Menschen – ausgewirkt hatte.

Diese Vermutung war nicht weit hergeholt. Blackburns Kollegin Elissa Epel konnte schon im Jahr 2004 belegen, dass

Menschen, die als Erwachsene über einen längeren Zeitraum außergewöhnlich stark psychisch belastet, also toxisch gestresst, waren, besonders kurze Telomere besitzen.[56] Selbstverständlich ist auch hier immer der objektiv messbare, biologische Stress gemeint, der sich in Form permanent erhöhter oder manchmal auch dauerhaft gesenkter Stresshormonwerte halbwegs exakt bestimmen lässt. Dass dieses Maß meist nur wenig mit dem zu tun hat, was viele Menschen umgangssprachlich als Stress bezeichnen, erwähnte ich bereits. Epels Probandinnen hatten zum Beispiel über einen längeren Zeitraum hinweg alleine einen dementen Angehörigen oder ein chronisch krankes Kind gepflegt. Dass ihr Stresshormonsystem fast nie herunterfuhr, kann man sich denken – und genau das konnte die Kalifornierin damals auch messen.

Bei der Auswertung der Proben aus Trier, an der Epel ebenfalls beteiligt war, bestätigte sich die Annahme: Kinder von stark gestressten Mütter kommen vorzeitig gealtert zur Welt. »Sie haben kürzere Telomere als andere, was als Indikator des physiologischen Alters gilt«, erklärte Entringers Doktorvater Dirk Hellhammer: »Dass einem das schon in die Wiege gelegt werden kann, ist wirklich neu.«

Die Körperzellen 25-jähriger Männer, deren Mütter in der Schwangerschaft starkem psychosozialem Stress ausgesetzt waren, entsprechen demnach physiologisch etwa jenen gewöhnlicher 28-jähriger. Und bei 25-jährigen Frauen aus der Testgruppe ist der Effekt sogar noch stärker: Ihre Telomere sind ähnlich kurz wie die von 30-Jährigen, deren Mütter während der Schwangerschaft nicht über das normale Maß hinaus psychisch belastet worden waren.[57] »Stress im Uterus beeinflusst signifikant die Telomerlänge bei Erwachsenen«, fasst Entringer die wichtigste Botschaft zusammen, »und das selbst dann, wenn man alle bereits bekannten vor- und nachgeburtlichen Einflussfaktoren berücksichtigt.«

Um diese Resultate zu bestätigen und sicherzugehen, dass es wirklich die indirekten Erfahrungen aus der Zeit im Mutterleib waren, die die Telomere der 25-Jährigen verkürzt hatten, wiederholten die Forscher ihre Analysen einige Zeit später mit Blutzellen von Neugeborenen. Und tatsächlich fanden sich auch dort schon deutliche Unterschiede in der Länge der Telomere.[58]

Gemessen haben die Forscher den Effekt übrigens in den weißen Blutzellen der Probanden. Deren Telomerlänge ergibt sich aus dem physiologischen Alter der Stammzellen, von denen sie abstammen. Und auch hier liefern die Arbeiten von Elizabeth H. Blackburn den Hintergrund: Stammzellen erzeugen das Enzym Telomerase, das wie eine Jungbrunnensubstanz die verkürzten Chromosomenkappen nach jeder Zellteilung verlängert. »Ist ausreichend Telomerase vorhanden, bleibt die Telomerlänge im Gleichgewicht«, sagt Blackburn. Doch der Dauerstress hemme das Jungbrunnenenzym, und die Zellen würden rascher altern.

Ähnliche Vorgänge konnten die Molekularbiologen auch bei Menschen mit anhaltenden Essstörungen sowie bei Rauchern ausmachen. Offenbar reagiert das System aus Telomeren und Telomerase also zeitlebens auf außergewöhnliche Belastungen aller Art. Dank Sonja Entringer erweitert sich diese Rechnung nun sogar auf den Zeitraum zwischen Zeugung und Geburt.

So schrecklich die Folgen dieser Befunde für die Betroffenen sind – sie wissen nun, dass sie verfrüht altern –, für die Gesellschaft sind sie eine gute Botschaft. Man weiß zwar schon länger, dass eine gesunde Lebensführung gut für die Telomere ist. Die Erkenntnis, dass das auch für die Zeit im

Mutterleib gilt, eröffnet nun aber ganz neue Möglichkeiten für die Krankheitsprävention. Verbessert man gezielt die Lebensbedingungen der werdenden Mütter in den armen Ländern der Welt oder in den sozial schwachen Schichten wohlhabender Staaten, dürfte das einen besonders großen Effekt haben. Aber auch abgesehen davon gilt: Tut sich eine schwangere Frau Gutes und entlastet ihr Umfeld sie möglichst viel, dann trägt das dazu bei, gleich zwei Menschen gesünder zu machen: die Mutter und das Kind.

Die neuen Erkenntnisse liefern aber auch eine Erklärung dafür, warum unsere durchschnittliche Lebenserwartung seit vielen Jahrzehnten insgesamt steigt, warum wir im Grunde über alle Schichten und viele Länder hinweg immer länger jung und gesund bleiben: weil es den Schwangeren – zumindest im Mittel – seit geraumer Zeit deutlich besser ergeht als früher.

Ein schönes Beispiel – unter vielen – für den positiven Einfluss einer allgemein gesunden Lebensführung auf die Länge der Telomere ist eine schon im Jahr 2008 erfolgte Untersuchung von Forschern des Londoner King's College an 2401 eineiigen Zwillingen. Sportliche Zwillinge haben danach deutlich längere Telomere als ihre bewegungsfaulen, genetisch identischen Geschwister. Die Sportler dürften schon allein deshalb im Durchschnitt etwas länger leben.[59]

Zählt man nun auch noch die neuen Erkenntnisse hinzu, dass der Einfluss des Lebensstils auf die Alterung bereits im Mutterleib beginnt, hat das für Betroffene ganz praktische Konsequenzen: Diejenigen, mit denen das Leben vor der Geburt nicht so fair umgegangen ist, profitieren später besonders stark davon, wenn sie sich um ihre Gesundheit bemühen. Viel Bewegung, ausreichend Schlaf und Entspannung sowie Zurückhaltung bei ungesunden Lebens- und Genussmitteln dürften sich bei ihnen noch ein Stück weit positiver auswirken als bei anderen. Sie haben nämlich etwas aufzuholen.

Leider kann man derzeit noch nicht wirklich messen, wie groß das individuelle Risiko ist, rascher als andere zu altern. (Die Wissenschaft arbeitet aber daran.) Demnach lässt sich auch noch nicht exakt bestimmen, wer von einer Krankheitsprävention durch einen gesunden Lebensstil besonders profitiert. Doch das soll niemanden von einer gesunden Lebensweise abhalten. Schaden tut sie bestimmt nicht.

Eine Frage der Dosis

Es ist ein großes Missverständnis zu meinen, dass Stress per se etwas Schlechtes sei. Er ist schlicht eine biologisch sinnvolle Reaktion des Körpers auf Belastung oder Bedrohung. Ohne Stress wären wir weniger leistungsfähig und auch weniger gesund.[60] Ich weiß, dass ich mich wiederhole: Wie bei so vielem, so entscheidet auch bei Stress die Dosis darüber, wann er gefährlich wird. Der Stress der Schwangeren in den Studien von Sonja Entringer war offenbar zu viel. Er war kaum zu bewältigen. Und das machte ihn toxisch.

Doch es gibt auch Studien, die das Gegenteil belegen. Sie zeigen, dass ein gewisser Stress im Uterus durchaus positive Folgen für das Kind haben kann, insofern als er sie leistungsfähiger macht und ihre Resilienz erhöht. So haben Forscher zum Beispiel Stresshormone in die Eier von Staren gespritzt – mit dem Ergebnis, dass die daraus geschlüpften Zugvögel in späteren Flugtests besser abschnitten als gewöhnliche Artgenossen. Ihre Flugmuskulatur war kräftiger, die Flügel waren größer. Das scheint eine biologisch sinnvolle Anpassung an widrige Umweltbedingungen zu sein. Denn es ist logisch, dass auch Mütter, die in der Zeit vor der Eiablage stark gestresst wurden, einen Teil ihrer Hormone ins Ei abgeben. Dort sind die Botenstoffe dann ein wertvolles Signal an den Nachwuchs: zum Beispiel besonders kräftige Flügel zu entwickeln, um später möglichst rasch, möglichst weit wegfliegen zu können und dadurch der schlechten Umwelt der Mutter zu entgehen.[61]

Ein anderes Beispiel: Männliche Mäuse, die früh im Leben traumatisiert werden, haben häufig Nachfahren, die sich besonders zielgerichtet und geistig flexibel verhalten. Auch das sind natürlich positive Eigenschaften. Diese gehen neuen Daten zufolge vermutlich auf eine epigenetische Hemmung des Gens für einen Rezeptor des Stresshormons Aldosteron in einer bestimmten Region des Gehirns zurück.[62]

Solche Resultate scheinen durchaus auch auf den Menschen übertragbar zu sein. So verwies ich bereits im ersten Kapitel auf die Studie des Basler Psychologen Gunther Meinlschmidt und Kollegen, die ebenfalls zeigen konnten, dass Stress der Mutter während der Schwangerschaft dem Kind zuweilen nützt. So scheint das Gen für den Oxytocin-Rezeptor im Nabelschnur-Blut der Neugeborenen wegen des Stresses besonders gut aktivierbar zu sein. Im Gehirn dürften ähnliche molekularbiologische Veränderungen für besonders viele Oxytocin-Rezeptoren sorgen, was vermutlich dazu beiträgt, die Bindungsfähigkeit der Kinder zu erhöhen. Und das wiederum erleichtert nach der Geburt den Übergang in ein gesundes, widerstandsfähiges Leben.[63]

Die Forscher spekulieren in diesem Fall, die Stresshormone der Mutter seien wohl wie üblich über die Plazenta an das Kind weitergegeben worden. Etwa zehn Prozent der mütterlichen Stresshormone sollen diese Barriere überwinden können. Im Fötus hätten die Hormone dann für die positive Anpassung gesorgt. Evolutionsbiologisch betrachtet ergeben diese Annahmen durchaus Sinn: Ist die Mutter während der Schwangerschaft außergewöhnlichen Belastungen ausgesetzt, dürften auf das Kind auch nach der Geburt herausfordernde Zeiten zukommen. Insofern lohnt es sich für das Kind, viel Energie in eine molekularbiologische Anpassung zu stecken, die zumindest indirekt den Start ins Leben erleichtert und das Stressreaktionssystem ein wenig entschärft.

Doch wie viel Stress ist nun die richtige Dosis? Manchmal kann es für den Fötus auch von Vorteil sein, auf den Stress der Mutter mit einer anhaltenden Überempfindlichkeit des Stressreaktionssystems zu antworten, wie es beispielsweise die Studie von Sonja Entringer gezeigt hat.

Auch diese Anpassung bereitet den Nachwuchs auf eine bedrohliche Umwelt vor. Dieses Mal allerdings, indem er permanent ein wenig in Alarmbereitschaft versetzt bleibt. Das mag Mäuse vor Gefahren bewahren und dürfte auch Steinzeitmenschen, die in einer Umwelt existierten, die vergleichsweise voller Gefahren war, ein längeres Leben beschert haben. Uns modernen Menschen raubt es aber einen wichtigen Teil unserer Gesundheit. Denn die übersteigerte Stressreaktion erhöht auf Dauer das Risiko für Stresskrankheiten – und die sind für uns heute gefährlicher als die wilden Tiere, vor denen unsere Vorfahren noch auf der Hut sein mussten.

Der entscheidende Unterschied zwischen beiden Reaktionsmustern könnte in der Stärke der mütterlichen Belastung begründet sein, spekulieren die Biopsychologen um Gunther Meinlschmidt: Schwacher, gut zu verarbeitender Stress erhöht dieser Theorie zufolge die Bindungsfähigkeit. Starker, existenzbedrohender, kaum zu bewältigender Stress macht vielleicht sogar zusätzlich das Stressreaktionssystem in Körper und Gehirn überaktiv und erhöht so das spätere Krankheitsrisiko.

In Meinlschmidts Studie war der Stress der Mütter, erfasst in Fragebögen und zusätzlich biologisch gemessen, verglichen mit anderen Studien tatsächlich eher gering. Es handelte sich nicht um lebensbedrohliche Traumatisierungen, wie sie etwa durch Kriegserlebnisse oder Naturkatastrophen geschehen, sondern um durchaus überwindbare »Herausforderungen«, so die Forscher. Die Mütter hatten zum Beispiel im Laufe der Schwangerschaft leichte depressive Phasen zu überstehen oder waren beruflich oder privat sehr eingespannt – Situationen, die sie oft gut bewältigen und verarbeiten konnten.

Heißt das also beispielsweise, Schwangere sollten in Zukunft möglichst lange und viel arbeiten und ihre Partner dürfen sie auch im Privatleben weiter beanspruchen? Theoretisch könnte das tatsächlich die Resilienz des Nachwuchses erhöhen. Doch für derart konkrete Folgerungen reicht die derzeitige Datenlage noch nicht aus. Dazu kommt: Jede Schwangerschaft ist anders, Belastungen werden von Menschen unterschiedlich wahrgenommen und verarbeitet. Vorerst liefern die neuen Daten schlicht einen weiteren Hinweis darauf, wie unerhört komplex die Entstehung der Gesundheit ist.

Die Studie aus Basel hat jedoch zwei Mankos: Sie war mit 39 Neugeborenen, die analysiert wurden, sehr klein. Und die Effekte ließen sich auch nur nachweisen, wenn der Stress im zweiten Schwangerschaftsdrittel auftrat. Es könnte allerdings sein, dass in diese Zeit eine sensible Phase für die Entwicklung des Oxytocin-Systems fällt. »Die Resilienzforschung steht in diesem Bereich erst am Anfang«, sagt deshalb auch Arbeitsgruppenleiter Gunther Meinlschmidt. Umso mehr lohnt es sich, in Zukunft vermehrt die molekularbiologischen Folgen weniger markanter, dramatischer und extremer Einflüsse zu analysieren.

Bisherige Projekte hatten vor allem die Auswirkungen heftiger Traumatisierungen von Schwangeren im Blick, nicht zuletzt weil man dabei sehr viel leichter statistisch nachweisbare Effekte findet. Einer entsprechend großen Zahl wissenschaftlich solider Untersuchungen zufolge scheint starker toxischer Stress der werdenden Mutter – wie er in Kriegs- und Krisengebieten, bei Flüchtlingen, in verarmten Regionen und Ländern wahrscheinlich ist – den Fötus tatsächlich in eine negative Richtung zu prägen.

Klar ist aber auch: Wir müssen Schwangere genauso wenig wie Säuglinge und Kleinkinder permanent schonen. Sie sind keine schwachen Wesen. Im Gegenteil, gelegentliche Herausforderungen der werdenden Mütter – am Arbeitsplatz oder im Privatleben – könnten dazu beitragen, die Gesundheit der kommenden Generation zu stabilisieren. Schwangere sind stark. Zumindest wenn medizinisch nichts dagegen spricht, halten sie eine ganze Menge aus.

Der Fötus leidet mit

Der Einfluss ungewöhnlich starker psychischer Belastungen gehört zu den am besten untersuchten Beispielen für perinatale Prägung überhaupt. Den epigenetischen Folgen von Krieg, dem Tod der Eltern, Vernachlässigung oder körperlicher Gewalt spürten Forscher dabei ebenso nach wie dem Einfluss eines niedrigen sozioökonomischen Status, einer seelischen Erkrankung der Mutter oder einer Naturkatastrophe.[64] Fündig wurden sie in einer Vielzahl von Zellen, Drüsen oder Organen in Körper und Gehirn, die während der Zeit im Mutterleib und dem ersten Jahr nach der Geburt molekularbiologisch geprägt werden.

Diese Elemente bilden gemeinsam die sogenannte Stress-Achse. Ihre Aufgabe ist die emotionale Bewertung einer bestimmten Situation. Falls nötig, veranlasst sie, dass die passenden Stresshormone ausgeschüttet werden. Umgekehrt sorgt sie aber auch dafür, dass Körper und Geist Stress wieder rasch abbauen können, sofern sich die Situation entschärft hat oder bewältigt wurde.

Die Empfindlichkeit der Stress-Achse hängt auf der Ebene der einzelnen beteiligten Zellen von deren molekularbiologischen Strukturen ab, also von ihren Genaktivierungsprogrammen. Diese können sehr unterschiedlich eingestellt sein, so dass verschieden geprägte Menschen verschieden auf die gleiche Stresssituation reagieren können.

Die Resultate fast aller Studien zum Thema lassen sich aber im großen Ganzen auf wenige Grundmuster reduzieren: War der Stress in der perinatalen Phase toxisch, also sehr stark oder sehr anhaltend, resultiert daraus kurzfristig eine überempfindlich anspringende oder den Stress wieder verzögert abbauende Stress-Achse. Als eine der langfristigen Folgen kann die akute Stressreaktion derart geprägter Menschen hingegen abgeschwächt oder abgestumpft sein. So oder so steigt letztlich das Risiko für Stresskrankheiten an – also für nahezu alle psychischen Leiden sowie Diabetes, starkes Übergewicht, Krebs, Herz-Kreislauf-Krankheiten und viele Leiden mehr.

Dafür sprechen nicht nur sehr viele Experimente mit Mäusen oder Ratten, sondern auch Beobachtungen bei Menschen,

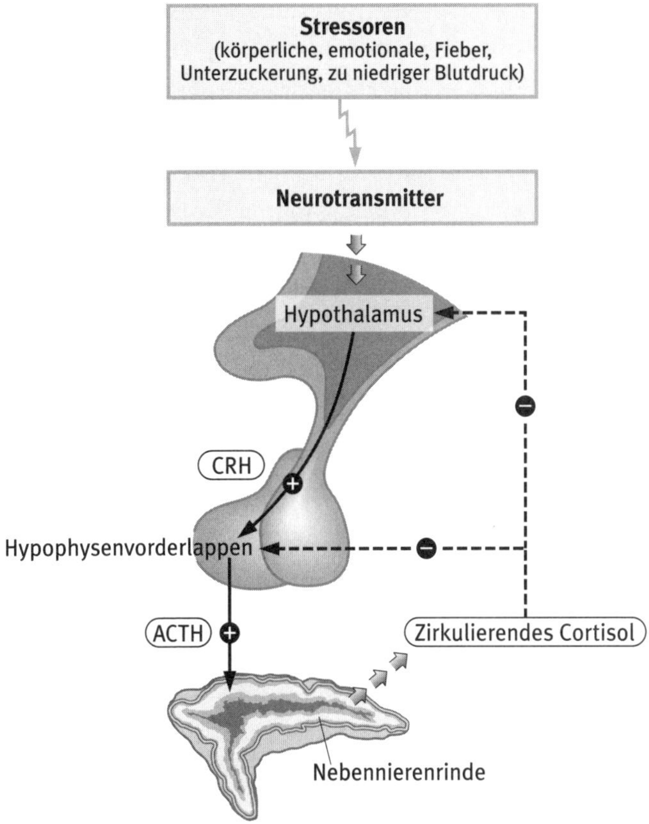

Die Stress-Achse des Menschen: Im Gehirn wird eine Situation als bedrohlich eingeschätzt. Daraufhin regt der Hypothalamus über Zwischenschritte die Ausschüttung des Stresshormons Cortisol an. Der Körper reagiert auf vielfältige Weise, um die Bedrohung zu bekämpfen oder ihr aus dem Weg zu gehen. Über eine Rückkopplungsschleife überprüft das Gehirn den Cortisolspiegel und senkt ihn wieder ab.

wie zum Beispiel jene der verkürzten Telomere bei den Studenten, die als Föten indirekt die Schicksalsschläge ihrer Mütter miterleiden mussten. Viel beachtet wurde auch eine Untersuchung des Konstanzer Neuropsychologen Thomas

Elbert. Mit seinem Team untersuchte er zehn- bis neunzehnjährige Jugendliche, deren Mütter eine wirklich harte Schwangerschaft durchleben mussten: Ihre Partner waren wiederholt gewalttätig geworden, hatten sie verprügelt und misshandelt. Und tatsächlich sind Spuren dieser fürchterlichen Erlebnisse auf die Nachkommen übergegangen: Bestimmte molekularbiologische Veränderungen waren noch Jahre später nachweisbar.[65]

Zumindest an den Blutzellen der Jugendlichen konnten die Konstanzer ein untypisches Methylierungsmuster am Gen des Glucocorticoid-Rezeptors messen. Dieses Protein erfasst, wie viel des Stresshormons Cortisol im Körper ist. Gibt es – wie in den beobachteten Fällen – wegen einer verringerten Aktivierbarkeit des zuständigen Gens zu wenige dieser Rezeptoren und gilt – wie hier zumindest anzunehmen – die gleiche Veränderung auch in den entscheidenden Zellen der Stress-Achse des Gehirns, bewirkt das, überspitzt formuliert, ein Leben im Dauerstress. Und das ist letztlich genau die biologische Antwort auf starken, im Uterus indirekt miterlebten Stress, die man bereits aus zahlreichen Tierversuchen kennt.

Die Frage bleibt, ob solche molekularbiologischen Veränderungen auch tatsächlich gesundheitlich relevante Folgen haben. Eindeutige Antworten geben bislang vor allem Experimente mit Tieren, in denen sich die Auswirkungen von toxischem Stress während der Schwangerschaft sehr viel besser untersuchen lassen.

So machten Wissenschaftler die verblüffende Beobachtung, dass eine trächtige Maus, die immer wieder einen Feind zu »riechen« bekommt, ihre Furcht vor dem Tier per perinataler Prägung auf jene Nachkommen überträgt, die gerade in ihrem Leib heranreifen. Dabei setzten die Forscher die trächtigen Versuchstiere täglich für eine Stunde dem Geruch von Rotfüchsen oder Kojoten aus. Die Mäuse befanden sich also immer wieder in einer ängstigenden und entsprechend stark stressenden Situation. Bei ihren Jungen machten die Verhaltensepigenetiker dann später in mehreren wichtigen Gehirnregionen molekularbiologische Veränderungen aus. Als Erwachsene reagierten die so geprägten Mäuse nicht nur besonders furchtsam auf Raubtiergeruch, sie wurden zudem auffallend antriebsschwach, sobald es nach Kojote oder Rotfuchs roch. Mäuse aus einer Kontrollgruppe reagierten hingegen völlig normal.[66]

Weibliche Nachkommen waren dabei übrigens besonders empfindlich. Bei ihnen betraf die epigenetische Umprogrammierung, anders als bei den Männchen, auch das Angstzentrum und weitere Gehirnregionen. Dieser Geschlechterunterschied sei womöglich biologisch gewollt, spekulieren die Forscher. Denn Weibchen müssten später im Leben vielleicht noch sensibler auf Bedrohungen reagieren als Männchen. Bestätigte sich der Zusammenhang eines Tages beim Menschen, dann lieferte er vielleicht sogar eine Erklärung dafür, warum Frauen ein erhöhtes Risiko besitzen, eine affektive Störung, wie zum Beispiel eine Depression, zu entwickeln: Sie reagieren möglicherweise schon im Mutterleib sensibler auf bestimmte Arten von Stress, was sie dauerhaft anfälliger für manche Krankheiten machen könnte.

Eine Vielzahl statistischer Daten legt aber auch bei Menschen einen Zusammenhang zwischen einer Traumatisierung oder anderweitigen, außergewöhnlich schweren Belastungen von Schwangeren und dem erhöhten Stresskrankheitsrisiko ihrer Föten im späteren Leben nahe.

Der Britin Dale Hay mit Kollegen zufolge ist antisoziales

und gewalttätiges Verhalten bei Jugendlichen und Erwachsenen besonders häufig, wenn die Mutter während der Schwangerschaft an einer schweren Depression gelitten hat.[67] Eine andere Studie beschreibt, dass sich Kinder im ersten Lebensjahr geistig verlangsamt entwickeln, wenn ihre Mutter zu Beginn der Schwangerschaft wegen außergewöhnlicher psychischer und sozialer Belastungen einen hohen Spiegel des Stresshormons Cortisol im Blut aufwies. Tauchte der Stress hingegen nur gegen Ende der Schwangerschaft auf, schien das die Entwicklung des Kindes sogar zu beschleunigen – ein weiterer Hinweis darauf, dass wohldosierter Stress auch positiv wirken kann.[68]

Australische Forscher werteten unlängst 2900 Fragebögen aus, die Frauen während der Schwangerschaft ausgefüllt hatten, und untersuchten zudem die Kinder der Befragten im Alter von zehn, vierzehn und siebzehn Jahren. Allerdings ging es in der Befragung nicht um die Molekularbiologie, sondern um lokomotorische Fähigkeiten, also um Parameter wie die Feinmotorik, das Sprungvermögen, die Griffstärke oder das Gleichgewichtsgefühl.

Solche Analysen sind standardisiert und geben ziemlich gut wieder, wie fit die Kinder und Jugendlichen insgesamt sind. Und wie erwartet – oder sollte ich besser schreiben: wie befürchtet – ergab sich ein klarer Zusammenhang zwischen der Stärke und Häufigkeit des toxischen Stresses der Mutter während der Schwangerschaft und den motorischen Fähigkeiten ihrer Kinder zehn bis siebzehn Jahre später. Hatten die Schwangeren drei oder mehr stark belastende Ereignisse erlebt, wiesen ihre Kinder im Durchschnitt deutlich schlechtere lokomotorische Fähigkeiten auf als die Kinder jener Mütter, die gar nicht oder maximal zweimal während ihrer Schwangerschaft stark gestresst worden waren.[69]

Auch hier ergeben sich ganz nebenbei erste Hinweise auf eine sensible Entwicklungsphase: Die australischen Analysen legen nahe, dass die späten Schwangerschaftswochen besonders wichtig für die Prägung motorischer Grundlagen sind. Das erscheint insofern logisch, als das Kleinhirn, das vor allem für die Steuerung von Bewegungen verantwortlich ist, exakt in diesem letzten Schwangerschaftsdrittel heranreift.

Eigentlich sollten all diese Beispiele auch die letzten Zweifler davon überzeugen, dass zu viel toxischer Stress in der Schwangerschaft nichts Gutes ist. Doch einen weiteren spannenden Ausflug, dieses Mal in die Welt der Geburtsmedizin, will ich Ihnen nicht vorenthalten: Droht eine Frühgeburt, verordnen Ärzte der Mutter gewöhnlich synthetisches Cortisol, etwa den Arzneistoff Betamethason. Die Lungen des Ungeborenen sollen dadurch schneller reifen und trotz verfrühter Geburt fit für den harten Atem-Alltag an der frischen Luft werden. Diese Maßnahme ist segensreich, denn sie erhöht die Überlebenschancen Frühgeborener deutlich. Dennoch befürchten Biologen, dass die Therapie eine unerwünschte Nebenwirkung für die Frühchen hat: Sie könnte ihre vorgeburtliche molekulare Prägung verändern. Immerhin ist es nicht unwahrscheinlich, dass das künstliche Hormon ähnlich wirkt wie das natürliche, das beispielsweise über die Plazenta einer traumatisierten Mutter auf ihr Kind übertragen wird.

Und tatsächlich fand der bekannte Epigenetiker Moshe Szyf aus Montreal mit seinem Team in Versuchen mit Meerschweinchen Hinweise darauf, dass die Überflutung der mütterlichen Blutbahn mit künstlichen Stresshormonen ganz ähnliche epigenetische Folgen hat wie starker mütterlicher Stress. Zunächst wurden trächtige Meerschweinchen mit

Betamethason behandelt. Darauf zeigten sich am Erbgut vieler Zellen der Föten und Neugeborenen systematische, organspezifische Veränderungen. Diese Veränderungen hielten überraschenderweise nicht nur zeitlebens an, sondern ließen sich auch noch eine Generation später nachweisen, also bei den Enkeln der einst behandelten Mütter.[70]

Künstliches Cortisol für Frühchen scheint zudem nicht nur die Lungen, sondern auch das Gehirn beschleunigt reifen zu lassen. Das schließt der Jenaer Neurologe Matthias Schwab aus Experimenten mit Schafen. Er gab trächtigen Tieren das Hormon und erfasste gleichzeitig die elektrische Aktivität der Großhirnrinde der ungeborenen Lämmchen. Dort registrierte er eine deutliche Veränderung des Schlafmusters. Es trat vermehrt der sogenannte REM-Schlaf auf, den das Gehirn eigentlich erst später in der Entwicklung benötigt. Zusätzlich wechselten sich die verschiedenen Schlafstadien in einem ungewöhnlich raschen Rhythmus ab.

Ein solches fragmentiertes Schlafmuster sei bei Menschen ein deutliches Symptom einer Depression, sagt Schwab. Man könne es sogar bei menschlichen Neugeborenen messen, sofern die Mutter zuvor ungewöhnlich viel Stress aushalten musste. Noch überzeugender – was die Aussagekraft der Resultate für den Menschen betrifft – sind vorläufige Daten, die der Jenaer bei vierzig achtjährigen Kindern erhoben hat. Deren Mütter waren vor ihrer Geburt mit dem Cortisol-Ersatz behandelt worden. Und es scheint, als habe das noch immer Folgen: Die Achtjährigen waren jedenfalls im Durchschnitt stressempfindlicher, weniger intelligent und weniger aufmerksam als ihre Altersgenossen.

Natürlich kann dieser Befund eine bloße Korrelation sein und ganz andere Ursachen haben. Legt man aber alle Puzzleteile zusammen, so muss man Schwab wohl zustimmen, wenn er gegenüber *Spiegel Online* bilanziert: »Pränataler Stress hebt beim Ungeborenen den Stresshormonspiegel dauerhaft an und beschleunigt die Hirnreifung.« Und zumindest der dauerhaft erhöhte Stresshormonspiegel sei »ein wesentlicher Faktor für spätere Depressionen und andere Krankheiten«.[71]

Zwei, die nicht für zwei essen sollten

Gut fünf Jahrzehnte ist es nun her, dass meine Mutter mit mir schwanger war. Sie wusste, was auf sie zukam, denn ich bin ihr zweites Kind: Es sei besser, den Leistungssport umgehend einzustellen, rieten die Ärzte. Etwas Bewegung täte ihr sicher gut, aber sie solle es im Interesse des Kindes keinesfalls übertreiben. Außerdem solle sie unbedingt ordentlich essen. Das Kind speise von nun an nämlich mit. Die nächsten Monate würden schon alleine wegen der Schwangerschaft kräftezehrend und anstrengend genug. Da benötige sie Energiereserven, und jetzt stünden vor allem die Interessen des Kindes im Vordergrund.

Eine ganze Generation von Müttern wird Ähnliches erlebt haben. Es ist in Wahrheit nämlich überhaupt kein neuer Trend, Schwangere für das Wohlergehen ihrer Leibesfrucht verantwortlich zu machen – ihnen sogar bestimmte Verhaltensweisen vorzuschreiben. Mit diesem Buch plädiere ich nicht zuletzt deshalb für mehr Zurückhaltung gegenüber werdenden und jungen Eltern.

Gerade weil die vielen neuen wissenschaftlichen Erkenntnisse die perinatale Programmierung mittlerweile so detailliert beleuchten, wissen wir längst, dass die allermeisten Eltern ihre Sache im Grunde gut machen. Extrem ungesunde

Handlungen vermeiden sie automatisch. Sie verlassen sich weitgehend auf ihr Bauchgefühl, auf ihre biologisch tief verankerte Intuition – vorausgesetzt natürlich, ihre berufliche, soziale und finanzielle Lage lässt das zu.

Selbstverständlich kommt auch die moderne Geburtsmedizin nicht gänzlich ohne Empfehlungen aus. Doch wichtig ist: Der Weg der Eltern, der die Kinder gesund erhält und ihnen gute Voraussetzungen für ein langes, gesundes Leben verschafft, ist breit angelegt. Die Gesellschaft sollte zukünftigen Eltern also Vertrauen entgegenbringen. Das Umfeld – Ärzte, Verwandte, Berater – sollte sie in ihren Entscheidungen, sofern sie halbwegs vernünftig erscheinen, einfach nur bestärken.

Nicht mehr, aber auch nicht weniger.

»Essen Sie für zwei« war früher jedenfalls die klassische Formel, die angehende Mütter von ihren Ärzten eingebläut bekamen. Die heutigen Empfehlungen kommen den persönlichen Bedürfnissen der Mütter deutlich näher. Die Freiburger Bewegungs- und Arbeitsmedizinerin Ulrike Korsten-Reck rät Schwangeren zum Beispiel: »Iss für eine, bewege dich für zwei!« Der Berliner Geburtsmediziner Andreas Plagemann sagt: »Schwangeren ist eine abwechslungsreiche Ernährung anzuraten und keinesfalls, ›für zwei‹ zu essen.«

Der Energiebedarf der Mutter sei gegen Ende der Schwangerschaft nur etwa zehn Prozent, das sind 250 Kilokalorien, höher als davor, weiß die Deutsche Gesellschaft für Ernährung. Übergewichtige Frauen mit Kinderwunsch sollten idealerweise zunächst versuchen, so weit abzunehmen, dass sie wieder normalgewichtig seien. Sind sie dann schwanger, gelte eine Gewichtszunahme von zehn bis etwa 16 Kilogramm als normal.[72] Vor ein paar Jahren lehnte sich die

Organisation sogar noch weiter aus dem Fenster und empfahl konkrete Obergrenzen, die sich nach dem Gewicht der Mutter zu Schwangerschaftsbeginn richteten.* Eine wissenschaftlich solide Basis für derart starre Vorgaben gibt es allerdings bis heute nicht.

Dennoch besteht kein Zweifel: Die neuen Erkenntnisse zur Prägung der Gesundheit im Mutterleib sind in der Wirklichkeit angekommen. Nirgends sieht man das so deutlich wie bei den Empfehlungen zu Ernährung und Bewegung von Schwangeren. Ulrike Korsten-Reck betont, »regelmäßige körperliche Aktivität« werdender Mütter lenke vielen Studien zufolge »physiologische, psychologische, aber auch pathophysiologische (direkt krank machende) Veränderungen in der Schwangerschaft« in eine positive, sprich den Gesundheitsprozess fördernde Richtung.

Schon vor der Zeugung des Kindes, aber natürlich auch noch nach der Empfängnis, solle die Mutter auf einen hohen Fitnessgrad achten, etwa durch »eine Stunde schnelles Gehen am Tag«, sagt Korsten-Reck. Das trage dazu bei, »das Risiko schwangerschaftsbedingter Erkrankungen zu reduzieren«. Die Mutter bekäme dann weniger leicht einen Schwangerschaftsdiabetes oder eine Präeklampsie, eine mitunter für Mutter und Kind gefährliche Komplikation, bei der zunächst der Blutdruck stark ansteigt. Vor allem aber seien Mutter und Kind dadurch auch im späteren Leben besser vor starkem Übergewicht und Stoffwechselkrankheiten wie Typ-2-Diabetes geschützt.[73]

---

* DGE-Aktuell, 28.01.2009: »Die Gewichtszunahme während der Schwangerschaft sollte sich nach dem Body Mass Index (BMI) vor der Schwangerschaft richten: 12,5 bis 18 kg für untergewichtige Frauen; 11,5 bis 16 kg für normalgewichtige Frauen; 7 bis 11,5 kg für übergewichtige Frauen sowie mindestens 6 kg für adipöse Frauen.«

Experimente mit Schweinen, die den Menschen in vielerlei Hinsicht biologisch recht ähnlich sind, legen sogar nahe, dass eine Schwangere, die sich regelmäßig fit hält, damit auch das Herz-Kreislauf-System ihres Kindes bis ins Erwachsenenalter hinein unterstützt. Trächtige Schweine, die fünfmal die Woche rund vierzig Minuten in einem Laufrad rennen, werden nicht nur selbst messbar fitter. Ihre Kinder gedeihen ebenfalls gut. Vor allem aber profitiert der Nachwuchs auch dann noch, wenn er selbst längst ausgewachsen ist. Verglichen mit anderen Schweinen haben die Nachkommen der sportlichen Sauen nämlich sogar noch später im Leben besonders robuste und belastbare Arterien. Ihr Herz-Kreislauf-Risiko dürfte deshalb vergleichsweise gering sein.[74]

Andreas Plagemann konzentriert sich als einer der Vorreiter in Sachen perinatale Prägung vor allem auf den Stoffwechsel und die Ernährung von Schwangeren. Ist die werdende Mutter zu dick, isst sie zu viel und zu einseitig, bewegt sie sich nicht genug oder wird sie im Zuge der Schwangerschaft zuckerkrank, bekommt also einen Schwangerschaftsdiabetes, gelangt auf völlig natürlichem Weg besonders viel Energie zum Fötus. Das Kind, das ja letztlich ein Teil der Mutter ist und auf jeden Fall den Stoffwechsel mit ihr teilt, wird bereits im Mutterleib »gemästet«, wie die Experten etwas despektierlich sagen. Oder anders gesagt: »Es wird überfüttert.«

Dass eine solche Überernährung das Kind schon früh in seiner Molekularbiologie umprogrammiert, dass sich seine Stoffwechselorgane und beispielsweise die Appetit regulierenden Regionen seines Gehirns grundlegend und dauerhaft verändern, diese Aussagen sind mittlerweile vielfach belegt. Plagemann verweist gerne auf »zahlreiche klinische, epidemiologische und experimentelle Befunde« – also sowohl auf Messungen bei Betroffenen als auch große statistische Analysen oder Versuche mit Tieren oder Zellkulturen –, die diese Theorie bestätigen.[75] Man kann also durchaus von einer guten Evidenz, einer vergleichsweise sicheren Faktenlage, sprechen.

Umprogrammiert wird dabei ein System, das man in Anlehnung an die Stress-Achse auch Appetit-Achse nennen könnte: Ein mit Regelkreisen und Rückkopplungselementen verflochtenes Organ- und Botenstoffgeflecht, das vom Zwischenhirn über Fett- und Muskelgewebe bis zu Leber und Bauchspeicheldrüse reicht. Zahlreiche Hormone sind involviert, etwa Insulin, das unter anderem den Körper dazu bewegt, Energie aus dem Blut in Speicherzellen zu verlagern, oder Ghrelin, das den Appetit anregt, und so fort.

Lernt dieses System schon im Fötus, dass es permanent mit einem Nahrungsüberangebot zu rechnen hat – etwa, weil zu viel Nahrung vorhanden ist oder weil die Mutter sich kaum bewegt –, dann verändert sich das System molekularbiologisch. Im Zuge seiner biologischen Entwicklung lernt es, auch in Zukunft mit einem Nahrungsüberangebot zu rechnen – und es fatalerweise sogar einzufordern. Deshalb bilden sich die beteiligten Organe anders aus als unter Normalbedingungen.

Eine solche Prägung macht Menschen später eher dick. Sie kann paradoxerweise aber auch dafür sorgen, dass Betroffene als Erwachsene vergleichsweise gut mit unausgewogener und übermäßiger Ernährung fertigwerden. Vielleicht verbirgt sich hier sogar ein Teil des Geheimnisses der *happy obese*, der gesunden Dicken, die – überzeichnet formuliert – endlos Fastfood, Kuchen und Süßigkeiten in sich hineinstopfen können und dennoch eher gute Stoffwechselwerte haben – zumindest im Vergleich mit Menschen, die im Mutterleib und nach der Geburt auf ein geringes Nahrungsangebot geprägt worden waren.

Gut tut aber auch den *happy obese* die unausgewogene und zu kalorienreiche westliche Ernährung auf Dauer nicht. Sie reagieren nur weniger empfindlich darauf als beispielsweise Menschen, die ihre Kindheit in ärmeren Ländern verbrachten und später in westliche Länder auswanderten. Hier sehen Forscher auch die Ursache dafür, dass Länder wie Indien und China derzeit mit einer besonders heftigen Adipositas-Welle zu kämpfen haben. Die Menge und Zusammensetzung der Nahrung hat sich dort in den letzten Jahrzehnten drastisch verändert. Die Menschen wurden auf eine andere Nahrung geprägt als jene, die sie heute zumeist zu sich nehmen.

So oder so erhöht das Nahrungsüberangebot massiv das spätere Übergewichtsrisiko des Kindes. Diese Vermutung konnte Plagemann mit seinem Team sogar in einer Metaanalyse bestätigen, die 66 Studien aus 26 Ländern analysierte und Daten von gut 640000 Menschen zusammenfasste. Danach gibt es einen geradlinigen Zusammenhang zwischen dem Geburtsgewicht eines Menschen und seinem späteren Übergewichtsrisiko. Wer mit einem hohen Gewicht von mehr als 4000 Gramm auf die Welt kommt, hat, verglichen mit normalgewichtigen Neugeborenen, ein doppelt so hohes Risiko, auch im späteren Leben zu viel zu wiegen.[76]

Es erscheint mir müßig, an dieser Stelle all die zahlreichen weiteren Befunde aufzuzählen, die das Konzept der Prägung des Risikos für Übergewicht, Diabetes und Folgekrankheiten wie Krebs, Fettleber oder Herzinfarkt untermauern. Zwei weitere Resultate sollen deshalb reichen: Eine aktuelle Studie aus Deutschland zeigt, dass die negative Prägung sogar Tiere betrifft, die aufgrund einer genetischen Besonderheit einen weitgehenden Schutz vor Übergewicht haben. Mäuse mit einer Mutation namens Gipr-/- werden für gewöhnlich trotz Überernährung niemals fett. Ihnen fehlt ein Enzym, das für die Fetteinlagerung wichtig ist. Bekommen die trächtigen und säugenden Mütter solcher Mäuse allerdings zu viel und zu fette Nahrung, schützt die Mutation nicht mehr vor Übergewicht.[77]

Michael Kruse, Erstautor der Studie, hat auf das Rätsel, dass die Tiere dick werden, obwohl sie eigentlich gar nicht dick werden können, eine salomonische Antwort: Die Tiere würden vermutlich auf einem ganz anderen Weg dick als gewöhnliche Mäuse. Ihre »Fettsäureoxidation im Muskelgewebe« sei »durch epigenetische Programmierung deutlich reduziert«. Das heißt, es wird zu wenig Fett verbraucht, so dass zu viele der entsprechenden Fettsäuren in Muskeln und Blut herumschwimmen, die dann doch irgendwie abgespeichert werden.

Die untersuchten Tiere legen bei Überernährung in einer späteren Lebensphase zwar nicht ganz so viel Gewicht zu wie Mäuse ohne die vor Fettsucht schützende Genvariante, die im Mutterleib überernährt worden waren. Aber sie werden merklich dicker als genetisch gleiche Mäuse, die im Mutterleib normal ernährt worden waren. Die Ursache dafür liegt in vielen Unterschieden bei der epigenetischen Programmierung der Genaktivierbarkeit in Muskel- und Fettzellen begründet. Der gesamte Fettstoffwechsel scheint irgendwie verändert zu sein.

Der zweite Beleg stammt von einer Untersuchung mit Menschen. Ein Team um Marie-Claude Vohl aus Kanada analysierte epigenetische Markierungen am Erbgut von fünfzig Kindern. Diese stammten von insgesamt zwanzig Müttern, die wegen krankhaftem Übergewicht einen Magenbypass erhalten hatten. Der Trick der Studie war, dass etwa die Hälfte der Kinder vor der Operation ausgetragen wurde, ihre Geschwister erst danach. Die älteren Kinder waren deshalb als Embryos und Föten einem vielfach höheren Nahrungsangebot ausgesetzt als ihre jüngeren Geschwister. Da die Mutter aber die gleiche blieb, dürften andere Umwelteinflüsse weitgehend unverändert gewesen sein.

Zunächst bestätigte sich, was man aus früheren Studien bereits wusste: Jene Geschwister, die im Mutterleib überernährt worden waren, tendierten – verglichen mit ihren jüngeren Geschwistern – viel eher zum Dickwerden. Ihre Blutwerte deuteten schon in jungen Jahren ein erhöhtes Risiko für Herz-Kreislauf-Krankheiten und Stoffwechselstörungen an. Die Sensation aber war, dass die Forscher auch den molekularbiologischen Hintergrund dieser medizinisch äußerst relevanten Daten aufspüren konnten. Sie fanden das biologische Substrat für etwas, was uns alle zutiefst betrifft: die Prägung des Stoffwechsels im Mutterleib.

An insgesamt 5698 Genen entdeckten die Forscher in Blutzellen aus beiden Probandengruppen systematische Unterschiede bei den epigenetischen Markierungen. Zudem zeigte sich, dass viele der anders markierten Gene auch tatsächlich mehr oder weniger aktiv waren. Die Markierungen waren also kein Zierwerk, sondern erfüllten eine konkrete physiologische Aufgabe.[78]

Zu guter Letzt spürten die Forscher unter den betroffenen Genen sogar einige auf, von denen man bereits weiß, dass sie in den Stoffwechsel und die Entstehung der typischen Krankheiten stark Übergewichtiger einbezogen sind. Vohl und Kollegen bewerten ihre Arbeit folglich als besonders wichtige, »einmalige klinische Studie«. Sie demonstriere, dass eine effektive Behandlung der Mutter bei den Kindern »dauerhaft nachweisbar ist«, und zwar einfach nur beim Blick auf die Schalter und Dimmer an ihren Genen.

Somit scheint zumindest eine der Ursachen für die seit Jahren und Jahrzehnten beobachtete und gerne als Fettsuchtepidemie diffamierte gewaltige Zunahme der Übergewichtigen in den wohlhabenden Ländern gefunden zu sein: Es ist der Umstand, dass nicht nur wir selbst zu viel essen, sondern dass auch schon viele unserer Eltern zu viel gegessen haben – und das schon in der Schwangerschaft.

Prägung im Mutterleib

Dass die Wissenschaft inzwischen ein Stück weit den Anstieg vieler Volkskrankheiten erklären kann, ist eine wirklich gute Nachricht. Damit zeichnen sich auch erste Lösungswege ab. Und zumindest beim Thema krankhaftes Übergewicht und Folgekrankheiten bis hin zu Diabetes oder Krebs sind wir ja längst dabei gegenzusteuern. Nicht nur Andreas Plagemann sieht »die enorme Chance und Herausforderung einer grundlegenden Krankheits-Vorbeugung, von der sowohl Individuen als auch ganze Gesellschaften profitieren würden«. Wir sollten endlich die Erkenntnis akzeptieren, dass dicke Mütter mehrheitlich dicke Kinder bekommen und dass aus dicken Kindern meist auch dicke Erwachsene werden. Zudem müssen wir die medizinische Faktenlage anerkennen, dass krankhaftes Übergewicht* auf Dauer das Risiko für eine Reihe von Volkskrankheiten erhöht und die Lebenserwartung durchschnittlich um etwa zehn Jahre verringert.[79]

* Damit ist ein Body Mass Index, kurz BMI, ab 30 gemeint.

Insofern sollten wir versuchen, gegen diese Trends anzuarbeiten.

Zum Beispiel sollten wir noch mehr in die Gesundheit Schwangerer investieren! Und wir sollten noch mehr unternehmen, um werdende Eltern und Paare mit Kinderwunsch zu einer ausgewogenen Ernährung und viel Bewegung zu motivieren. Auch müssen wir noch gründlicher nach ersten Anzeichen von Schwangerschaftsdiabetes suchen und diesen bekämpfen.* Und wir müssen dafür sorgen, dass werdende Eltern für all das auch die dringend benötigten Freiräume und Mittel erhalten.

Das deutsche Bundesernährungsministerium sowie die Berufsverbände der Frauen-, Kinder- und Jugendärzte unterstützen zum Beispiel das erst 2015 gegründete »Bündnis Frühkindliche Prävention«. Es soll »die gesetzlich verankerten Vorsorgeuntersuchungen in Schwangerschaft und erstem Lebensjahr um präventive Beratungsleistungen zu den Themen Ernährung und Bewegung erweitern«.[80] Doch wir sollten uns nicht allein auf staatliche Programme verlassen. Viele Maßnahmen lassen sich auch privat ergreifen – und sie müssen nicht allein von den Frauen ausgehen. Zum Beispiel können Männer ihre Partnerinnen regelmäßig zu langen Spaziergängen begleiten oder für sie abwechslungsreich und

---

* Schwangerschaftsdiabetes betrifft mehr als vier Prozent der werdenden Mütter. Damit ist er eine der häufigsten Komplikationen in der Schwangerschaft. Ohne Test bleibt die Krankheit meist unentdeckt, da sie keine fühlbaren Beschwerden auslöst. In Deutschland werden alle Schwangeren seit 2012 kostenfrei auf das Leiden untersucht. Die derzeitigen Tests übersehen nach Ansicht einiger Experten aber einen Teil der Fälle und sollten deshalb nachgebessert werden (Pressemitteilung der Deutschen Diabetes-Hilfe vom 01.04.2014).

nicht zu fett kochen, wenn sie schwanger sind. Oder sie nehmen ihnen Arbeit ab und gönnen ihnen einfach mal Ruhe – damit sie sich ein wenig entspannen können.

Während der Schwangerschaft ist die Mutter für das Kind vor allem eines: die Welt, in der es lebt. Fast alles, was die Mutter einatmet, isst und trinkt, kommt über Plazenta und Nabelschnur beim Kind an. Die niederländische Philosophin und Medizinerin Elselijn Kingma betrachtet den Fötus sogar der Mutter regelrecht zugehörig: Er sei ein »Teil ihres Organismus«. Die Idee, das Kind im Mutterleib sei bereits ein eigenständiges, separates und unabhängiges Individuum, sei schlichtweg »ein Mythos«.[81]

Egal wie weit man der Niederländerin folgen mag, Fakt ist jedenfalls, dass das Kind bis zur Geburt mit der Mutter vieles teilt, dass sie miteinander verwachsen sind, dass der Fötus ohne die Mutter nicht lebensfähig wäre. Der Sport, den die Mutter treibt, die Belastung, der sie ausgesetzt ist, die Entspannung, die ihr ein liebevoller und verantwortungsbewusster Partner ermöglicht, die Entlastung, für die ihr Arbeitgeber oder die Verwandten sorgen: All das kommt mehr oder weniger unmittelbar in Form von Nähr- und Botenstoffen beim Kind an.

Und so wie sich die Mutter selbst permanent auf der Ebene ihrer Molekular- und Zellbiologie verändert, wie sie sich in Reaktion auf die Auseinandersetzung mit ihrer Umwelt biologisch fortentwickelt, so kommen die von ihr erzeugten und vermittelten Botschaften dem Kind für den Rest seines Lebens zugute, sofern es positive Signale sind, oder schaden ihm im Fall negativer Signale.

Es lässt sich einfach nicht leugnen: Die Mutter und ihr Umfeld haben eine große Verantwortung. Sich dieser Verantwortung zu stellen, sich mit ihr auseinanderzusetzen und sie womöglich im eigenen Interesse und im Interesse der zukünftigen Generation zu nutzen: Das ist auch die Freiheit, die aus den neuen Erkenntnissen der Wissenschaft erwächst.

Die Gesundheit unserer Kinder beginnt im Mutterleib. Wir haben einen Teil des Wohlergehens der nächsten Generation schon früh in unserer Hand. Wir sollten unbedingt versuchen, diese Freiheit sinnvoll und mit der gebotenen Verantwortung zu nutzen.

Kapitel 6

Vom Ursprung vieler Krankheiten

Die Stunde Null

Ein kurzer Schrei. Ein Anflug von Panik im blauen, feuchten, verzerrten Gesichtchen. Zugepresste Augenlider. Doch sogleich kommen die nächsten Atemzüge, zwar ein wenig hektisch und flach, aber stetig. Die Wangen werden rosig, die Glieder entspannen sich, Energie erfüllt den winzig kleinen, schrumpeligen Körper. Ein Moment der Ruhe.

Langsam gehen die Augen auf.

Was folgt, ist ein Blick, so tief, gelassen und weit, als habe er die ganze Welt bereits erfasst. Der erste! Der, den eine Mutter und ein Vater niemals mehr vergessen. Der, der sie den Rest ihres Lebens begleitet. Der, der sie noch oft zu Tränen rühren wird, immer und immer wieder, wenn sie an ihn denken.

Das Kind ist da. Es ist gesund. Es ist schön. Es ist perfekt. Was in diesen Momenten einsetzt, ist der Beginn einer lebenslangen, unbeschreiblich festen Beziehung. Elternliebe ist grenzenlos. Die Bindung zwischen Eltern und Kind gehört zu den wichtigsten psychologischen Phänomenen. Sie ist die Basis einer seelisch, aber auch körperlich gesunden Existenz. Und ihre Wirkung ist ein Stück weit sogar molekularbiologisch in den Zellen des Kindes messbar.

Bindung ist natürlich ein wechselseitiger Prozess: Mit der Geburt gehen deshalb auch eine Reihe wichtiger Veränderungen in den Nerven- und Hormonsystemen der Eltern einher. Ihre Biologie bereitet sie unbewusst darauf vor, sich dem Kind zu öffnen, sich auf die anstrengende Aufgabe des Elternseins von ganzem Herzen einzulassen.[82]

Eltern müssen das Binden nicht wirklich lernen. Wenn sie seelisch gesund sind, selbst eine gute Kindheit mit vielen positiven Bindungserfahrungen hatten, ein unterstützendes Umfeld haben und ihr Leben auch sonst in halbwegs geregelten Bahnen verläuft, dann hat ihre Elternschaft eigentlich immer gute Startbedingungen. Und genau dann sorgen sie mit ihrer Bindungsbereitschaft auch dafür, dass sich das Kind optimal in sein soziales Umfeld hinein entwickeln kann.[83]

Die Geburt und vor allem das erste In-den-Arm-Nehmen des Kindes durch die Eltern oder das erste Anlegen an die Mutterbrust seien »der Urknall der Bindung«, sagt der Rostocker Sonderpädagoge Henri Julius. Er weiß, wovon er spricht, denn er arbeitet ständig mit verhaltensauffälligen Kindern und Jugendlichen zusammen, denen solche wichtigen ersten positiven Bindungserfahrungen fehlen und die, im Gegenteil, viele negative Erlebnisse hatten.

»Wenn man Stressprävention betreiben möchte, muss man die Beziehungen der Menschen stärken«, lautet sein Fazit: Stabile Partnerschaften, sichere Eltern-Kind-Beziehungen, verlässliche und intensive Freundschaften sorgen dauerhaft dafür, dass Menschen toxischem Stress widerstehen können. Kindern und Jugendlichen mit Bindungsproblemen hilft Julius zum Beispiel mit einer Hundetherapie. Der Umgang mit den Vierbeinern beruhigt die unsicheren jungen Menschen und erlaubt ihnen, erste zaghafte Bindungsversuche zu starten.

Doch am Anfang aller Bindungserfahrungen steht nun mal die Zeit nach der Geburt. Und dass Menschen auf gute Erfahrungen aus dieser Phase ihr ganzes Leben lang bauen können, wird derzeit von Forschern aus zahlreichen Disziplinen intensiv erforscht. Die bisherigen Resultate sind eindeutig: »Eine sichere Bindung ist zweifelsfrei ein wichtiger Resilienzfaktor«, fasst die Innsbrucker Psychologin Anna Buchheim zusammen, die sich seit langem mit dem Thema beschäftigt.

Nach der Geburt ändert sich deshalb nicht nur das Leben der Eltern. Noch viel radikaler ändern sich die Umwelt und das Innenleben des Kindes. Alles dringt nun ungefiltert zu dem kleinen Wesen durch: Helligkeit und Finsternis, Kratzen und Streicheln, Flüstern und Lärm, Duft und Gestank. Außerdem muss der Säugling lernen, seine eigenen Bedürfnisse, wie Hunger oder Müdigkeit, zu erkennen und zu befriedigen. Viele Organe entwickeln sich erst jetzt – im Zusammenspiel mit der Außenwelt – zur endgültigen Reife. Manche Organe, wie die Lunge, werden ja auch jetzt erst wirklich gebraucht.

Angst wandelt sich vom hormonellen Signal, das aus der Blutbahn der Mutter stammte, in ein echtes Gefühl. Freude wird erlebbar. Sinneseindrücke werden mit Emotionen verknüpft.

Die Geburt geht für das Kind mit einer Reihe ungewöhnlich starker hormoneller Veränderungen einher. Natürlich ist das Bindungshormon Oxytocin im Spiel. Aber auch viele weitere Botenstoffe. All diese Signale dringen vielerorts als Botschaften bis tief in die Zellen vor, schicken Transkriptionsfaktoren auf den Weg, verstellen epigenetische Strukturen. Das verändert schließlich die Genaktivitätsprofile in den Zellen und macht einige Gewebe fast schlagartig empfänglich für prägende Einflüsse. Nicht umsonst beginnen gerade jetzt eine Menge wichtiger sensibler Phasen.

Neben Strukturen zur Förderung der sozialen Bindungsfähigkeit im Gehirn, sind nun vor allem die Sinnesorgane und ihre Verarbeitungsnetzwerke im Umbau. Ratten reagieren in den ersten acht Tagen nach der Geburt besonders sensibel auf die permanente Fellpflege der Mutter, das berühmte *licking and grooming*, auf das ich gleich noch einmal zurückkommen werde. Bei Mäusen induziert der natürliche, jähe Abfall des Hormons Serotonin während der Geburt die Bildung einer wichtigen Gehirnstruktur, die die Bewegungen der Tasthaare verarbeitet. Ohne die Hormonveränderung wären die Tiere neurologisch gar nicht darauf vorbereitet, die vielen neuen Eindrücke, die ihnen die langen Haare an der Schnauze übersenden, zu verarbeiten.[84]

Und natürlich sind auch menschliche Neugeborene auf einen Schlag hochempfänglich für die ersten sozialen Interaktionen und Sinneseindrücke: das Stillen, das Wickeln, das Wiegen und Tragen durch die Eltern, das Hören von Gesang und Stimmen, die Reaktionen aufs eigene Schreien, das erste Bauchweh und so fort. All das ist Neugeborenen zwar kein bisschen bewusst, aber es ruft bei ihnen körperliche wie seelische Reaktionen hervor. Im Hintergrund stoßen die Impulse aus der Umwelt neue biochemische Programme an. Der wunderbare Entwicklungsprozess, der Leben heißt, legt nun endlich richtig los.

Auch mit Mikroben kommen wir nach der Geburt erstmals direkt in Kontakt. Auf den Kampf gegen Krankheitserreger hat uns das mütterliche Immunsystem zum Glück vorbereitet, indem es vielfältige Antikörper auf die Reise durch unsere Blutbahn schickte. Mit dieser, für unsere Infektionsabwehr wichtigen Arbeit fährt die stillende Mutter dann fort, denn auch die Muttermilch enthält Antikörper. Ganz neu ist allerdings die wissenschaftliche Erkenntnis, dass wir bereits vor der Geburt lernen, welche Bakterien gut für uns sind.

Für neugeborene Mäuse macht es nämlich einen großen Unterschied, ob ihre trächtigen Mütter eine natürliche Darmflora besaßen oder experimentell von allen, größtenteils nützlichen, die Verdauung unterstützenden Bakterien befreit worden waren. Hatte die Mutter, wie es sich gehört, einen mit Keimen besiedelten Darm, sind im Immunsystem der Jungen solche Gene besonders aktiv, die die Krankheitsabwehr antreiben und stabilisieren. Die Tiere bekommen deshalb weniger leicht Darmentzündungen.[85] Offenbar gelangen also schon vor der Geburt über die Plazenta Nachrichten ans Immunsystem der Jungen, auf welche Arten von guten Keimen sie sich einstellen dürfen, welche Keime sie bekämpfen sollen und welche besser nicht.

Die Übertragung der Darmflora von der Mutter auf das Kind ist überhaupt sehr bedeutsam für dessen spätere Gesundheit. Sie erfolgt im Zuge der natürlichen Geburt. Keime aus der mütterlichen Vaginalflora werden vom Kind aufgenommen und besiedeln seinen Darm. Mittlerweile erhalten an einigen Kliniken Kaiserschnitt-Kinder nach der Geburt einen kleinen Cocktail mit Bakterien ihrer Mutter. Erst allmählich wird klar, wie wichtig gerade die Zusammensetzung der Untermieter und beständigen Helfer in unserem Körper für unsere spätere Gesundheit sein kann.[86]

Experimenten mit Makaken verdanken wir zum Beispiel die Erkenntnis, dass es nicht nur die Darmflora der Mutter verändert, wenn sie während der Schwangerschaft eine einseitige, besonders fettreiche Nahrung erhält. Auch bei den Nachkommen besiedelt sich der Verdauungstrakt anschließend mit außergewöhnlichen Bakterien.[87] Und an diesem

Punkt kommt der Einfluss von mütterlichem Stress erneut ins Spiel.

Tracy Bale, die uns aus dem vierten Kapitel gut bekannte Epigenetikerin aus Philadelphia, entdeckte bei ihren Versuchs-Mäusen nämlich auch, dass sich die Zusammensetzung der Bakterien in der Vagina der Mutter verändert, wenn sie im ersten Drittel der Schwangerschaft starkem Stress ausgesetzt ist. Das wirkt sich auf die spätere Darmflora der Nachkommen aus. Und diese scheint nach der Geburt auf das biologische System der Tiere noch tiefgreifender Einfluss zu nehmen, als man früher dachte: Nicht nur deren Körperstoffwechsel stellt sich als Reaktion auf die Darmflora um, sondern, so absurd es auch klingt, selbst im Gehirn der Tiere sind Auswirkungen messbar. Irgendwelche Boten- oder Abbaustoffe der Darmbakterien beeinflussen nach Meinung der Forscher die Entwicklung des Denkorgans. Sie verändern das Wachstum, die Vernetzung und das molekularbiologische Programm des Nervensystems.[88]

Diese seriöse, wissenschaftlich gut gemachte Studie zeigt einmal mehr: Die Prägung unserer Gesundheit ist ein sich immer mehr erweiterndes Feld. Viele ihrer Mechanismen erscheinen so weit hergeholt, dass wir früher wohl gar nicht anders konnten, als deren Folgen schlicht für Zufall zu halten.

Ein guter Start und seine Folgen

Durch die Geburt werden die Kinder schlagartig zu Handelnden. »Der Neubeginn, der mit jeder Geburt in die Welt kommt, kann sich in der Welt nur darum zur Geltung bringen, weil dem Neuankömmling die Fähigkeit zukommt, selbst einen

Anfang zu machen, das heißt zu handeln«, schrieb schon Hannah Arendt.[89]

Diesem Drang zur Aktion sollten die Eltern unbedingt nachgeben, vor allem wenn das Kind älter und unternehmungslustiger wird. Nach etwa einem halben Jahr vergrößert sich der Horizont der Kleinen jedenfalls gewaltig. Natürlich sind Mutter und Vater noch immer die allerwichtigsten Bezugspersonen. Zunehmend nimmt das Kind aber auch andere Menschen, Haustiere und Dinge in seiner Umwelt wahr. Und es beginnt, die Welt aus eigenem Antrieb zu entdecken. Nun heißt es für die Eltern, das Loslassen zu lernen und gleichzeitig für bedingungslose Geborgenheit, soziale Zugewandtheit und sichere Rückzugsgelegenheiten zu sorgen. Denn in diesem Zeitfenster prägen sich beim Kind zentrale Charaktereigenschaften, wie erste soziale Fähigkeiten, aber auch die Neugierde, das Selbstvertrauen oder der Mut.

Säuglinge und Kleinkinder benötigen aber noch etwas viel Banaleres: sehr viel Schlaf, je nach Individuum vierzehn bis achtzehn Stunden täglich. Diese Phasen sind sehr wichtig für die gesunde Entwicklung des Gehirns. Jetzt bildet das gigantische Netzwerk der Nervenzellen neue Ausläufer und Kontakte untereinander. Das Lernen von Bewegungsabläufen, Emotionen und Sprache sowie all die vielfältigen weiteren Zusammenhänge und Eindrücke, die Tag für Tag auf kleine Menschen einprasseln, später auch die ersten Erinnerungen: All das wird im Schlaf verfestigt. Unser Gedächtnis wird im Schlaf konsolidiert. Die neue Lebenswirklichkeit wird in den konstanten Fluss unseres Bewusstseins eingeschleust, das neu Erlebte mit Vergangenem verglichen. Ohne Schlaf könnten wir auf Dauer überhaupt kein Bewusstsein ausbilden.[90]

Rauben wir den Kindern in dieser wichtigen Zeit immer wieder den ausreichenden Schlaf, kommen sie im Grunde überhaupt nicht oder zumindest deutlich verspätet in dieser Welt an. Sie werden die zahllosen, auf sie im Wachzustand einwirkenden Erfahrungen nicht vollständig aufnehmen, verarbeiten und eines Tages wieder abrufen können. Zum Glück sind aber gerade Kleinkinder eigentlich immer und überall hervorragende Schläfer. Zudem nutzen Kinder ihren Schlaf ungewöhnlich effektiv: Sie haben besonders viel Tiefschlaf, aber auch lang anhaltende sogenannte REM-Schlaf-Phasen. Ihr schlafendes Gehirn arbeitet viel effizienter als das eines Erwachsenen.[91]

Oft übersehen wir auch eine weitere segensreiche Wirkung des Schlafs: Er stabilisiert den Stoffwechsel und sorgt deshalb bei Erwachsenen und Jugendlichen zum Beispiel dafür, dass sie eher schlank bleiben. Dummerweise rauben aber gerade die Säuglinge, weil sie auch nachts gestillt oder gefüttert werden müssen, ihren Eltern eine ordentliche Portion Schlaf. Eine feste Schlafroutine ist kaum möglich. Auch an diesem Punkt sollte die Gesellschaft unbedingt mehr Rücksicht auf die Eltern nehmen.[92] Ausreichender Schlaf der Eltern kommt indirekt wieder den Kindern zugute. Denn auch die Kleinen lernen auf diesem Weg leichter ein- und durchzuschlafen.[93]

Egal von welcher Seite man es auch betrachtet: Ein guter Start ins Leben hat viele und dauerhaft positive Folgen. Er erhöht die Chance auf ein gesundes, erfülltes und langes Leben. Vernachlässigung oder Misshandlung in den Monaten nach der Geburt wirken dagegen denkbar negativ. Vieles erinnert dabei an die Folgen, die mütterlicher Stress schon während der Schwangerschaft für das Kind bewirkt. So steigt zum Beispiel das Risiko, später im Leben depressiv, diabetisch, abhängig von Suchtmitteln, krebskrank oder suizidal zu werden.

Kinder, die zu Zeiten des Ceaușescu-Regimes unter teils fürchterlichen Bedingungen in rumänischen Heimen aufwachsen mussten, wiesen bereits im Alter von 22 Monaten deutlich verkürzte Telomere auf. Insgesamt waren diese stressempfindlichen und die Lebenserwartung beeinflussenden Strukturen umso kürzer, je länger der Aufenthalt im Heim gedauert hatte.[94] Die gleiche Beobachtung machten Forscher bei Fünfjährigen, die in zerrütteten Familienverhältnissen aufgewachsen waren und schon früh im Leben viel Gewalt auszuhalten hatten.[95]

Vernachlässigte Kinder, die erst zwölf bis 24 Monate nach der Geburt in liebevolle, Geborgenheit schenkende Pflegefamilien gelangten, sind im Vergleich zu geborgen aufgewachsenen Altersgenossen nachhaltig anders geprägt. So bilden sie selbst nach drei Jahren in einem neuen Familienumfeld noch immer auffallend geringe Mengen des Bindungshormons Oxytocin beim geselligen Spiel. Auch Vasopressin, ein weiterer für soziale Interaktionen wichtiger Botenstoff, wird von ihnen nur vermindert ausgeschüttet.[96]

Wird ein Kind im ersten Lebensjahr traumatisiert, verändern sich zudem Strukturen, die Emotionen bewerten und Angst auslösen. Die Amygdala, auch Mandelkernkomplex genannt, reagiert von nun an stärker oder schwächer auf Botenstoffe wie Dopamin. Oder diese Stoffe werden in einem falschen Verhältnis von den dafür zuständigen Gehirnzellen ausgeschüttet. Auch das verändert die Persönlichkeit und beeinflusst das Risiko für psychische Krankheiten aller Art.[97]

Aber nicht nur das Gehirn, sondern auch der Stoffwechsel des Körpers, der schon im Mutterleib ein Stück weit geprägt wurde, lernt nach der Geburt stetig weiter. Kinder, die in den ersten zwölf Monaten zu viel oder falsch ernährt werden, haben ähnlich wie jene, die schon als Föten überversorgt worden waren, später ein deutlich höheres Risiko, übergewichtig zu werden. Das ist – neben den Vorteilen für die Mutter-Kind-Bindung und das Immunsystem des Kindes – das dritte wichtige Argument dafür, dass Mütter ihre Kinder in den ersten sechs Monaten möglichst voll stillen: Zusammensetzung und Kaloriengehalt der Muttermilch sind nun mal perfekt auf die biologischen Bedürfnisse des Kindes abgestimmt.[98] Jeder Monat mehr, den das Kind im ersten halben Jahr seines Lebens gestillt wird und keine Flaschennahrung erhält, reduziert sein späteres Adipositasrisiko um etwa vier Prozent. Auch die Gefahr eines späteren Typ-2-Diabetes können Eltern allein durch die ideale Ernährung ihres Säuglings um ein Viertel verringern.[99]

Kurzum: Eltern oder andere wichtige Bezugspersonen sollten sich im ersten Lebensjahr eines Kindes besonders viel Zeit für sich und ihr Baby nehmen. Und auch für spätere Lebensphasen gilt: Wer seine Kinder ausgewogen und nicht zu kalorienreich ernährt, dafür sorgt, dass sie reichlich schlafen, sich viel bewegen und oft nach draußen kommen, wird im Idealfall mit lebenslanger seelischer wie körperlicher Gesundheit seines Sprösslings belohnt. Gesellschaft und privates Umfeld müssen Eltern und Kinder dabei unterstützen.

Denn genau darauf – sich auf das Leben positiv auszurichten – hat die Natur das »System Mensch« in seinen ersten Lebensjahren eigentlich ausgelegt.

Über feste, schlechte und gestörte Bindungen

Die Mutter betritt mit ihrer kleinen Tochter einen spartanischen, weiß gestrichenen Raum, eine Umgebung, die beiden fremd ist. Sie setzen sich auf einen Stuhl. Auf dem Boden liegt Spielzeug. Zunächst klammert sich die Kleine verunsichert an die Mutter und bleibt auf deren Schoß sitzen. Doch allmählich siegt die Neugier, sie klettert auf den Boden hinunter und beginnt zu spielen. Als sie nach einer Weile völlig darin vertieft ist, betritt eine junge Frau den Raum. Sie nimmt zunächst auf einem eigenen Stuhl Platz, spricht mit der Mutter und setzt sich später zum Kind, das leicht verwirrt reagiert und zunächst zurück zur Mutter will. Kein Wunder, denn es hat diese Frau noch nie zuvor gesehen.

Der Mutter gelingt es jedoch rasch, das Kind zu beruhigen. Es spielt wieder und lässt sich dabei sogar von der Unbekannten helfen. Die Situation ist friedlich und entspannt, doch da passiert etwas Unerwartetes: Die Mutter sagt, sie müsse kurz den Raum verlassen, versichert jedoch, gleich wiederzukommen. Zügig steht sie auf und verlässt den Raum. Die Tochter eilt entsetzt hinterher, doch die Tür hat sich bereits geschlossen. Nun beginnt das Kind zu weinen. Es lässt sich von der Fremden nur mit Mühe ablenken und schließlich halbwegs beruhigen. Fahrig spielt es weiter, schaut aber immer wieder unsicher zur Tür und geht dorthin, bis die Tür sich endlich wieder öffnet und die Mutter zurückkehrt.

Sogleich rennt das Kind zu ihr, es lacht, wird freudig auf den Arm genommen und getröstet. Mutter und Tochter nehmen erneut auf dem Stuhl Platz, schauen sich in die Augen, die Mutter wischt der Kleinen die Tränen weg, entschuldigt sich für ihr plötzliches Weggehen, spricht mit ihr, es gelingt ihr rasch, das Kind zu beruhigen. Kaum ist das geschehen, dreht die Tochter schon wieder den Kopf. Sie schaut zu den Spielsachen. »Eigentlich könnte man doch noch etwas spielen?«, scheint sie zu denken. »Warum nicht? Es war ja ziemlich nett vorhin. Und im Grunde ist alles wieder gut, weil meine Mutter zurückgekommen ist.«

Flugs verlässt das Kind erneut den mütterlichen Schoß, würdigt diese keines Blickes mehr und beginnt konzentriert, Bauklötzchen zu stapeln. Das Mädchen versinkt noch viel rascher in die Welt des Spiels als zuvor. Sie ist voll und ganz bei sich.

Es ist ein kurzer Film, den der Münchner Bindungsforscher Karl Heinz Brisch auf einem Kongress von psychosomatisch orientierten Gynäkologen und Geburtshelfern vorstellt.[100] Der typische, standardisierte Versuchsaufbau eines Experiments namens »Fremde Situation«, mit dem die Psychologen erfassen, wie sicher die Bindung eines Kindes zu seiner Bezugsperson ist. In diesem Fall – man ahnt es schon – ist sie sicher und stabil.

Doch in anderen, seltenen Fällen ist beim Aufbau der Bindung etwas schiefgegangen: Im Experiment ignorieren die Kinder das Fortgehen von Mutter oder Vater fast völlig. Ihre Bezugsperson scheint ihnen regelrecht gleichgültig zu sein. Oder sie lassen sich auch dann nicht mehr beruhigen, wenn Mutter oder Vater längst zurückgekehrt sind. Manche Kinder trauen sich zudem nicht, alleine zum Spielzeug zu gehen. Stattdessen klammern sie sich ängstlich an die Bezugsperson. Wieder andere bleiben auch nach der Rückkehr von Vater oder Mutter einfach bei der unbekannten Person sitzen. Es scheint fast, als bemerkten sie gar nicht, dass ihre eigentliche Bezugsperson wieder im Raum ist.

In all diesen Fällen ist die Bindung offenbar nicht ideal. Das intuitive Schwanken des Kindes zwischen Absicherung und Spiel, zwischen der Suche nach Geborgenheit und Entdeckungslust – von Fachleuten Explorationsverhalten genannt – scheint aus der Balance geraten zu sein. Verantwortlich dafür sind meistens wenig feinfühlige Verhaltensweisen der Eltern als Reaktion auf Signale ihres Kindes oder sogar Zurückweisung bis zu Gewalt oder Vernachlässigung des Kindes durch Mutter, Vater oder beide.

Die Kinder müssen dabei noch nicht einmal körperlich oder sexuell misshandelt worden sein. Wiederkehrende emotionale Belastungen wirken den Bindungsforschern zufolge oft genauso schwer, manchmal sogar schwerer. Wenn Eltern ihre Kinder immer wieder wie Luft behandeln, ihre Versuche zur Kontaktaufnahme nicht spiegeln oder sie im Extremfall sogar psychisch terrorisieren – etwa indem sie sich häufig tot stellen oder mit Liebesentzug drohen –, hat das laut Brisch »dramatische Folgen«. Besonders häufig sei das Phänomen in solchen Familien, »bei denen es seit Generationen Tradition ist zu schweigen, wenn man wütend auf den anderen ist«. Ignorieren werde als Strafe eingesetzt.[101]

Für das Kind kann diese Form des Stresses toxisch werden und gerade in dieser frühen prägenden Lebensphase das Stressregulationssystem dauerhaft verändern. Dadurch erhöht sich auch nach Ansicht des Psychosomatikers Ulrich Egle aus Gengenbach, ebenfalls ein anerkannter Bindungsexperte, später im Leben das Risiko für eine Reihe komplexer Krankheiten: Das Schmerzsyndrom Fibromyalgie gehört dazu, aber auch Allergien und Asthma oder das Hyperaktivitätssyndrom ADHS.[102] Selbst die Wahrscheinlichkeit, später im Leben ein Burnout-Syndrom zu bekommen, soll durch unverarbeitete Verluste und Bindungsproblemen in der Kindheit ansteigen.[103] Es sind vor allem die Stresskrankheiten, bei denen solche Zusammenhänge geradezu logisch erscheinen und mittlerweile auch molekularbiologisch nachvollzogen werden können.

Dem Trierer Stressforscher Dirk Hellhammer ist schon vor längerer Zeit aufgefallen, dass Erwachsene mit Fibromyalgie mehrheitlich vor ihrem errechneten Geburtstermin zur Welt gekommen waren. In vielen Fällen dürfte ihre Mutter im letzten Schwangerschaftsdrittel viel Stress ausgesetzt gewesen sein. Doch das allein hat das Fibromyalgierisiko vermutlich nicht erhöht: Frühgeburten erschweren oft die Eltern-Kind-Bindung. Beide Faktoren – vorgeburtlicher Stress der Mutter und Schwierigkeiten mit der Bindung – dürften sich addieren und das Erkrankungsrisiko gemeinsam nach oben schaukeln.

Doch was zeichnet eine gute Bindung zwischen Eltern und Kind letztlich aus? Was garantiert am ehesten ein Aufwachsen mit vielen, auch mal stressenden, aber insgesamt positiv verarbeiteten Herausforderungen und möglichst wenig toxischem, nicht zu überwindendem Stress?

Im Idealfall wechseln sich beim Kind Aktionen, die der Sicherung der Bindung dienen, und Erkundungsphasen ab. Zunächst heißt es also Schmusen, Kuscheln, Blicke tauschen, gemeinsam singen, sich unterhalten, aufeinander zulaufen, dann folgen das versunkene Spielen oder das Kennenlernen fremder Menschen, Gegenstände und Orte – und umgekehrt. Die Kinder verschaffen sich zunächst im vertrauten Umfeld die emotionale Sicherheit, um danach auf sich alleine gestellt etwas Neues, durchaus auch Belastendes zu unternehmen, und kehren alsbald zur Sicherung der Bindung zurück. Machen die Kleinen dabei immer wieder gute Erfahrungen, verstärken sich ihre Persönlichkeit und ihre psychische Widerstandskraft und sie halten irgendwann auch Kon-

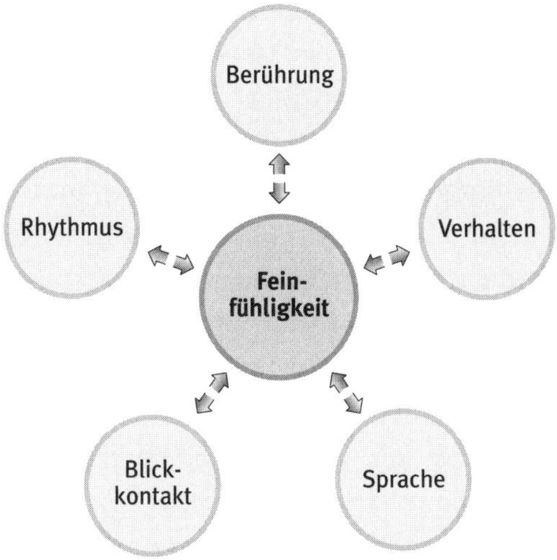

Wenn Erwachsene heutzutage Eltern werden, haben sie oft so wenig praktische Erfahrung im Umgang mit Babys, dass sie die Feinfühligkeit für die Signale eines Babys erst lernen müssen, besonders wenn sie selbst diese als Kind nicht richtig bei ihren Bindungspersonen erfahren haben. So entwickeln sie ein intuitives Gespür für die sozialen Signale der Kleinen und bauen in der Interaktion während des ersten Lebensjahres eine sichere Bindung zu ihnen auf.

flikte und belastende Situationen besser aus, etwa wenn die Mutter wie im Experiment kurz verschwindet.

Eine möglichst gute Bindung des Kindes zu seinen wichtigsten Bezugspersonen »ist ein Schutzfaktor für eine gesunde körperliche, soziale, kognitive und psychische Entwicklung«, fasst Karl Heinz Brisch zusammen. Die Bezugspersonen sollten deshalb besonders oft die Möglichkeit haben, sich im Laufe des ersten Lebensjahres immer wieder entspannt und frei auf das Kind einzulassen. Dann entwickelten sie eher eine gewisse »Feinfühligkeit« für dessen Signale und Bedürfnisse. Und die ist der Kitt, der die gute Eltern-Kind-Beziehung letztlich zusammenhält. Im täglichen Miteinander von

Eltern und Kind entsteht schon direkt nach der Geburt ein typisches Wechselspiel aus Gesten, Blicken, Berührungen, einem gemeinsamen Rhythmus, dem Einsatz von Sprache und Gesang und vielem mehr. All das ist eine Art verhaltensbiologisches Programm für die Entstehung und Aufrechterhaltung sicherer Bindungen. Es sorgt in Brischs Worten ganz entscheidend dafür, »dass die Bindung Wurzeln schlägt«.

Etwa zwei Drittel der Mutter- oder Vater-Kind-Paare zeigten im Experiment eine solche, rundum positive, sichere Bindung. Eine aktuelle Metaanalyse, die sehr viele vergleichbare Studien aus aller Welt auswertete, kam zuletzt nur noch auf einen Wert von knapp 50 Prozent.[104] Noch ist zwar unklar, warum die Häufigkeit der rundum sicheren Bindungen abnimmt, doch man sollte den Trend nicht überbewerten. Denn die meisten anderen analysierten Bindungen stuften die Psychologen als »ein wenig unsicher« oder »ambivalent« ein. Solche Befunde sind noch vergleichsweise unproblematisch. Nur bei knapp jedem zwanzigsten Kind diagnostizierten die Psychologen eine regelrechte Bindungsstörung. Damit es so weit komme, müssen die Kinder laut Brisch ausgesprochen heftige Erfahrungen gemacht haben, etwa »sexuelle oder körperliche Gewalt, massive Vernachlässigung oder die Verletzung der Bindungspersonen durch Gewalt«.[105]

Gerade auch die emotionale Vernachlässigung des Säuglings und Kleinkindes kann gravierende Folgen haben. Eine ihrer häufigsten Ursachen ist die postpartale Depression der Mutter, auch Wochenbettdepression genannt. Aus der Warte der Krankheitsprävention ist es deshalb besonders wichtig, die ernsthafte Form der nachgeburtlichen Schwermut so früh und effektiv wie möglich zu erkennen und zu bekämpfen. Ähnlich wie beim Schwangerschaftsdiabetes, der zeitlebens den Körperstoffwechsel des Kindes umprägen kann, erhöht auch diese mütterliche Krankheit lebenslang das Krankheitsrisiko ihrer Nachkommen. Anders gesagt: Da die Mutter wegen der seelischen Beschwerden keine feste Bindung zu ihrem Nachwuchs aufbauen kann, steigt die Gefahr, dass das Kind eines Tages selbst psychisch erkrankt. In der harmlosen, abgeschwächten Variante wird das Leiden als »Baby-Blues« bezeichnet. Dabei treten im Laufe der ersten Woche nach der Geburt vorübergehende depressive Verstimmungen auf. Diese bleiben im Allgemeinen folgenlos für Mutter und Kind.*

Zum Glück haben Kinder nur selten ganz fürchterliche Erlebnisse. Gerade deshalb – und weil sie so extrem sind – sind deren biologische und psychologische Nachwirkungen aber besonders gut messbar. Die empirische Beobachtung, dass frühkindliche Traumata der seelischen Gesundheit ein Leben lang schaden können, wurde deshalb auch schon oft bestätigt. Egal ob Depressionen, posttraumatische Belastungsstörungen, Angsterkrankungen, aggressives Verhalten, bipolare Störungen oder eine erhöhtes Suizidrisiko: Die Gefahr für sehr viele psychische Leiden scheint zumindest statistisch erhöht, wenn Kinder früh im Leben traumatisiert wurden. Sogar das Immunsystem ist dauerhaft geschwächt, so dass Betroffene häufiger Infekte bekommen als andere Menschen.[106]

Noch lässt sich allerdings auf biomedizinischem Weg nicht genau ermitteln, wie groß die individuelle seelische Belas-

---

* An einer postpartalen Depression leiden im Laufe des ersten Jahres nach der Geburt des Kindes 5 bis 10 Prozent der Mütter. Der sogenannte »Baby-Blues« ist sehr viel häufiger (25 bis 50 Prozent der Mütter). Weitere Infos: www.buendnis-depression.de/depression/nach-der-geburt.php; Zugriff: 11.10.2015.

tung eines Menschen tatsächlich ist. Auch Vorhersagen, ob und wie gut eine bestimmte Psychotherapie bei jemandem wirken wird, lassen sich nicht treffen. Für solche Fragestellungen benötigt die Psychologie sogenannte Biomarker, also molekulare Auffälligkeiten, die man im Körper messen und zur Diagnostik einsetzen kann. Deshalb fahnden Wissenschaftler derzeit intensiv nach epigenetischen Veränderungen in den Zellen traumatisierter Personen. Sie hoffen, eines Tages den Traumatisierungsgrad von Menschen quantifizieren und den Erfolg einer Therapie berechnen zu können.

Schon jetzt verändert diese Forschung jedoch den Blick auf Phänomene wie Resilienz, Lebensfreude, Zufriedenheit, innere Stärke, Wohlbefinden, Charisma und Optimismus auf der einen Seite – und Schwermut, Wankelmütigkeit, emotionale Instabilität, Bindungsschwäche, aufbrausende Gewaltbereitschaft auch gegen sich selbst oder unterschwellige Aggressivität auf der anderen Seite.

Die berühmten Ratten des Michael Meaney

Das bekannteste und viel zitierteste Beispiel für die tiefe biologische Wirkung frühkindlichen Geborgenseins lieferte schon vor mehr als zehn Jahren der kanadische Hirnforscher Michael J. Meaney. Schon lange zuvor erforschte er mit seinem Team an der McGill University in Montreal, was mit jungen Ratten geschieht, deren Mütter sie nicht im gewohnten Maß umsorgten.

Offenbar haben die Tiere in den ersten acht Tagen nach der Geburt ein sensibles Entwicklungsfenster für den Aufbau einer stabilen Stress-Achse. Das Muttertier putzt, krault, kuschelt und leckt die Jungen in dieser Zeit, so viel es geht, kurz, es zeigt sein natürliches Putz- und Kraul-Verhalten – das bereits erwähnte *licking and grooming*. Die Jungtiere entwickeln sich normal. Sie werden zeitlebens eher ausgeglichen, belastbar und gesellig sein. Und sie werden sich als Mütter ebenfalls fürsorglich um ihren Nachwuchs kümmern.

Allerdings gibt es immer wieder auch Ratten, die ihre Jungen nicht oder nur sehr wenig umsorgen, die *non licking rats* – nicht leckende Ratten. Deren Nachkommen werden später eher aggressiv, ängstlich, reizbar, ungesellig und nervös. Und vor allem tun sich die Weibchen, wenn sie eines Tages selbst Junge ausgetragen haben, ebenfalls schwer damit, diese ausreichend zu hegen. Es scheint fast so, als würde sich die fehlende Fürsorge generationsübergreifend fortpflanzen.

Trotz jahrelanger Suche gelang es nicht, eine genetische Ursache für das ungewöhnliche Verhalten zu finden: Ein *non licking*-Gen existiert definitiv nicht. Stattdessen löste Meaney das Rätsel im Jahr 2004 auf einem damals noch sehr ungewöhnlichen Weg. Er entdeckte eine epigenetische Ursache und fand so als einer der Ersten heraus, wie Persönlichkeit und seelische Gesundheit biologisch geprägt werden können: Durch das fürsorgliche Verhalten der Mutter erleben die Jungtiere in den ersten acht Tagen besonders viel Geborgenheit. Dadurch werden bestimmte Botenstoffe in Körper und Gehirn ausgeschüttet, und es befinden sich eher geringe Mengen von Stresshormonen im Blutkreislauf. Dieser Cocktail sorgt dafür, dass in den Zellen der Gefühle verarbeitenden und das Gedächtnis unterstützenden Gehirnregion namens Hippocampus besonders viele Methylgruppen an einer bestimmten Stelle der DNA entfernt werden.

»Die Mutter leckt mit ihrem Verhalten sozusagen indirekt die Methylgruppen von der Kontrollregion des Gens des Glucocorticoid-Rezeptors im Hippocampus«, erklärt Meaney.

Dieses Gen enthält – wie zuvor bereits erwähnt – den Code für ein Empfängerprotein, das den Spiegel des Stresshormons Cortisol erfasst. Ist das Gen an dieser Stelle weniger stark methyliert, ist es leichter aktivierbar. Das bedeutet wiederum, dass die gut umsorgten Tiere am Hippocampus zeitlebens deutlich mehr dieser wichtigen Rezeptoren besitzen als die Jungen der *non licking rats*.

Offensichtlich ist dieser scheinbar kleine epigenetische Unterschied hauptverantwortlich dafür, dass sich manche Tiere zeitlebens anders als die Mehrheit verhalten und auch ihre Jungen später nicht so gut behandeln. Die geborgen aufgezogenen Tiere mit vielen Cortisol-Andockstellen im Mittelhirn erfassen nämlich rasch, wenn große Mengen des Stresshormons im Blut sind. Sie sorgen dann, falls nötig, zügig für dessen Drosselung und sind gut in der Lage, Stress abzubauen. Den anderen Tieren gelingt das schlechter, sie bauen Stress verzögert ab und leben permanent in einer Art Dauerstress.[107]

Diese Zusammenhänge erklären perfekt das auffällige Verhalten der vernachlässigten Ratten. Und weil Meaney und Kollegen die Ersten waren, die einen solch wichtigen biopsychologischen Mechanismus so detailliert analysieren konnten, sind sie mittlerweile regelrechte Stars ihrer Zunft. Mitunter werden die Entdecker des Phänomens der »epigenetischen Programmierung durch mütterliches Verhalten« sogar als Kandidaten für den Medizin-Nobelpreis gehandelt.

Was die direkte Übertragung der Resultate auf den Menschen anbelangt, zeigt sich Meaney sehr zurückhaltend. Schließlich seien bei uns nicht nur die Mütter für die Kinder zuständig, und angesichts der Resultate aus seinem Labor dürfe man keinesfalls schlussfolgern, dass menschliche Mütter nicht arbeiten gehen dürfen und Kinder in Kinderkrippen schlecht aufgehoben sind.* »Hier in Kanada gibt es wegen unserer Experimente sogar schon Clubs von Müttern, die ihre Babys lecken – richtig ablecken, im wortwörtlichen Sinn«, lacht Meaney. Kaum zu fassen, wie falsch manche Wissenschaft verstünden: »Menschen sind doch keine Ratten!«

Davon, dass das zentrale Grundmuster aus seinen Experimenten sehr wahrscheinlich aber auch für den Menschen gilt, ist indes auch Michael Meaney überzeugt. Immerhin betreiben auch wir – ähnlich wie Ratten und eine Vielzahl anderer Tiere – eine aufwändige Brutpflege. Diese dient nicht nur dem Schutz des Nachwuchses, sondern prägt auch dessen seelisches und körperliches Gleichgewicht. Die Art und Intensität der Brutpflege enthält nämlich wichtige Informationen über die Umwelt. Und die Nachkommen nutzen natürlich die Chance, sich biologisch daran anzupassen.

Solche Zusammenhänge scheinen so grundlegend zu sein, dass Forscher sie sogar bei Ohrwürmern entdeckten. Die harmlosen Insekten kommen schon mobil und lebenstüchtig zur Welt. Dennoch passt die Mutter für gewöhnlich auf das Gelege auf und beschützt und füttert später die heranwachsenden Larven. Ist die Mutter jedoch abwesend und wachsen die Jungtiere unbehütet auf, werden sie größer und haben längere Zangen am Hinterleib. Offenbar wappnen sie sich für eine besonders harte Umwelt, erkaufen das jedoch mit einem nicht zu unterschätzenden Nachteil: Jene Ohrwürmer, die einst nicht beschützt wurden, kümmern sich später selbst schlechter um ihren Nachwuchs als andere Tiere. Sie füttern ihn weniger und verteidigen ihn nur halbherzig gegen Feinde.[108]

---

* Solche Forderungen tauchen mit Bezug auf Meaneys Experimente tatsächlich immer wieder in der Öffentlichkeit auf.

Frühe Prägungen halten oft also zeitlebens an. Doch sind sie deshalb auch ähnlich stabil wie genetische Mutationen? Sind sie unser biologisches Schicksal? Lassen sie sich später im Leben gar nicht mehr überschreiben? Auch bei solchen Fragestellungen helfen Meaneys Experimente weiter. Die epigenetischen Veränderungen im Rattenhirn scheinen nämlich sehr wohl veränderlich zu sein.

Tatsächlich gelang es den Kanadiern auf verschiedenen Wegen, die negative Prägung ihrer Ratten zumindest teilweise rückgängig zu machen: indem die Forscher die Tiere zu anderen Müttern gaben, die sie besonders fürsorglich behandelten, indem sie epigenetisch aktive Arzneimittel einsetzten* und indem sie den Tieren erlaubten, sich möglichst viel in einer sogenannten angereicherten Umwelt aufzuhalten.[109] Diese beinhaltete nicht nur eine abwechslungsreiche Kletterlandschaft, sondern auch sehr viele verschiedene Spielsachen und vor allem eine Vielzahl gleichaltriger, zum Herumtoben aufgelegter Artgenossen.

Ähnliches funktioniert vielleicht auch bei uns: Psychologen haben schon oft beschrieben, dass Menschen, die in ihrer Kindheit vernachlässigt und traumatisiert wurden, in vielen Fällen davon profitieren, wenn sie später in eine liebevolle, fürsorgliche Familie kommen und eine Menge positiver sozialer Kontakte haben. Ich berichtete davon.

Auch dass Psychotherapie Linderung verschaffen kann, passt ins Bild. Der Münchner Bindungsforscher Karl Heinz Brisch belegt zum Beispiel, dass sich sichtbare Veränderun-

* Von einem Einsatz als revolutionäre neue Psychopharmaka sind solche Substanzen allerdings noch weit entfernt. Sie hemmen epigenetisch aktive Enzyme, sind deshalb nebenwirkungsreich und kaum gezielt anwendbar. Dennoch wurden sie schon in vielen Studien auch beim Menschen getestet – bisher allerdings vor allem in der Onkologie.

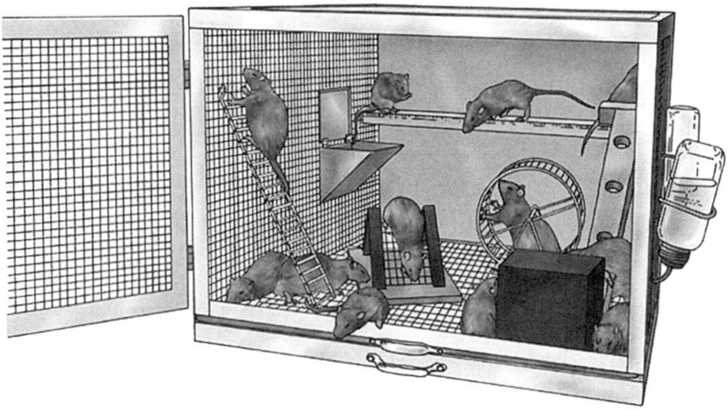

Das Leben in einer »angereicherten Umwelt« mit vielen Artgenossen und Spielsachen hilft frühkindlich vernachlässigten Ratten, ihre negative epigenetische Prägung in eine positive Richtung zu überschreiben.

gen im Gehirn von Kindern, die früh vernachlässigt worden waren, mit »einer intensiven Therapie von mehreren Stunden in der Woche« zumindest teilweise rückgängig machen lassen.[110] Auch dabei ist der Hippocampus betroffen: Toxischer Stress in früher Kindheit verursacht einen messbaren Schwund in dieser Hirnregion, die beim Verarbeiten und Bewerten von Gefühlen hilft sowie das Gedächtnis unterstützt. Die Therapie ließ den Hippocampus wieder wachsen.

Generell gilt: Je früher im Leben die Traumatisierung erfolgt und je intensiver sie war, desto schwerer ist es, sie rückgängig zu machen. Die Prägung der Genregulation kann nun mal auf verschiedenen epigenetischen Ebenen stattfinden. Ist nur die eine Ebene betroffen, sind die Veränderungen noch vergleichsweise reversibel, sind alle Ebenen umprogrammiert, ist das neue Aktivierbarkeitsmuster in den Zellen sehr tief eingraviert.

Letztlich ist es also individuell verschieden und vom Schicksal, vom Alter und natürlich auch von den Genen abhängig, wie viele und welche biopsychologische(n) Spuren früher Traumata später wieder gelöscht oder überschrieben werden können. Doch – um einen kleinen Ausflug in die Tagespolitik zu wagen – gerade in diesen Zeiten, in denen überall auf der Welt Opfer bewaffneter Auseinandersetzungen auf der Flucht sind, die größtenteils schreckliche Erfahrungen machen mussten, sollten wir alles daransetzen, den Flüchtlingen so früh und so intensiv wie irgend möglich ein ruhiges, sicheres Leben mit zahlreichen guten Beziehungserfahrungen zu verschaffen. In eine umfassende und gute Psychotherapie dieser Menschen zu investieren und für eine zügige Integration zu sorgen wird vor allem langfristig der gesamten Gesellschaft zugutekommen.

Das biologische Substrat der Geborgenheit

Bin ich nun womöglich selbst in die Falle der naiven Verallgemeinerung von Tierexperimenten getappt? Erlauben die Daten derart weit reichende Aussagen überhaupt? Immerhin unterstützen psychologische Befunde bei Menschen die Aussagen der Versuche. Berechtigt fühle ich mich zudem, weil auch in diesem Bereich längst eine Vielzahl neuer Fakten publiziert wurde, die das Bild abrundet und eine Übertragbarkeit der Resultate auf den Menschen nahelegt.[111]

Zunächst fand Michael Meaneys Mitarbeiter Patrick McGowan bei Menschen, die einen Suizid begangen hatten und von denen man wusste, dass sie eine schwere, traumatisierende Kindheit gehabt hatten, ganz ähnliche Veränderungen am Gen des Glucocorticoid-Rezeptors in den Zellen des

Hippocampus wie bei den Jahre zuvor analysierten, nicht ausreichend umsorgten Ratten. Unfallopfer oder solche Suizidopfer mit einer unauffälligen Kindheit hingegen hatten normal geprägte Gehirnzellen.[112] Veränderte epigenetische Markierungen am Gen desselben Rezeptors waren es übrigens auch, die der Konstanzer Thomas Elbert in den Blutzellen von Jugendlichen ausfindig machte, deren Mütter während der Schwangerschaft traumatisiert worden waren. Ich habe darüber bereits im vorigen Kapitel berichtet.*

Etwa zeitgleich untersuchten Neurowissenschaftler aus den USA die Epigenome in Blutzellen von 99 gesunden Erwachsenen, befragten sie nach ihrer Kindheit und nach dem Grad der elterlichen Fürsorge. Dann machten sie einen Stresstest. Tatsächlich schnitten Probanden, die einst vernachlässigt oder traumatisiert worden waren, im Stresstest auffällig ab. Vor allem aber waren an der Kontrollregion des Gens für den Glucocorticoid-Rezeptor wieder einmal besonders viele Methylgruppen angelagert. Die Zellen konnten das Gen folglich nur schlecht aktivieren. Die Stress-Achse war allerdings nicht übererregbar, sondern eher abgestumpft.[113]

Die epigenetische Prägung von Psyche und Stress-Achse beschränkt sich indes nicht nur auf das Gen des Glucocorticoid-Rezeptors. Anfangs hatten die Forscher natürlich vor allem dort gesucht, da sie die Resultate von Michael Meaney bestätigen wollten. Mittlerweile wurden sie aber auch andernorts fündig. Mäuse, die nach der Geburt immer wieder ihrer Mutter weggenommen werden, haben zum Beispiel zeitlebens in einer bestimmten Hirnregion ein besonders aktives Gen für den Botenstoff Vasopressin. Ihre Stress-Achse ist besonders leicht erregbar.[114]

---

* Siehe Seite 199f.

Damit nicht genug: Ebenfalls bei Mäusen fanden sich Hinweise, dass die mütterliche Prägung auch die Regulation des Hirnbotenstoffs Neuropeptid Y verändert. Vernachlässigung sorgt in diesem Fall für einen Mangel an passenden Empfängerproteinen. Ihr Gen ist nur schwer zu aktivieren. Die Tiere macht das besonders ängstlich.[115]

Doch zurück zum Menschen: Dass das Aufwachsen in Armut das Risiko erhöht, später im Leben eine Depression zu bekommen, ist bekannt. Den molekularbiologischen Hintergrund dazu entschlüsselte aber gerade erst ein Forscherteam von der Duke University in Durham, USA. Johnna Swartz und Kollegen testeten 132 Kinder und Jugendliche zweimal im Abstand von zwei Jahren. In Blutproben untersuchten sie, wie stark Methylgruppen an das Gen eines Proteins angebaut waren, das dem Botenstoff Serotonin seine Arbeit erleichtert.

Eine epigenetische Blockade dieses Gens ist schon länger als Risikofaktor für Depressionen im Gespräch. Außerdem weiß man aus früheren Studien, dass sie bei vernachlässigten Kindern oder in Armut lebenden Kindern besonders häufig ist. Schließlich testeten die Forscher auch noch, wie stark die Probanden mit ihrem Angstzentrum im Gehirn, der Amygdala, auf Fotos ängstlicher Menschen reagierten. Auch hier kennt man bereits einen Zusammenhang zwischen einer Übererregbarkeit des Angstzentrums und einer Neigung zur Depression.

Die neue Studie aus dem Jahr 2016 bestätigt nun die zuvor nur vermutete Verbindung zwischen Armut in früher Kindheit und erhöhter Neigung zur Depression im späteren Leben: Bei jenen Kindern, die in besonders armen Verhältnissen aufwuchsen, nahm die Methylierung des fraglichen Gens zwischen den ersten beiden Messungen stark zu. Parallel dazu stieg meist auch die Empfindlichkeit der Amygdala an. Und genau jene Kinder, bei denen beide Prozesse zugleich beobachtet wurden, hatten in einer Nachuntersuchung ein weiteres Jahr später besonders häufig Symptome einer Depression.

Offen bleibt bislang, welche der vielen negativen Einflüsse, die mit einem Aufwachsen in Armut statistisch verbunden sind, die gefährliche biologische Kaskade letztlich anstoßen. Vernachlässigung, Gewalterfahrungen, aber auch die schlechte Ernährung der Säuglinge oder das Rauchen der Mutter in der Schwangerschaft kommen unter anderem dafür in Betracht. Vermutlich wirken ohnehin mehrere dieser Faktoren gemeinsam. Die Forscher hoffen jedenfalls langfristig auf einen neuen Test, der das Depressionsrisiko eines Menschen vorhersagen könnte und eine frühzeitige Behandlung oder Vorbeugung ermöglicht.[116]

In eine ähnliche Richtung weisen auch die neuesten Resultate des Bochumer Biopsychologe Robert Kumsta. Mit Kollegen gelang es ihm, molekularbiologische Konsequenzen frühkindlicher Vernachlässigung zweifelsfrei sichtbar zu machen. Er analysierte mit seinem Team die epigenetischen Markierungen von Mundschleimhautzellen von 49 Erwachsenen, die als Kinder adoptiert worden waren. Zwei Drittel von ihnen stammten aus den Heimen der rumänischen Ceaușescu-Zeit der 1980er Jahre, in denen menschenunwürdige Bedingungen herrschten. Diese Probanden waren wiederum in eine Gruppe aufgeteilt, die sehr lange in den Heimen gelebt hatte, und in eine Gruppe, die nur kurze Zeit dort verbracht hatte. Die dritte Gruppe waren Briten, die in ihrer Kindheit keine Vernachlässigung erfahren hatten. Ihre Daten wurden zum Vergleich herangezogen.

Es zeigte sich, dass eine bestimmte DNA-Region* nur in der Gruppe jener Erwachsener auffallend stark methyliert war, die in ihrer Kindheit besonders lange vernachlässigt worden waren. Diese epigenetische Besonderheit ging einher mit charakteristischen sozialen Defiziten, wie sie von einst vernachlässigten Menschen bekannt sind. Das Fazit der Forscher: Auch wenn nicht klar sei, welche der Auffälligkeiten wirklich den Anfang machte – die epigenetische Markierung oder die sozialen Defizite –, so scheint die frühkindliche Traumatisierung dennoch messbare und dauerhafte Spuren in den zellulären Programmen der Genaktivierbarkeit hinterlassen zu haben.[117]

Genau dieser wichtige Schritt, nämlich das Aufspüren eines biologischen Substrats für die frühkindliche psychologische Prägung, gelang im Jahr 2016 auch Lotte Houtepen an der Universität Utrecht. Die Niederländerin analysierte mit Kollegen Blutproben von 85 gesunden Erwachsenen und machte mit den Probanden Stresstests. Dabei zeigte sich ein klarer Zusammenhang zwischen der Intensität, mit der die Menschen per Stresshormon-Anstieg auf die Belastung reagierten, und epigenetischen Veränderungen an einem für die Stressreaktion wichtigen Gen.**

Je abgestumpfter die Stressreaktion, desto mehr Methylgruppen waren an der Kontrollregion des Gens an die DNA angelagert und desto schlechter aktivierbar dürfte es gewesen sein. Diese Reaktion war biologisch gesehen offenbar so wichtig, dass sie vom epigenetischen System gleich doppelt abgesichert wurde. Denn auch der Histon-Code in einer benachbarten Verstärker-Region war systematisch verändert.

---

* Die Kontrollregion des Gens CYP2E1.

** Dieses Gen heißt KITLG.

Vor allem aber fand sich in dieser Studie ebenfalls ein Bezug zu frühkindlichen Gewalterfahrungen. Je mehr Traumata die Versuchspersonen in ihrer Kindheit erleben mussten, desto abgestumpfter war ihre Stressreaktion.[118]

Der Resilienzfaktor

Erlebnisse aus unseren ersten Lebensjahren – vor allem aus den ersten zwölf Monaten – verändern also nachweislich die Regulation der Gene in unseren Zellen. Positive Erfahrungen wie Geborgenheit und Liebe machen uns deshalb resilienter. Negative Erfahrungen erhöhen im Übermaß unser späteres Erkrankungsrisiko. Natürlich gibt es auch Ausnahmen, etwa wenn Kinder vor lauter Überbehütung keine eigenen Erfahrungen mehr machen dürfen oder wenn überwundene und gut verarbeitete außergewöhnliche Belastungen die Stress-Achse stärken.

Doch obwohl es schon sehr viele Experimente mit Versuchstieren und eine Vielzahl von Beobachtungen bei Menschen gibt, die diese Zusammenhänge untermauern, so bleiben doch noch viele Fragen offen: Welche Organe des Körpers und Areale des Gehirns sind im Detail betroffen? Wie lassen sich negative Entwicklungen am besten rückgängig machen, wie positive optimal verstärken? Wann und unter welchen Umständen wirken womöglich sogar negative Erlebnisse positiv und umgekehrt?

Wenigstens bei der wichtigen Frage, ob die Forscher tatsächlich von Zellen aus Blutproben oder Mundabstrichen auf molekularbiologische Prozesse in den Gehirnzellen schließen können, mehren sich die Indizien, die eindeutig dafürsprechen. Das ist zunächst eine gute Nachricht. Denn es macht die Entwicklung vergleichsweise simpler epigenetischer Tests denkbar. Psychotherapeuten und Psychosomatiker dürfen sich also freuen: Ihre Profession, vielfach noch immer als »weiche Wissenschaft« verunglimpft, scheint bald ein hartes und stabiles biologisches Fundament zu bekommen.

Die möglichen Konsequenzen einer solchen Entwicklung sind indes kaum absehbar. Finden die Wissenschaftler demnächst tatsächlich geeignete Biomarker, mit denen sie auch später im Leben nachweisen können, dass Menschen eine schlimme Kindheit hatten, beschäftigen solche Vorfälle womöglich noch Jahrzehnte später die Gerichte, weil Bezugspersonen zur Verantwortung gezogen werden sollen. Vielleicht fände man dann sogar eine Methode, mit der man das Risiko eines noch gesunden Menschen messen kann, Suizid zu begehen oder eine psychische Krankheit zu entwickeln. Gelten diese Menschen im Zweifelsfall dann überhaupt noch als gesund? Könnte man ihnen sinnvolle Empfehlungen geben? Könnte man sie gar effektiv behandeln? Welche Nebenwirkungen dürfte man für eine solche Behandlung in Kauf nehmen?

Die Diskussionen um solche Fragen werden die Gesellschaft verändern. Und wir sollten unser Verständnis von Gesundheit möglichst überdacht haben, *bevor* diese Diskussionen beginnen. Die potenziellen neuen Tests werden nämlich bestimmt auch eindeutig unerfreuliche Auswirkungen haben, etwa wenn Krankenkassen neue Mitglieder nur nach dem richtigen epigenetischen Befund zulassen oder die Befähigung eines Menschen, einen bestimmten Beruf zu ergreifen, von den Schaltern an seinen Genen abhängig gemacht wird. Werden zum Beispiel eines Tages nur noch solche Soldaten in den Einsatz geschickt, die epigenetisch darauf geprägt sind, keine posttraumatische Belastungsstörung zu entwickeln? Wird es eines Tages ein epigenetisches Doping im Sport geben? Noch scheinen solche Szenarien in weiter Ferne. Aber wir sollten auf der Hut sein und die weitere Forschung auf diesem Gebiet unbedingt kritisch begleiten.

Wie weit die Biologen an dieser Stelle schon sind, unterstreicht ein anderes spannendes Resultat: Angesichts der Erkenntnisse der Epigenetik scheinen die eigentlichen Informationsträger des Erbguts, die Gene, etwas aus dem Blick geraten zu sein. Doch wie bei allen unseren Eigenschaften, so reden sie natürlich auch bei der frühen Prägung ein gewichtiges Wort mit. Oder anders gesagt: Bestimmte Genvarianten entscheiden darüber, ob wir für eine der vielen verschiedenen Mechanismen der Prägung überhaupt empfänglich sind oder nicht.

Elisabeth Binder vom Max-Planck-Institut für Psychiatrie in München hat sich mit Kollegen eines der Biomoleküle vorgeknöpft, das an zentraler Stelle über die Intensität der Stressreaktion mitentscheidet. Dabei förderte sie einzigartige Details darüber zutage, wieso manche Menschen resilienter sind als andere. Die untersuchte Substanz heißt FKBP5 und moduliert die Wirkung des Stresshormons Cortisol. Vom zugehörigen Gen, das den FKBP5-Bauplan kodiert, existieren indes zwei Typen: ein Risikotyp und ein gewöhnlicher Typ.

Diese Variation – so winzig sie auch sein mag – kann schicksalsentscheidend sein. Denn negative Folgen haben frühe Traumata offenbar nur für Menschen mit dem Risikotyp des Gens. Die anderen sind zwar nicht grundsätzlich gegen diese Leiden gefeit, aber frühkindliche Traumata scheinen auf das Risiko keinen besonderen Einfluss mehr zu haben. Über die Gesamtbevölkerung hinweg betrachtet, gefährdet allerdings kein anderer Faktor die seelische Stabilität langfristig so sehr wie ein Trauma zwischen Geburt und Pubertät.

Die Max-Planck-Forscher fanden nach der Analyse von fast 2000 menschlichen Blutproben heraus, warum und wie die beiden Genvarianten so verschieden wirken. Der schützende Typ erschwert es dem Erbgut beim FKBP5-Gen, per Umprogrammierung der Genaktivierbarkeit auf Einflüsse aus der Umwelt zu reagieren.[119] »Man könnte auch sagen, bei diesen Menschen unterhalten sich an dieser besonders wichtigen Stelle Erbe und Umwelt nur schlecht miteinander«, sagt Binder.

Wer nun hofft, seine Kinder mögen die schützende Genvariante geerbt haben, sei gewarnt. Diese ist ja nur insofern positiv, als sie verhindert, dass Umweltsignale eine prägende Wirkung auf die Stress-Achse entfalten. Davon profitieren natürlich all jene, die früh vernachlässigt oder traumatisiert wurden. Die anderen Kinder aber, deren Umfeld sich möglichst liebevoll und zugewandt um sie sorgte, haben womöglich Nachteile, wenn sie die gleiche Genvariante geerbt haben. Es könnte nämlich durchaus sein, dass positive Einflüsse ihre Resilienz ähnlich wenig in die gewünschte Richtung veränderten, wie es bei den Traumatisierten die negativen Einflüsse in die unerwünschte Richtung taten.

Letztlich ist es ohnehin müßig, sich über diese Dinge Gedanken zu machen. Die Gene können wir nicht ändern. Sorgen wir stattdessen aber für eine optimale Umwelt, dann wird es mit Sicherheit allen Kindern ein Stückchen besser gehen als ohne diese Maßnahme. Den einen vielleicht aufgrund ihrer Gene etwas weniger stark als den anderen. Aber schaden werden wir ihnen auf diesem Weg gewiss nicht.

Ontogenese der Gesundheit

In den 1990er Jahren entwickelten gleich zwei Arbeitsgruppen unabhängig voneinander verwandte Konzepte, deren Tragweite erst heute, im Lichte der modernen Molekularbiologie, erkennbar wird: David Barker aus Großbritannien und Günter Dörner aus Berlin postulierten, dass Gesundheit und Krankheit eines erwachsenen Menschen sich erst aus der Perspektive seiner eigenen frühkindlichen Entwicklung vollständig erklären ließen.

Die Molekularbiologie hinter diesen Effekten habe ich bereits erklärt. Sie war den Forschern natürlich völlig unbekannt, als sie ihre Theorien entwarfen. Barker hatte beobachtet, dass in bestimmten Regionen Englands immer dann auffallend viele Menschen an einem Herzinfarkt starben, wenn etwa sechzig Jahre zuvor die Säuglingssterblichkeit besonders hoch gewesen war. Er fragte sich, ob es sein könnte, dass Menschen eine anfällige Gesundheit haben, wenn es ihnen oder ihren Müttern in der Zeit um die Geburt besonders schlecht gegangen ist? Und tatsächlich wies er einen Zusammenhang nach zwischen einem außergewöhnlich geringen Geburtsgewicht und einem später erhöhten Herzinfarktrisiko. Dieser Befund wurde als Barker-Hypothese berühmt.[120]

Günter Dörner hatte schon ein paar Jahre zuvor auf die große Bedeutung der vor- und nachgeburtlichen Umwelteinflüsse auf das Gehirn und das Hormonsystem hingewiesen. Er entwickelte schließlich das Konzept der perinatalen Programmierung.[121]

Heute beschäftigt sich Dörners damaliger Schüler Andreas Plagemann von der Berliner Charité noch immer mit diesen Ideen und modernisiert sie. Sein Fazit: »Die perinatale

Programmierung muss zur dritten Säule in der allgemeinen Krankheitslehre werden.« Dass Plagemanns Worte mittlerweile auch bei Gesundheitspolitikern Gehör finden, hat mit all den wissenschaftlichen Erkenntnissen zu tun, von denen dieses Buch in großen Teilen handelt: Die Untersuchungen, die sich mit den Auswirkungen der Zeit jeweils zwölf Monate vor und nach der Geburt, also der perinatalen Phase, auf den Nachwuchs beschäftigen, lassen sich kaum noch zählen.

Das einst nebulöse Bild klart zusehends auf. Viele mehr oder weniger überlebenswichtige Regulationssysteme werden in der perinatalen Phase für den Rest des Lebens feinjustiert: die Stress-Achse, das Appetitsystem, die Insulinempfindlichkeit, die Persönlichkeit, das Immunsystem, die Körpergröße, sogar die Zahl der Schweißdrüsen.

Traumata durch emotionale Vernachlässigung oder körperliche Gewalt hinterlassen bleibende Spuren. Eine Überernährung des Säuglings oder der schwangeren Mutter etwa durch einen Schwangerschaftsdiabetes steigert das spätere Übergewichtsrisiko des Kindes dramatisch. Eine Unterversorgung zu Beginn der Schwangerschaft kann die Intelligenz des Nachwuchses verringern. Allergische Schübe und Zigarettenkonsum der Mutter in einem späteren Zeitfenster, in dem sich das kindliche Immunsystem ausbildet, können das Risiko des Kindes deutlich erhöhen, später selbst eine Allergie zu entwickeln, und so fort.

Die daraus resultierende Botschaft für die Eltern ist eigentlich simpel: Wenn sie sich voll und ganz auf ihr Kind einlassen, ihrer Intuition folgen, das Kind rundum »lieb haben« ohne es zu »erdrücken« und dafür sorgen, das eigene Dauerstressniveau, die eigene Lebensqualität und natürlich auch das eigene Schlafdefizit nicht allzu groß werden zu lassen, sollten sie auf der sicheren Seite sein.

Wenn Vater oder Mutter aber keine Bindung zum Kind empfinden oder sich von ihm völlig überfordert fühlen, kann das daran liegen, dass sie selbst eine schwere Kindheit hatten oder äußere Umstände – viel Druck, Überlastung, wenig Zeit – sie am natürlichen, freien Ausleben des Elternseins hindern. Zwar muss sicher eine Menge zusammenkommen, bevor Kinder in der perinatalen Phase ernsthaft Schaden nehmen. Doch umgekehrt dürfte gerade auch das Geheimnis besonders charismatischer, gesunder oder resilienter Menschen nicht selten in eben dieser frühen Entwicklungsphase begründet sein.

Eines der beeindruckendsten Beispiele für die unerhörte Bedeutung der Zeit im Mutterleib sind die Experimente mit den Yellow-Agouti-Mäusen, die die US-amerikanischen Epigenetiker und Toxikologen Robert Waterland und Randy Jirtle in den 2000er Jahren durchführten. Genetisch identische Mäuse werden mehrheitlich entweder dick, krankheitsanfällig und gelb oder braun, schlank und weitgehend gesund, je nachdem was ihre Mutter während der Trächtigkeit zu fressen bekam. Ich habe die Resultate bereits im ersten Teil dieses Buches präsentiert* und auch schon erwähnt, dass es sich hier um ein spezielles biologisches Modellsystem handelt, das man nicht direkt auf den Menschen übertragen kann.[122]

Die indirekte Schlussfolgerung jedoch wurde mittlerweile – in sehr vielen anderen Untersuchungen – auch für den Menschen zweifelsfrei belegt: Die Zeit im Mutterleib und das erste Jahr nach der Geburt, wenn sich die Organe, das Nerven-

* Siehe Seite 124 ff. sowie die Abbildung auf Seite 125. Mit den Yellow-Agouti-Mäusen konnte man zum Beispiel auch zeigen, dass der Plastikinhaltsstoff BPA epigenetische Enzyme behindert.

und das Hormonsystem noch entwickeln, sind erstaunlich prägend für den Rest des Lebens. Die molekularbiologischen Vorgänge in dieser Zeit verleihen uns eine »ungeahnte Macht über unsere Gene und die unserer Kinder«, wie es Randy Jirtle formuliert.

Die Ernährung der schwangeren Mutter und des Säuglings, die Dosis an Stress, der beide ausgesetzt sind, die Art und Menge von Umwelt- und Genussgiften sowie Drogen, mit denen sie konfrontiert werden, ihr Bewegungs-, Schlaf- und Entspannungsverhalten: All das trägt zur Gesundheitsfähigkeit der nächsten Generation bei. Wie genau und ob in positiver oder negativer Richtung, das ist oft noch gar nicht klar. Fest steht aber: Es hat zumindest das Potenzial, bis ins hohe Alter fortzuwirken.

Der zugrunde liegende Mechanismus ist zumeist die epigenetische Fixierung von Mustern der Aktivierbarkeit von Genen in den Zellen der jeweils betroffenen Organe. Und so ist mittlerweile nachvollziehbar, was noch vor wenigen Jahren bis Jahrzehnten als unerklärliches, fast schon esoterisches Kuriosum erschien: dass Erfahrungen und Einflüsse aus den Monaten vor und nach der Geburt mitverantwortlich dafür sein können, wenn Menschen mit siebzig oder gar hundert Jahren nicht an Altersleiden erkranken – wenn sie bis ins allerhöchste Alter geistig rege und körperlich gesund bleiben.

Vom Ursprung vieler Krankheiten

»Die meisten Krankheiten entstehen nicht erst im Erwachsenenalter. Ihr Ursprung liegt oft bereits in den frühesten Entwicklungsstadien«, sagt der Epigenetiker und Toxikologe

Randy Jirtle. Und er ist bei weitem nicht der einzige Experte, der inzwischen so denkt. Der Trierer Stressforscher Dirk Hellhammer sagt: »Körper und Geist reagieren bei verschiedenen Menschen unterschiedlich stark auf außergewöhnliche Belastungen. Das wird zu etwa 70 Prozent in den Monaten um die Geburt festgelegt.«

Und der Mediziner und Autor Joachim Bauer formuliert: »Ein Staat, der Eltern nicht ausreichende Möglichkeiten einräumt, sich in der frühen Lebensphase ihrer Kinder intensiv um diese zu kümmern, zahlt später einen hohen Preis – in Form einer Zunahme psychischer, insbesondere depressiver Störungen und anderer Stresskrankheiten.« In die gleiche Richtung geht die Aussage des bekannten Genetikers Tim Spector vom King's College in London: »Wir sollten noch mehr Zeit und Geld einsetzen für zukünftige Generationen – und uns dabei auf die schwangere Mutter und die frühe Kindheit konzentrieren.« Sie benötigten die bestmögliche Umgebung, damit die Gene in der nächsten Generation »perfekt eingestellt werden«.[123]

In diesem Teil meines Buches schilderte ich die menschliche Entwicklung in der entscheidenden Phase um die Geburt. Sie beginnt mit der Zeit rings um die Befruchtung. Von nun an sorgen fest gespeicherte biologische Programme dafür, dass im Rahmen der Embryogenese aus den pluripotenten – also in jeden denkbaren Zelltyp entwickelbaren – maximal 32 Zellen des frühen Keims ein hochkomplexer, wundervoller Organismus aus dreißig Billionen Zellen, aufgeteilt auf gut zweihundert Gewebetypen, wird. Dass das immer wieder so gut gelingt, dass dabei immer wieder ein perfekter Mensch entsteht, ist wahrlich eines der größten Wunder der Natur.

Doch gleichzeitig beeinflussen Signale aus der Umwelt die

Biochemie jeder einzelnen Zelle des wachsenden und sich entwickelnden Kindes. Überspitzt formuliert: Niemand lebt und gedeiht im Hier und Jetzt allein. Wie wir auf eine Herausforderung reagieren, was wir denken, wenn wir neue Menschen kennenlernen, wie viel Appetit wir haben, ob wir lieber Süßes oder Saures mögen, wie schlau wir sind oder wie leicht wir erkranken: All das ergibt sich zu einem ganz wesentlichen Teil fast zwangsläufig aus der unbewusst verarbeiteten Lebenserfahrung – und dabei wiederum vor allem aus der Zeit rings um unsere Geburt. Etwa zwei Jahre dauert diese frühe Prägung. Wir sind in dieser Zeit nicht für uns selbst verantwortlich. Dennoch trägt sie entscheidend dazu bei, wie gut uns unser gesamtes späteres Leben gelingt.

Dass dieser Blick ein echter Paradigmenwechsel ist, unterstrich am Beispiel der Fettleibigkeit bereits im Jahr 2011 der Perinatalmediziner Peter D. Gluckman aus Neuseeland. Mit Kollegen veröffentlichte er einen bemerkenswerten Appell: Wer den Kampf gegen die wachsende Zahl stark übergewichtiger Menschen und das damit steigende Risiko für Folgekrankheiten wie Typ-2-Diabetes, Herz-Kreislauf-Leiden und manche Arten von Krebs noch gewinnen wolle, müsse sich verstärkt mit der vorgeburtlichen und frühkindlichen Prägung des Stoffwechsels beschäftigen.[124]

Neueste Forschung lässt laut Gluckman den eindeutigen Schluss zu, dass die molekularbiologisch gespeicherten Einflüsse der Umwelt auf die Aktivierbarkeit des Erbguts einen viel stärkeren Einfluss auf den Stoffwechsel haben als die Gene selbst. Variationen im genetischen Code seien nur maximal für ein Sechstel der Fälle von Fettleibigkeit verantwortlich. Der Rest entfalle auf Umwelteinflüsse – und hier spiele es eine bislang deutlich unterschätzte Rolle, wie die Stoffwechselsysteme von Embryonen, Föten und Klein-

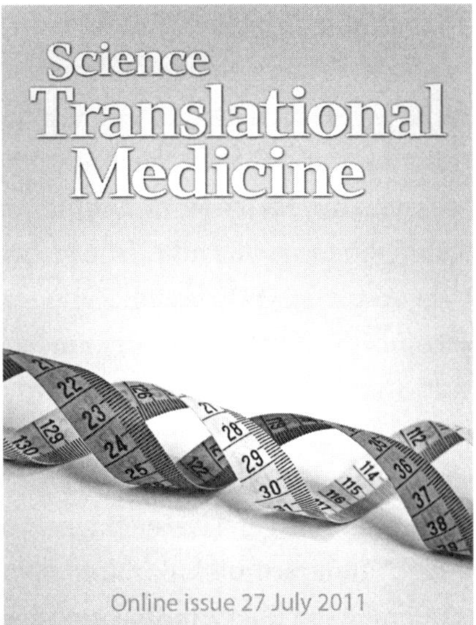

Im Juli 2011 widmete das Fachblatt Science Translational Medicine *der Vorbeugung der Fettsuchtepidemie durch besonders früh ansetzende Präventionsmaßnahmen sogar das Titelbild. Anlass war ein Beitrag des Perinatalmediziners Peter D. Gluckman.*

kindern durch die Ernährung und andere äußere Einflüsse geprägt würden.

Das sei auch der Grund, warum Präventionsmaßnahmen bei Erwachsenen so oft scheiterten. Eine zukünftige Vorbeugung vor krankhaftem Übergewicht müsse viel früher ansetzen als heute, am besten während der Zeit im Mutterleib. Und auch wenn Gluckman es nicht extra betont: Seine Aussagen gelten nicht nur für die Fettleibigkeit, sondern auch für viele psychische Leiden und andere komplexe Krankheiten.

Nebenbei entdecken wir dank all der neuen Erkenntnisse über die Entstehung der Gesundheit also eine unbekannte Seite unseres Selbst. Endlich begreifen wir, warum uns Veränderungen manchmal so schwerfallen, warum Diäten so oft scheitern und der innere Schweinehund so mächtig ist. Nichts anderes ist ja letztlich gemeint, wenn davon die Rede ist, dass Präventionsmaßnahmen im Erwachsenenalter oft versagen. Sie setzen zum falschen Zeitpunkt an.

Die körperliche Prägung aus der frühen Kindheit arbeitet viel zu oft gegen unsere rationalen Ziele als Erwachsene an. Dieses Wissen hilft immerhin dabei, uns so zu akzeptieren, wie wir nun mal sind. Und es verschafft uns vielleicht die nötige Geduld, auch dann noch in unsere Gesundheit zu investieren, wenn rein äußerlich zunächst wenig geschieht. Langfristig und mit der nötigen Hartnäckigkeit sollte nämlich auch das eine oder andere molekularbiologische Programm aus der perinatalen Phase überwindbar sein.

Damit verändert sich auch das Elternsein. Wir lernen, dass wir auch schon vor der Geburt unserer eigenen Kinder einiges für deren Gesundheit tun können und wie wichtig das erste Lebensjahr für sie ist. Ja, man muss es so deutlich sagen: Wir haben eine große Verantwortung als Eltern! Wobei wir uns oftmals – aber nicht immer – auf die Liebe zum Kind verlassen dürfen.

Endlich stehen auch in der gesundheitspolitischen Sicht Bewegung und Essverhalten von Eltern und Kind während seines ersten Lebensjahres im Vordergrund. »Die Selbstregulation des Kindes bei der Nahrungsaufnahme zu fördern, gilt als ein wichtiger Ansatzpunkt zur Entwicklung eines gesunden Essverhaltens.« Und: »Neben der Ernährung spielt ausreichend Bewegung eine entscheidende Rolle«, steht zum Beispiel in einer gerade erst aktualisierten »Handlungsempfehlung zur Ernährung und Bewegung von Säuglingen und stillenden Frauen«, die das Netzwerk »Gesund ins Leben« mit Unterstützung der Bundesregierung veröffentlicht hat.[125]

Wir lernen aber auch, dass wir uns nicht ausschließlich um das Kind kümmern sollten, sondern uns immer auch genügend Zeit für uns selbst nehmen müssen. Vom Wohlbefinden der Eltern profitieren nämlich nicht zuletzt die Kinder. Silvia Schneider, Kinder- und Jugendpsychologin an der Universität Bochum, behandelte zum Beispiel Eltern wegen einer Angststörung und entdeckte, dass dadurch auch deren Kinder, die sich keiner Therapie unterzogen, weniger psychische Probleme hatten. Dieser Effekt war sogar dann noch messbar, als die Therapie der Eltern bereits sechs Jahre zurücklag.[126] Der Fokus der Prävention sollte also nicht ausschließlich auf die Kinder, sondern auch auf Eltern, Erzieher und andere Bezugspersonen gerichtet bleiben.

Natürlich ist es gefährlich, die bislang oft noch vorläufigen oder schwer auf Einzelschicksale übertragbaren Resultate in Regeln für das eigene Leben umzudeuten. Auf der anderen Seite wäre es aber naiv, die vielen neuen Erkenntnisse zu ignorieren, nur weil sie mitunter unbequeme Wahrheiten enthalten.

Fest steht: Durch präventive Maßnahmen, die in der perinatalen Phase ansetzen, dürfte eine Gesellschaft sehr viel Positives erreichen, ohne allzu viel investieren zu müssen. Warum eigentlich sollten Paare mit Kinderwunsch nicht dabei unterstützt werden, ihr Normalgewicht zu erreichen und mögliche psychische Probleme in den Griff zu bekommen? Warum sollen sich nur besonders Wohlhabende einen Personal Trainer leisten können? Der ist als gesellschaftlich finanzierter Motivator für Schwangere und zukünftige Eltern vielleicht äußerst sinnvoll eingesetzt.

Nicht zu übersehen: Vater und Mutter sitzen in einem Boot. Das gilt nicht nur wegen der Botschaften, die im Sperma enthalten sind. Väter beeinflussen nun mal auch während der Schwangerschaft ihrer Partnerin den Lebensstil der Familie.

Es geht indes überhaupt nicht um eine Art Optimierung der Elternschaft im Interesse der zukünftigen Generation – und zulasten der Eltern. Es geht darum, dass die ganze Gesellschaft – Familien, Arbeitgeber, der Medizin- und Krankenkassenbetrieb sowie die Politik – Wege findet, wie sie werdende Eltern entlasten und unterstützen kann. Nur wenn es gelingt, die Situation Benachteiligter zu verbessern, wird der gewaltige Einfluss des sozioökonomischen Status der Menschen – der Einfluss ihres Einkommens, ihrer Herkunft und ihrer Bildung – auf die Lebenserwartung messbar abnehmen.

Betonen möchte ich allerdings, dass mir Dogmatismus an dieser Stelle völlig unangebracht erscheint. Menschen sind Organismen, nicht mehr – aber auch nicht weniger. Und als solche sind sie von Natur aus darauf angelegt, sich im Rahmen einer großen Bandbreite von Umweltreizen gut zurechtzufinden und gesund zu entwickeln.

Eltern, die sich selbst und ihre Kinder lieben, für die Gewalt, Missbrauch und jegliche Form von Vernachlässigung – bis hin zur Zusammenstellung des Speiseplans – tabu sind und die sich immer mal wieder genügend Zeit für sich selbst nehmen, sind bestimmt auf einem guten Weg.

III

DIE NEUE BIOLOGIE DER VERERBUNG: ÜBER TRANSGENERATIONELLE EPIGENETIK

»Epigenetische Vererbung findet überall statt.«
Eva Jablonka, Tel Aviv[1]

Kapitel 7

Botschaften für die Zukunft

Drei Generationen auf einen Blick

Wie viele Generationen stehen vor Ihnen, wenn Sie eine Schwangere betrachten? Natürlich zwei! Doch stimmt das überhaupt? Die naheliegende Antwort ist in etwa der Hälfte der Fälle nämlich falsch. Bekommt die Mutter ein Mädchen, dann wächst in ihrem Bauch nicht nur die werdende Tochter heran. Im Fötus reifen bereits die Eizellen für die Enkel. Anstatt zwei sind es also drei Generationen, die Sie vor sich haben!

Diese Erkenntnis wirkt auf viele Menschen fast wie eine Offenbarung. Wenn drei Generationen in einem Organismus vereint sind, dann wirken dieselben Umwelteinflüsse zumindest theoretisch auch auf die Molekularbiologie dreier Generationen zugleich. Auf einmal scheint möglich, was aus der Warte der klassischen Genetik zutiefst unlogisch ist: dass Erfahrungen und Handlungen eines Menschen auch seine Enkel biologisch verändern. Und das heißt, das Handeln der Eltern hat das Potenzial, das Schicksal der Enkel mitzuprägen.

Vererben wir mehr als unsere Gene? Geben wir auch unsere Anpassungen an die Umwelt an folgende Generationen weiter? Gilt das sogar dann, wenn die Kinder oder Enkel erst Jahrzehnte später gezeugt werden? Wirken sich unser

Handeln und unsere persönlichen Erlebnisse also auch auf die Gesundheit mehrerer nachfolgender Generationen aus?

Oder anders gefragt: Endet die biologische Entwicklung eines Menschen gar nicht mit dem Erwachsenwerden, wie man früher dachte, und auch nicht mit dem Tod, wie heute vielfach angenommen wird, sondern eigentlich gar nicht? Macht unsere Entwicklung noch nicht mal an der Grenze zwischen den Generationen halt? Geht sie unentwegt weiter, bis es irgendwann mal keine Nachkommen mehr gibt?

Dass die Mutter direkt durch ihren Lebensstil und ihre Umwelt geprägt wird, liegt auf der Hand. Über die Interaktion von Erbe und Umwelt, die uns ständig begleitet, habe ich im ersten Teil dieses Buches berichtet. Dass auch schon die Zellen und Organe der Ungeborenen im Mutterleib empfänglich für prägende Einflüsse sind, dass diese Phase zusammen mit den ersten Monaten nach der Geburt sogar besonders wichtig ist, war Inhalt des zweiten Teils. In diesem Teil möchte ich mich nun mit der Frage beschäftigen, ob unsere eigene biologische Prägung womöglich schon bei den Großeltern begonnen hat und bei den Enkeln und Urenkeln noch nachwirken wird.

Eine wachsende Anzahl an immer besser gemachten Studien spricht für diese These. Behalten sie recht, dann hebelt das zwar noch lange nicht die klassische Evolutionsbiologie aus. Aber es erfordert eine neue Biologie der Vererbung. Und genau darauf möchte ich in den verbleibenden zwei Kapiteln hinaus.

Hätte ich eine solche Behauptung als Schüler während des Biologieunterrichts geäußert, ich wäre wohl mit der Note Sechs nach Hause geschickt worden. »Was für ein Unfug«, hätten meine Lehrer damals, vor gut dreißig Jahren, gesagt.

»Wir vererben nur die Gene und nichts als die Gene.« Inzwischen haben sich die Zeiten gewaltig geändert. Heute hören mir Hunderte von Biologielehrern aufmerksam zu, wenn ich für sie einen Vortrag über Epigenetik halte und am Rande auch die gerade erst erwähnten Ideen äußere. Es hat sich herumgesprochen, wie wichtig die neue Wissenschaft ist. In einigen Lehrplänen ist der Stoff bereits enthalten.

Allerdings geht es in den Lehrplänen und in meinen Vorträgen zum Thema Epigenetik zunächst nur um molekularbiologische Programme in Körperzellen. Dass diese mit vererbt werden, wenn sich die Zellen im Zuge der biologischen Entwicklung, des Wachstums oder der Regeneration ganz gewöhnlich – per sogenannter Mitose – teilen, diese Erkenntnis ist allenthalben akzeptiert. Dabei verdoppelt sich ja auch zunächst nur das auf mehreren Chromosomen enthaltene Erbgut der Zelle und wird dann auf beide Tochterzellen aufgeteilt – ein biologisch eher simpler Vorgang, der es offenbar erlaubt, dass neben dem Code der DNA auch die epigenetischen Strukturen weitergegeben werden.

Diese Art der nicht- oder nebengenetischen Vererbung per Zellteilung ist letztlich auch die Grundlage für die Definition der Epigenetik: »Epigenetik ist die Weitergabe erworbener Information ohne Veränderung der DNA-Sequenz«, sagt zum Beispiel Thomas Jenuwein.[2] Ich würde vielleicht noch ergänzen, dass es nicht nur um die Weitergabe der Information geht, sondern auch um deren Speicherung, also um das zelluläre Gedächtnis für Umwelteinflüsse. Nervenzellen leben beispielsweise meistens bis zu unserem Tod und teilen sich nie. Dennoch können sie ihre Genaktivierbarkeitsprogramme dauerhaft einfrieren und aufbewahren.

Was die sogenannte transgenerationelle Epigenetik betrifft, also die potenzielle Vererbung von Umweltanpassungen über die Keimbahn an folgende Generationen, gab es bis vor ein paar Jahren kaum sichere Belege für deren Existenz bei Säugetieren und somit auch beim Menschen. Heute ist die Situation eine andere und wir wissen, dass wir zumindest theoretisch und unter bestimmten Umständen in der Lage sind, als Reaktion auf Impulse aus der Umwelt erworbene molekularbiologische Programme zur Aktivierbarkeit von Genen in einzelnen Organen oder Organsystemen an unsere Kinder und Enkel weiterzugeben.

Noch heute gibt es Skeptiker, die diese Schlussfolgerung anzweifeln. Dass dennoch so viele Menschen bei der Epigenetik sogleich an die Vererbung von Umweltanpassungen an Kinder und Enkel denken, ist im Grunde ein Missverständnis. Weil in den gängigen Beschreibungen der Epigenetik immer wieder von »Vererbung« oder »Weitergabe« die Rede ist, denken viele, es ginge um die geschlechtliche Vererbung per Keimbahn, nicht um die simple Zellteilung.

Bei der geschlechtlichen Zellteilung, Meiose genannt, bilden sich zunächst weibliche und männliche Keimzellen mit einem einfachen Chromosomensatz. Erst mit der Verschmelzung von Ei und Spermium im Zuge der Befruchtung entsteht wieder eine gewöhnliche Zelle mit dem üblichen doppelten Chromosomensatz. Aus dieser entwickelt sich danach ein neues Lebewesen.

Genetiker und auch die allermeisten Epigenetiker konnten sich früher nicht vorstellen, dass die Umwelt auf Ei- oder Samenzellen einwirkt. Beides widerspricht der fast schon als Gesetz geltenden Idee der »Weismann-Barriere«, benannt nach dem deutschen Biologen August Weismann. Er hatte im Jahr 1883 postuliert, Keimbahnzellen wären von äußeren Einflüssen strikt abgeschnitten. Sie seien dazu da, das genetische Erbe für die folgenden Generationen möglichst unverfälscht zu bewahren, und dürften, anders als die Zellen des Körpers, niemals auf Umwelteinflüsse reagieren.

Die Idee der transgenerationellen Epigenetik ist jedoch noch aus einem zweiten Grund umstritten: Sie rüttelt nämlich nicht nur am Alleinstellungsanspruch der Genetik. Sie widerspricht sogar dem eigentlichen Standardwissen der Epigenetik: Die epigenetische Information der Elterngeneration werde in der Keimbahn regelrecht ausradiert, erklärt der bekannte deutsche Epigenetiker Jörn Walter von der Universität Saarbrücken. Er selbst hat mit Kollegen schon vor Jahren entdeckt, dass jede Eizelle direkt nach der Befruchtung ihre Epigenetik umfassend zurückprogrammiert.[3] Ähnliches geschehe mit den Keimzellen sogar schon früher, wenn sie sich noch im unreifen Stadium einer Vorläuferzelle befinden. »Die Zelle wird gleich zweimal entwicklungsbiologisch auf null zurückgesetzt«, sagt Walter.

Der Keim gibt also nach der bisherigen Lehrmeinung seine epigenetische Identität auf, wird ein Blankoblatt, das völlig neu beschrieben werden kann. Erst so gelingt es ihm, wieder in jenen Pluripotenz genannten Urzustand zurückzukehren, der Ausgangspunkt eines jeden kompletten neuen Menschen ist. Und daraus kann dann wieder jeder der möglichen menschlichen Zelltypen entstehen. Gelöscht werden bei der doppelten Reprogrammierung allerdings – zumindest in der Theorie – auch sämtliche im Laufe des Lebens erworbenen Umweltanpassungen, die auf irgendeine bislang unerklärliche Weise die Weismann-Barriere überwunden hatten.

So dachte man zumindest bis vor kurzem. Inzwischen scheint das Dogma weitgehend widerlegt zu sein. Dank einer Reihe bahnbrechender Experimente akzeptiert die Mehrzahl der Epigenetiker mittlerweile, dass auch die Keimzellen der

Säugetiere Mittel und Wege gefunden haben, wichtige epigenetische Informationen auf die kommende Generation zu übertragen.

Ein paar Fälle von transgenerationeller epigenetischer Vererbung habe ich bereits zu Beginn des vorangegangenen Teils vorgestellt: Stress, Drogenkonsum oder eine Fehlernährung von Mutter oder Vater aus den letzten Monaten vor der Zeugung verändern das RNA-Muster der Keimzellen. Sogar epigenetische Markierungen an der DNA von Ei- und Samenzellen sind manchmal abgewandelt. Beides trägt zur Prägung des neuen Lebens bei.*

Auch die wenige Tage bis Wochen alten Eizellen, die schon im Fötus ausreifen, sind wohl empfänglich für Signale aus der Umwelt. Womöglich reagieren sie darauf sogar besonders sensibel, weil sie sich gerade erst entwickeln. Und selbst Samenzellen, oder besser ihre Vorläufer, aus denen die Spermien im Hoden massenhaft immer wieder neu produziert werden, scheinen Informationen über den Lebensstil speichern und weitergeben zu können.

Vererbtes Trauma

Mäuse gibt's fast überall. Labormäuse auch. Sogar im ordentlichen Zürich. Wie anderswo auch sind sie neugierig, gesellig, geschickt, wuselig und oft auch erstaunlich mutig. Einige der Nager sind allerdings ganz besondere Tiere. Tief in sich tragen sie verborgene Spuren aus der Vergangenheit, die Forscher einst gezielt gelegt haben. Die Mäuse sind Versuchstiere am Institut für Hirnforschung der Universität und der

---

* Siehe Seite 142 ff.

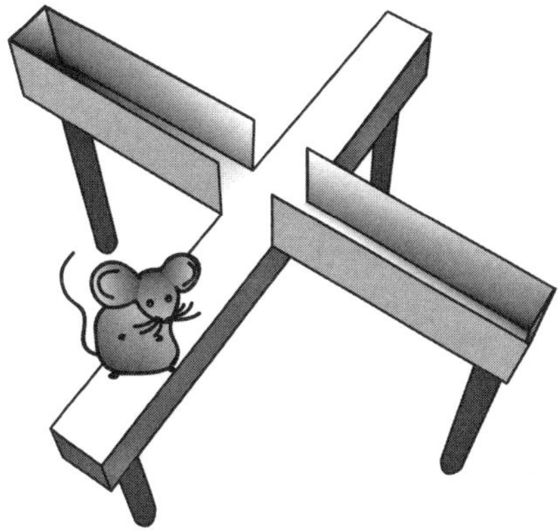

Verhaltensforscher testen den Mut von Mäusen in einem kreuzförmigen Hochlabyrinth. Die von Natur aus neugierigen Tiere sollen dabei auch über die offenen Abschnitte laufen. Je mutiger sie sind, desto früher trauen sie sich dorthin.

Technischen Hochschule Zürich. Und als solche dürfen sie immer mal wieder ihre Neugierde unter Beweis stellen und andere Tests bestehen.

Einer der Versuche, die hier tagtäglich ablaufen, ist der »plusförmige Hochlabyrinth-Test«: Biologen setzen die Mäuse auf ein horizontales Balkenkreuz, das so hoch ist, dass sie nicht herunterspringen können. Für die geschickten Kletterer stellt es keinerlei Herausforderung dar, auf den Balken zügig hin und her zu huschen. Auf einem fühlen sie sich sogar besonders wohl und sicher, denn dieser bewahrt sie dank hoher Wände vor den Blicken potenzieller Feinde, während der andere Balken ihnen keinerlei Schutz bietet. Weil Mäuse von Natur aus sehr neugierig sind, sind sie grundsätzlich bestrebt, das gesamte Balkenkreuz kennenzulernen, auch die offenliegenden Abschnitte. Es ist deshalb ein gutes Maß für den Mut der Nager, wie häufig und wie weit sie sich auch auf diesen Teil des Testgeländes hinauswagen.

Die mutigsten unter den Testmäusen erobern sich sofort beide Balken, machen kaum einen Unterschied zwischen dem offenen und dem geschlossenen Teil des Areals. Andere Tiere wiederum warten sehr viel länger, bis sie sich auf die gefährliche Hälfte des Hochlabyrinths trauen, und bewegen sich dort hastiger als ihre furchtlosen Artgenossen. Besonders ängstliche Tiere wagen sich überhaupt nicht in die Schutzlosigkeit.

Biologen schauen sich das Verhalten der Mäuse genau an und protokollieren akribisch, wie die Nager reagieren. Sie messen, wie lange es dauert, bis die Tiere sich erstmals auf die offenen Balken begeben, und wie lange sie sich dort aufhalten. Videoaufnahmen und automatisierte Tracking-Systeme unterstützen die Forscher bei ihrer kleinteiligen Arbeit. Der starre Versuchsaufbau macht die Daten vergleichbar.

Natürlich ist dieser Test nur einer von vielen, die die Zürcher Neuro-Epigenetiker aus dem Team von Isabelle Mansuy seit Jahren in immer gleicher Form durchführen. So erfahren die Forscher nahezu alles über die Persönlichkeit ihrer Versuchstiere, um sie dann mit jener durchschnittlicher Mäuse zu vergleichen. Außerdem untersuchen Mansuy und Kollegen die Molekularbiologie der Tiere – ebenfalls auf Auffälligkeiten hin. Auf diesem Weg wurden in Zürich schon viele wegweisende Resultate erzielt: Die Mäuse helfen nämlich dabei, das Rätsel der transgenerationellen epigenetischen Vererbung zu lösen. Die Zürcher Epigenetiker sind weltweit führend, wenn es um die Frage geht, ob wir unsere Erfahrungen vererben können oder nicht.

Ein Teil der Mäuse wurde in früher Kindheit systematisch traumatisiert. Die Forscher nahmen ihnen in den ersten zwei Wochen nach der Geburt jeweils für drei Stunden täglich, aber zu wechselnden Uhrzeiten, die Mutter weg. Für die geselligen und in dieser sensiblen Phase besonders auf Fürsorge angewiesenen Nager ist das eine heftige, wiederkehrende psychische Belastung – ein auf Dauer prägendes Trauma.

Hirnforscher aus München hatten schon im Jahr 2009 herausgefunden, was dabei passiert: Der starke psychische Stress der frühen Trennung verändert einige der Gehirnzellen der Mäuse epigenetisch so, dass dort zeitlebens das Gen des Botenstoffs Vasopressin besonders gut ablesbar ist. Die Zellen erzeugen ungewöhnlich große Mengen dieser Substanz. Ihre Stress-Achse ist überaktiv. Und das hat natürlich sicht- wie messbare Folgen: Die Tiere verhalten sich ähnlich wie depressive Menschen. Sie lernen schlecht, sind gering belastbar und antriebsschwach.[4]

Die Zürcher Neuro-Epigenetiker um Isabelle Mansuy besahen sich aber nicht nur das Verhalten der traumatisierten Mäuse selbst. Sie untersuchten vor allem, ob die Traumatisierung der Tiere auch die Persönlichkeit ihrer Kinder und Enkel veränderte.

Dazu traumatisierten die Forscher nur männliche Jungtiere und ließen diese sich später mit ganz normal aufgewachsenen Weibchen verpaaren. Weil sich bei Mäusen ausschließlich die Mutter um den Nachwuchs kümmert, konnten Informationen über den Stress des Vaters eigentlich nur per epigenetischer Veränderung der Spermien zu den Nachkommen gelangen. Um jedoch auf Nummer sicher zu gehen, befruchteten die Zürcher einige der Eier künstlich mit den Samenzellen traumatisierter Mäuse. Die Mütter bekamen die Väter ihrer Kinder in diesen Experimenten also niemals zu Gesicht.[5] An den faszinierenden Resultaten änderte das nichts.

Im Jahr 2010 entdeckten Mansuy und Co. nämlich, dass die

Nachfahren der seelisch veränderten Väter zumindest teilweise die gleichen psychischen, an menschliche Depressionen erinnernde Symptome zeigten wie die Väter selbst. Außerdem war auch beim Nachwuchs das Muster der Genaktivität in den einschlägigen Arealen des Gehirns verändert. Das Erstaunlichste aber: Diese Effekte ließen sich sogar noch eine Generation später nachweisen. Das bedeutet, selbst die Enkel der traumatisierten Mäuse verhielten sich immer noch ein wenig so, als wären sie selbst als Kinder traumatisiert worden, obwohl weder sie noch ihre Eltern jemals heftige Belastungen ertragen mussten. Allein von ihren Großvätern konnte die eindeutige Spur aus der Vergangenheit stammen.[6]

Die Vermutung, dass die epigenetischen Folgen der frühkindlichen Traumatisierung tatsächlich vererbt worden sind, liegt natürlich nahe. Und sie wird von einem weiteren Befund untermauert: Die Zürcher fanden einige der prägenden Veränderungen des DNA-Methylierungsmusters auch in den Spermien der Mäuse. Mansuy hält es für wahrscheinlich, dass solche Resultate auf den Menschen übertragbar sind: »Manche Symptome, welche die gestörten Mäuse zeigten, sind auch bei Borderline-, Depressions- oder Schizophrenie-Patienten sehr prominent vertreten.«

Ein Jahr später veröffentlichten die Zürcher dann Daten, nach denen diese Aussagen nicht nur auf depressionsähnliches Verhalten zutreffen. Sie fanden bei den nachhaltig gestressten Tieren nun auch ausgeprägte soziale Ängste. Die Mäuse konnten sich ungewöhnlich schlecht an Artgenossen erinnern und gingen diesen aus dem Weg. Auch diese Beobachtung kennt man von Menschen: Bei diesen erhöht eine frühkindliche Traumatisierung die Gefahr, sich später im Leben antisozial zu verhalten und eine Persönlichkeitsstörung zu entwickeln.

Als biologisches Substrat der Auffälligkeiten machten die Forscher dieses Mal eine epigenetische Hemmung des Gens für den Rezeptor des wichtigen Hirnbotenstoffs Serotonin in bestimmten Nervenzellen ausfindig. Der Serotoninstoffwechsel war klar beeinträchtigt. Und wieder fanden sich diese Folgen nicht nur bei den traumatisierten Mäusen selbst, sondern auch bei deren Kindern und Enkeln, die natürlich auch in diesem Experiment niemals außergewöhnlichen Stress ertragen mussten und von ihren Müttern mit der gewohnt fürsorglichen Mäuseliebe aufgezogen worden waren.[7]

Es dauerte bis 2014, ehe der Gruppe um Isabelle Mansuy der nächste Coup gelang. Bis dato war noch sehr umstritten, über welche molekularen Signale die Vererbung der Umweltanpassungen wirklich vermittelt wird. Zwar war klar, dass diese Vererbung bei Mäusen grundsätzlich existiert, doch alle bisher gefundenen Hinweise auf markante epigenetische Veränderungen in Spermien waren für eine derartige Wirkung zu schwach.

Natürlich hatten die Zürcher die Resultate von Tracy Bale aus Philadelphia registriert, die mit ihrer Gruppe im Jahr 2013 gezeigt hatte, dass das Mikro-RNA-Muster gestresster Mäuseväter verändert ist.[8] Die Schweizer Kollegen isolierten nun die RNA aus den Spermien ihrer in früher Kindheit traumatisierten Mäusemännchen und injizierten diese in befruchtete Eier eines völlig normal aufgewachsenen Pärchens. Und obwohl nur noch diese kleinen epigenetischen Botenmoleküle von den traumatisierten Tieren stammten, verhielten sich die Nachkommen tendenziell ähnlich wie depressive Menschen. Sie hatten sogar einen veränderten Körperstoffwechsel und waren auffallend schmächtig.[9] Noch ein Stück weiter ging erneut das Team von Tracy Bale. Ich berichtete bereits: Es erzeugte 2015 künstlich Mikro-RNAs und injizierte sie in befruchtete Eizellen. Der transgenerationelle Effekt blieb der gleiche.

Die Experimente mit den RNAs ließen indes offen, ob sich die prägenden Veränderungen tatsächlich schon zum Zeitpunkt der Traumatisierung in das Epigenom der Samenvorläuferzellen eingraviert hatten. Das veränderte RNA-Muster konnte ja auch dadurch entstanden sein, dass sich die frühkindlich traumatisierten Männchen wegen ihrer Passivität und sozialen Unzulänglichkeiten in der Zeit direkt vor der Zeugung ungewöhnlich leicht stressen ließen.

Dagegen sprechen indes Daten, die der Schweizer Johannes Bohacek, Leiter einer Nachwuchsgruppe innerhalb von Mansuys Team, ebenfalls 2015 publizierte. Auch er wies deutliche epigenetische Veränderungen in den Spermien der Versuchsmäuse nach. Außerdem zeigten sowohl die früh traumatisierten Mäuse als auch ihre Nachfahren ein auffälliges Genaktivitätsmuster. Dieses Mal war allerdings ein molekulares Schaltersystem involviert, das Prägungen sehr viel dauerhafter ins Epigenom einschreibt als das RNA-Muster: die Methylierung der DNA. Bohacek wies nach, dass die epigenetische Steuerungsregion eines beteiligten Gens nicht nur in den entscheidenden Gehirnzellen der traumatisierten Väter und ihrer Nachkommen systematisch und prägnant wegen der psychischen Belastung verändert war, sondern dass auch das Sperma der Väter von genau der gleichen Auffälligkeit gekennzeichnet war.[10]

Es scheint also tatsächlich so, als habe die frühkindliche Prägung ihren Weg in die Keimbahn der Tiere gefunden, um dann bei der Zeugung des Nachwuchses und sogar noch bei der Entstehung der Enkelgeneration weitergereicht zu werden.

Positive Wendung

Mittlerweile beschäftigt sich die Neuro-Epigenetik sogar mit den Details der Vererbung eines Traumas. In Tierexperimenten geht sie Fragen nach, die auch Psychologen – also die Experten für die menschliche Seele – brennend interessieren: Können die negativen Effekte einer frühkindlichen Prägung auch wieder überschrieben werden? Sind Traumatisierungen manchmal sogar dazu imstande, die seelische Widerstandskraft zu fördern? Und entstehen solche Effekte vielleicht erst in der kommenden Generation?

Eine junge, aufstrebende Epigenetikerin in Mansuys Team, die mittlerweile in Cambridge, Großbritannien, forschende Katharina Gapp nahm sich solcher Fragen an. Mit Kollegen zeigte sie nicht nur, dass frühkindlicher Stress bei Versuchstieren – ähnlich wie beim Menschen – manchmal tatsächlich seine guten Seiten hat. Sie wies außerdem nach, dass die positive Wirkung bis in die folgende Generation anhält.

Gapp stellte fest, dass die Nachfahren jener Tiere, die als Neugeborene traumatisiert worden waren, auch positive Eigenschaften mitbrachten: Sie verhielten sich besonders zielgerichtet und flexibel. Offenbar gingen diese Merkmale auf eine molekulare Hemmung des Gens eines bestimmten Stresshormon-Rezeptors im Hippocampus zurück. (Allerdings ein anderer Rezeptortyp als jener, dessen Gen bei den Meaney'schen Ratten epigenetisch verändert war.) Und nicht nur das: Simulierten die Forscher mit Hilfe von Medikamenten die Hemmung des Empfängermoleküls bei einigen Kontrolltieren, deren Väter nicht traumatisiert worden waren, verhielten sich auch diese plötzlich zielstrebig und flexibel.[11]

Bei der Vererbung dieser Eigenschaft scheinen zwei epigenetische Schaltersysteme zusammenzuarbeiten. Über die

Generationsgrenze gelangt die Botschaft per Veränderung des Methylierungsmusters an der Spermien-DNA. Im Gehirn der heranwachsenden Tiere wird diese Information dann aber umgewandelt in eine Anpassung der Histon-Proteine. Der veränderte Histon-Code der Gehirnzellen sorgt anschließend dafür, dass dort die DNA an einer bestimmten Stelle besonders fest verpackt wird und das betroffene Gen für den Rezeptor weniger gut abgelesen werden kann.

Sogar der Effekt, dass positive Umwelteinflüsse die negativen Folgen eines frühen Traumas später im Leben überschreiben können, wirkt sich generationsüberschreitend aus. Das fanden die Zürcher im Jahr 2016 heraus.

Wie in ihren anderen Experimenten untersuchten die Neuro-Epigenetiker das Verhalten solcher männlichen Mäuse, die nach ihrer Geburt traumatisiert worden waren, und ihrer Nachkommen. Doch dieses Mal setzten sie einige der belasteten Tiere für längere Zeit in eine »angereicherte Umwelt«.* Wie nach den früheren Rattenexperimenten von Michael Meaney zu erwarten normalisierte sich dadurch das Verhalten der Mäuse. Doch selbst die Kinder der ursprünglich traumatisierten, später aber sozusagen wieder geheilten Tiere verhielten sich wie gewöhnliche Artgenossen. Die epigenetischen Markierungen in den Vorläuferzellen der Spermien ihrer Väter sind durch das Leben in der fördernden, anregungsreichen Umgebung offenbar ebenfalls zurückgeprägt worden.[12]

Natürlich handelt es sich hier um Experimente mit Mäusen. Dennoch dürften die Resultate Psychologen, Sozialarbeitern, Erziehern, Pädagogen und Adoptiveltern Hoffnung machen.

---

* Siehe die Abbildung auf Seite 239.

Wenn sie sich für eine positive Entwicklung einst vernachlässigter oder sogar misshandelter Kinder und Jugendlicher engagieren, ist die Wirkung womöglich besonders nachhaltig. Denn auch für uns Menschen ist es nun zumindest denkbar, dass die Konsequenzen unseres Handelns noch nachhallen, wenn wir unter Umständen schon längst verstorben sind: bei den Kindern und den Enkeln derjenigen, denen wir geholfen haben.

Angesichts all dieser neuen Resultate scheint es fast so, als existiere die Weismann-Barriere überhaupt nicht mehr. Nahezu alle Regeln der epigenetischen Prägung der Persönlichkeit von Säugetieren gelten nicht mehr nur innerhalb einer Generation. Sie lassen sich genauso gut auf die Nachkommen jener Organismen anwenden, die einem bestimmten Umwelteinfluss ausgesetzt waren.

Dem Epigenetiker Brian Dias gelang es sogar, Mäusen eine ganz konkrete Angst zu vererben. In einem – zugegebenermaßen sehr modellhaften und reduktionistischen – Experiment gaben Mäuse ihre antrainierte Furcht vor Kirschblütenduft weiter. Dieser Duft wird von nur einer Art von Empfängermolekülen in der Nase der Tiere wahrgenommen. Bekamen die Väter immer wieder ungefährliche, aber schmerzhafte Stromstöße, wenn es nach Kirschblüten roch, veränderte sich in den Spermien der Tiere die Epigenetik rings um das Gen für diesen Duft-Rezeptor. Die Vertreter der nächsten Generation hatten daraufhin sehr viel mehr Kirschblütenduft-Rezeptoren im Riechorgan als andere Artgenossen. Deshalb reagierten sie, ohne jemals negative Erfahrungen mit Kirschblüten gemacht zu haben, besonders furchtsam auf deren Geruch.[13]

Das Experiment erregte sehr viel Aufmerksamkeit, ging es doch um etwas, was noch viel unwahrscheinlicher erschien als die transgenerationelle Epigenetik an sich: die Vererbung einer konkreten Angst. Die Resultate wurden allerdings bis heute nicht bestätigt. Außerdem sind Ängste für gewöhnlich nicht an ein einzelnes Gen in einem einzelnen Organ gekoppelt, sondern sehr viel komplexer im Netz der Nervenzellen gespeichert und auch molekularbiologisch mit sehr vielen verschiedenen Organen und Organsystemen verknüpft. Jede weitergehende Schlussfolgerung oder gar eine simple Übertragung des Experiments auf uns Menschen verbietet sich deshalb.

Stattdessen möchte ich im Folgenden auf Studien eingehen, die molekularbiologische Anpassungen des Körperstoffwechsels untersuchen, denn sie wurden schon vielfach reproduziert.

Warum wir immer dicker werden

Der unschöne Begriff Fettsuchtepidemie ist schon mehrfach in diesem Buch gefallen. Ich denke indes nicht, dass Dicksein innerhalb eines halbwegs gewöhnlichen Rahmens bereits eine Krankheit ist. Aber wir sollten es ernst nehmen. Denn statistisch gesehen stellen viel zu viele überzählige Pfunde eines der größten Gesundheitsrisiken unserer Zeit dar.

Leichtes bis normales Übergewicht scheint das Risiko für Volkskrankheiten nicht sonderlich zu erhöhen. Starkes, krankhaftes Übergewicht* hingegen behindert zweifelsfrei

* Nur zur Erinnerung: Das betrifft Menschen mit einem BMI über 30, die als fettsüchtig oder adipös bezeichnet werden. Den Body Mass Index, BMI, berechnet man am einfachsten, indem man das Körpergewicht in Kilogramm zweimal durch die Körpergröße in Metern teilt.

den Gesundheitsprozess, erhöht das Risiko für Herz-Kreislauf-Krankheiten, Diabetes, Bluthochdruck, Depressionen und Krebs. Adipöse Menschen leben im Schnitt zehn Jahre weniger als Normalgewichtige.

Und das Fatale daran ist: Immer mehr Menschen gehören zu dieser Risikogruppe und leiden unter den Folgen. Weltweit schätzt man die Zahl der Diabetiker inzwischen auf 380 bis 415 Millionen, Tendenz rapide steigend. Fünf Millionen von ihnen sollen allein im Jahr 2015 an der Krankheit gestorben sein. Und die, die überleben, erleiden oft ernste Folgeschäden. Etwa 50000 Amputationen werden allein in Deutschland jährlich bei Diabetikern ausgeführt, weil Gliedmaßen wegen der Krankheit schlecht durchblutet sind. Außerdem zerstört das Leiden oft die Nieren. Die Betroffenen werden dialyseabhängig.[14]

Nach den Zahlen der LIFE-Gesundheitsstudie haben in Deutschland mehr als ein Fünftel der über 60-Jährigen einen Diabetes. Fast ein Drittel ist fettsüchtig.[15] Es wird also höchste Zeit, der Zuckerkrankheit und ihrem wichtigsten Risikofaktor, dem krankhaften Übergewicht, mit geeigneten Präventionsmaßnahmen effektiver als heute vorzubeugen.

Eine der Ursachen ist offenbar in der perinatalen Prägung zu finden, weshalb dem Verhalten der zukünftigen Eltern und dem ersten Lebensjahr des Kindes zunehmend Bedeutung beigemessen wird. Neuerdings kommt aber noch die epigenetische Vererbung über Generationen hinweg mit ins Spiel. Zumindest bei Nagetieren gilt: Wenn sie sich ungesund ernähren, erhöhen sie nicht nur ihr eigenes Krankheitsrisiko. Sie geben die Neigung zu Übergewicht und Diabetes auch an ihre Jungen und sogar an deren Jungen weiter – ähnlich wie die traumatisierten Zürcher Labormäuse ihr depressionsähnliches Verhalten und ihre sozialen Unzulänglichkeiten.

Die Studien zu diesem Thema sind mittlerweile so zahlreich und stammen aus so vielen verschiedenen Laboren, dass an den Resultaten im Grunde kein Zweifel mehr bestehen kann.

Den Anfang machte im Jahr 2010 ein Team von australischen und französischen Genetikern. Männliche Ratten, die besonders fettreich gemästet wurden, hatten im Vergleich zu ausgewogen ernährten Rattenvätern sehr viel häufiger Töchter mit einem diabetesähnlichen Stoffwechsel.

Obwohl die Mütter gesund waren und zeitlebens normal ernährt wurden, zeigten ihre Töchter im Alter erhöhte Blutzuckerspiegel und waren gegen Insulin resistent. In ihren Inselzellen, also dort, wo das Insulin erzeugt und ausgeschüttet wird, war die Aktivität von 642 Genen auffällig verändert. Zudem registrierten die Forscher am Erbgut der Zellen epigenetische Auffälligkeiten.

Dies sei »der erste Bericht einer nichtgenetischen generationsüberschreitenden Übertragung der Folgen einer Überernährung für den Stoffwechsel von Vätern auf ihre Nachkommen«, freuten sich die Autoren, deren Veröffentlichung als so bedeutsam angesehen wurde, dass sie im führenden Fachblatt *Nature* erschien.[16] Der bekannte US-amerikanische Epigenetiker Michael Skinner unterstrich die Tragweite der Resultate in einem Begleitkommentar: Es sei sehr gut denkbar, dass die epigenetische Vererbung eine bislang übersehene Teilschuld am derzeitigen »dramatischen Anstieg« von Fettsucht und Typ-2-Diabetes in industrialisierten Ländern habe.[17]

Wenig später kamen Forscher aus den USA und aus Israel zu der Erkenntnis, dass nicht nur Überernährung, sondern auch einseitige Ernährung der Väter bei den Kindern Folgen haben kann. Im Experiment zeigten sowohl weibliche als auch männliche Mäuse, deren Väter fast keine Proteine zu fressen bekamen, typische Modifikationen in der Genaktivität ihrer Leberzellen. Die Epigenetik dieser Zellen war drastisch verändert: An etwa einem Fünftel der Gene unterschied sich das Muster der DNA-Methylierung von jenem anderer Tiere. Und natürlich waren davon auch Gene betroffen, die im Fettstoffwechsel eine entscheidende Rolle spielen.

Da die Väter, wie in allen vergleichbaren Experimenten, keinerlei Kontakt zu ihrem Nachwuchs hatten, dürften auch hier die Informationen mit den Samenzellen übertragen worden sein, so nahm man an. Und tatsächlich fanden die Forscher im Mäuse-Sperma nahrungsabhängige Veränderungen. In Zukunft müsse unbedingt der Lebensstil der Eltern mitberücksichtigt werden, wenn es um die Suche nach den Ursachen von Volkskrankheiten ginge, lautet das Fazit der Forscher.[18]

Das ist an Deutlichkeit kaum noch zu übertreffen. Und doch gibt es noch eine besonders wichtige Untersuchung, die nicht nur die aktuellste zum Thema ist, sondern auch noch einige wesentliche neue Details offenbart. Die Forscher haben in diesem Fall erstmals Belege dafür gesammelt, dass die Vererbung von Umweltanpassungen per Epigenetik auch über die mütterliche Linie funktioniert – also mit Hilfe der Eizellen und nicht nur über die Spermien der Väter.[19]

Die Experimente wurden wieder an übergewichtigen Mäusen und ihren Nachkommen durchgeführt. Allerdings zeugten die Diabetologen und Molekularbiologen die Jungen per künstlicher Befruchtung. Anschließend ließen sie die Keime von gesunden, normal ernährten, schlanken »Leihmüttern« austragen. Das Einzige, was die Jungen also von ihren beiden Eltern mitbekamen, waren deren Keimzellen. Und dennoch wurden auch sie deutlich häufiger übergewichtig als Mäuse aus einer Vergleichsgruppe.

»Ein durch die Ernährung erworbener Diabetes kann über die Keimbahnzellen, also über Eizellen und Spermien, vererbt werden«, fasst Studienleiter Johannes Beckers vom Helmholtz Zentrum München das wichtigste Resultat seiner Arbeit zusammen. Entscheidend ist der Hinweis, dass die Versuchstiere ihren Diabetes zunächst als Folge einer falschen Ernährung erwarben. Er war also nicht auf eine im klassischen Sinn erbliche und damit genetische Veranlagung zurückzuführen.

Hatten beide Maus-Eltern Übergewicht und neigten zu einer für Diabetes typischen Unempfindlichkeit für das Hormon Insulin, war auch das Erkrankungsrisiko der Nachkommen am höchsten. War nur ein Elternteil betroffen, war die Krankheitstendenz der Jungen zwar weniger stark, aber doch deutlich erhöht. Doch damit nicht genug: Bei den Töchtern schlug sich die Fehlernährung der Eltern eher im Körpergewicht nieder, die Söhne neigten vermehrt zu Diabetes. Insgesamt war die Gesundheit des Nachwuchses etwas mehr gefährdet, wenn nur die Mutter dick und diabetisch war. War es lediglich dem Vater so ergangen, lag das Gesundheitsrisiko niedriger. All diese Details passen gut zu altbekannten Beobachtungen bei Menschen.

Dass die transgenerationelle epigenetische Vererbung auch beim Menschen existiert und dass wir dabei auch das Risiko für Stoffwechselkrankheiten wie krankhaftes Übergewicht weitergeben, wird also immer wahrscheinlicher. Es zeichnet sich außerdem ab, dass das Phänomen in der mütterlichen Linie ebenso auftritt wie in der väterlichen.

Zudem gibt es ja bereits die zu Beginn des zweiten Teils vorgestellten Belege, dass die Spermien fettsüchtiger Männer so verändert sind, dass der Nachwuchs ein erhöhtes Übergewichtsrisiko hat. Bekämpft man die Krankheit dieser Männer effektiv, schlägt sich das auch in ihren Spermien nieder. Auch das ist natürlich ein klarer Hinweis auf die Übertragbarkeit der Experimente auf den Menschen.[20]

Doch was hieße es für uns, wenn auch wir jenen Teil des Übergewichtsrisikos vererben würden, den wir mit unserer Ernährung und unserem Bewegungsverhalten erst erwerben? Keinesfalls etwas Gutes! Weil in den Industrie- und Schwellenländern ein permanentes Nahrungsüberangebot herrscht und wir uns immer weniger bewegen, werden wir im Durchschnitt immer dicker. Das ist Fakt. Und selbst in Entwicklungsländern leben immer mehr Übergewichtige. Bei der Vorstellung des aktuellen »Global Nutrition Report 2016« sagte Ko-Autor Lawrence Haddad: »Wir leben in einer Welt, in der es die neue Normalität ist, fehlerhaft ernährt zu sein.«[21]

Sollte es also tatsächlich stimmen, dass wir die Stoffwechselprogramme, die bei vielen von uns ja schon in der perinatalen Phase ungünstig geprägt wurden, zusätzlich auf die folgenden Generationen übertragen, dann müsste sich das Übergewichtsproblem mit den Jahrzehnten potenzieren. Die epidemiologischen Folgen der Ernährungs- und Bewegungssünden der Menschheit müssten sich dann theoretisch von Generation zu Generation massiv verstärken. Dieses Szenario wird gerade Realität. Und genau darin besteht die Fettsuchtepidemie.

Spuren der Angst

Skeptiker bezweifeln trotz der vielen bereits angeführten Indizien, dass die Experimente mit Mäusen und Ratten auf den Menschen übertragbar sind. Dabei stehen uns diese Tiere ungleich näher als zum Beispiel der Fadenwurm, die Fruchtfliege oder gar das Leinkraut, drei Arten, von denen man schon seit vielen Jahren zweifelsfrei weiß, dass sie Umweltanpassungen über mehrere Generationen epigenetisch vererben.[22]

Mäuse gehören genauso wie wir zu den Säugetieren. »Rund 95 Prozent ihrer Gene sind mit den unsrigen identisch. Und ich nehme an, dieses Verhältnis ist bei der Epigenetik ähnlich«, sagt der Diabetes-Forscher Martin Hrabě de Angelis, der auch mit Mäusen arbeitet und an der Münchner Studie zur transgenerationellen Weitergabe von Stoffwechselkrankheiten beteiligt war. Man könne also davon ausgehen, dass zumindest die grundlegenden epigenetischen Mechanismen sehr wohl von der Maus auf den Menschen übertragbar seien. Und damit ist ausdrücklich auch das Phänomen der Weitergabe von Informationen an die nachfolgende Generation gemeint.

Elisabeth Binder, Direktorin am Max-Planck-Institut für Psychiatrie in München,* findet die Übertragbarkeit der Tierversuche ihrer Kollegen ebenfalls naheliegend. Gemeinsam mit Rachel Yehuda aus New York fahndet sie im Erbgut von Menschen gezielt nach ähnlichen Hinweisen auf transgenerationelle Effekte von Umwelteinflüssen.

Wie so oft analysieren die Forscher dabei zunächst ein extremes Beispiel. Das erhöht schlicht die Wahrscheinlichkeit, zu messbaren und aussagekräftigen Resultaten zu kommen. In diesem Fall wandten sie sich Menschen mit Schicksalen zu, die historisch gesehen unvergleichlich grausam sind. Binder und Yehuda untersuchten das Erbgut von 32 Juden,

---

* Elisabeth Binder wurde bereits erwähnt, als es um die Auswirkung einer bestimmten Genvariante auf die Prägung der Stress-Achse von Menschen ging. Siehe Seite 247 ff.

die während des Holocausts in einem Konzentrationslager gefangen waren, gefoltert wurden oder sich verstecken mussten – aber bis heute überlebt haben. Zum Vergleich analysierten die Forscher Proben gleichaltriger Juden, die nicht dem Holocaust ausgesetzt waren und folglich kaum im gleichen Maß traumatisiert worden sein dürften.

Klares Resultat: Bei den Holocaust-Opfern ist die Aktivierbarkeit des bereits früher erwähnten FKBP5-Gens, das für die Stressregulation wichtig ist, an einer bestimmten Stelle epigenetisch sehr viel häufiger verändert als bei der Vergleichsgruppe. Die Enzyme der Zelle können das Gen deshalb nur schlecht ablesen. »Wir wissen längst, dass eine solche Veränderung die Stressempfindlichkeit der Betroffenen eher dämpft«, nimmt Binder Bezug auf jene Studie, auf die ich schon in Kapitel sechs, »Vom Ursprung vieler Krankheiten«, eingegangen bin.[23] Diese Prägung mache die Holocaust-Opfer womöglich für den Rest ihres Lebens belastbarer und damit resilienter als andere Menschen. Zumindest könnte dieses Resultat erklären, warum es so viele Holocaust-Überlebende gibt, die bis ins hohe Alter besonders widerstandsfähig gegenüber Krankheiten geblieben sind.

Dann besahen sich die Forscher auch noch die Epigenome der Kinder aus beiden Gruppen. Und förderten ebenfalls Überraschendes zutage: Die Nachfahren der Holocaust-Überlebenden hatten in exakt der gleichen DNA-Region wie ihre Eltern eine epigenetische Auffälligkeit. Diese wies allerdings in die entgegengesetzte Richtung. War die Aktivierbarkeit des FKBP5-Gens bei den traumatisierten Eltern noch erschwert, so war sie in der nächsten Generation erleichtert. Bei den Kindern der Holocaust-Opfer sind in Bezug zu den Kindern der Vergleichsgruppe auffallend wenige Methylgruppen an das FKBP5-Gen angelagert.[24]

Das macht die Kinder eher stressanfällig und ist laut Binder »eine mögliche Erklärung dafür, dass bei Nachkommen von Holocaust-Überlebenden das Risiko für Stresskrankheiten wie Depressionen, bipolaren Störungen oder Angsterkrankungen erhöht ist«.

Die Ungeheuerlichkeit der Traumatisierung von Holocaust-Überlebenden gebietet besondere Bedachtsamkeit. Gleichwohl liegt die Vermutung nahe: Wer extreme Grausamkeiten einmal überstanden hat, für den macht es evolutionsbiologisch wenig Sinn, die Stress-Achse besonders empfindlich einzustellen. Stattdessen investiert er von nun an besonders viel Energie in ein langes Leben und eine hohe Widerstandskraft. Das erhöht die Wahrscheinlichkeit, trotz der offenbar aggressiven Umwelt viele Nachkommen zu zeugen, die wiederum auf eine gefährliche Umwelt gefasst sein sollten. Erbt die nächste Generation im Gegensatz zu ihren Eltern also eine überempfindliche Stress-Achse – stehen die Nachkommen sozusagen immer ein wenig unter Strom –, gehen sie potenziellen Bedrohungen möglicherweise eher aus dem Weg als andere.

Als Ursache für die epigenetische Auffälligkeit unter den Kindern der Holocaust-Überlebenden kommt statistischen Analysen zufolge nur die Traumatisierung der Eltern in Frage. »Andere Einflüsse, etwa neue Traumatisierungen in früher Kindheit, konnten wir klar ausschließen«, sagt Binder. Dass also auch wir Menschen prinzipiell unsere Traumata vererben können, ist damit weitgehend geklärt. Offen bleibt indes, welche Mechanismen genau dafür verantwortlich sind.

Die eine Möglichkeit ist, dass – ähnlich wie bei den Labormäusen von Isabelle Mansuy – epigenetische Veränderungen in die Keimbahn vorgedrungen sind und diese erfolgreich weitergegeben wurden. Oder aber das Verhalten der Eltern in der wichtigen Phase der perinatalen Prägung war ungewöhnlich, oder der Stresshormonspiegel der schwangeren Mutter war ein anderer als in der Vergleichsgruppe. Alle drei Erklärungen sind denkbar.

Hunger und seine Folgen

Es war ein anderes unfassbar grausames Ereignis aus der Nazizeit, das uns allererste Hinweise auf die Existenz einer epigenetischen Prägung menschlicher Keimzellen lieferte. Und vielleicht liefert es demnächst sogar mehr, nämlich Belege dafür, dass diese Prägung auch auf nachfolgende Generationen übertragen wird. Die Rede ist vom niederländischen Hungerwinter der Jahre 1944/45.

Im letzten Jahr des Zweiten Weltkriegs schnitten die deutschen Truppen den Niederländern die gesamten Versorgungswege gen Westen ab. Und weil der Winter auch noch besonders hart ausfiel, litten Millionen Menschen extremen Hunger. Über Wochen hinweg gab es vielerorts nichts zu essen außer Kartoffelschalen-Suppe. Aber selbst sie wurde rationiert und nur gegen Essensmarken ausgeteilt. Mehr als 20 000 Menschen starben an Unterernährung.

Besonders schwer traf der Hunger natürlich Schwangere. Viele erlitten Fehlgeburten. Und jene Kinder, die damals oder kurz danach tatsächlich gesund geboren wurden, waren größtenteils untergewichtig. Vor gut zwanzig Jahren machten Wissenschaftler um Tessa Roseboom und Jan van der Meulen von der Universität in Amsterdam 2414 Menschen ausfindig, die vor, während oder nach dem Hungerwinter geboren worden waren. In der »Dutch famine birth cohort study« untersuchen sie seitdem haarklein, was aus den Hungerwinter-

Babys im Laufe ihres Lebens geworden ist, und vergleichen ihre Gesundheit mit der jener Menschen, die in den Jahren zuvor oder danach zur Welt kamen und deren Mütter während der Schwangerschaft ausreichend zu essen hatten.[25]

Roseboom musste nicht in allen Fällen lange nach den Probanden suchen: Ihre eigenen Eltern sind beide Hungerwinter-Babys. Sie ist eine hundertprozentige Hungerwinter-Enkelin. Vor allem hatten sie und ihr Team aber umfassenden Zugriff auf sehr viele und äußerst genaue Gesundheitsdaten ihrer Beobachtungsgruppe: Die niederländischen Gesundheitsregister werden akribisch geführt, und die Teilnehmer erlaubten den Forschern sämtliche Einblicke – ein Segen für die Wissenschaft.

Was die Forscher zunächst zutage förderten, bestätigt eindrucksvoll die Thesen über die immense Bedeutung der biologischen Entwicklung im Mutterleib für die gesamte spätere Gesundheit: Die Unterernährung im Fötalstadium erhöhte bis ins Alter das Risiko für praktisch jede denkbare Krankheit. Die Hungerwinter-Babys sind nicht nur bei ihrer Geburt, sondern auch noch als Erwachsene kleiner als andere, sie haben ein erhöhtes Herz-Kreislauf-, Allergie-, Asthma-, Krebs- und Diabetesrisiko, sie tendieren eher zu Depressionen, Schizophrenie[26] und Drogenabhängigkeit.[27] Es gibt zudem Hinweise darauf, dass sie rascher altern als andere Menschen.[28]

Wie ausgeprägt diese Neigungen sind, hängt dabei nicht nur vom Ausmaß des Hungers ab, sondern – ganz im Sinne der Theorie der sensiblen Phasen – auch davon, wann im Laufe der Schwangerschaft der Mangel besonders drastisch war. All das sind natürlich nur statistische Aussagen. Teils sind die Effekte gering, aber sie sind deutlich messbar. Vor kurzem gelang es Forschern, sogar molekulare epigenetische Unterschiede zwischen den Hungerwinter-Babys und anderen Menschen auszumachen. Diese Unterschiede betrafen unter anderem Abschnitte der DNA, die wichtig für das Wachstum und den Körperstoffwechsel sind.[29]

Noch viel spannender sind allerdings die Fragen, die Tessa Roseboom auch an sich selbst und ihre Kinder stellen kann: Wie verhält es sich mit den Nachkommen der Hungerwinter-Babys? Haben sie die epigenetischen Folgen des Mangels womöglich ein Stück weit geerbt? Weisen auch sie erhöhte Krankheitsrisiken auf, obwohl sie unter völlig normalen Bedingungen aufgewachsen sind? Es wird wohl noch ein paar Jahre dauern, bis man diese Fragen statistisch völlig wasserdicht beantworten kann. Aber das, was Epidemiologen bisher herausfanden, klingt bereits nach einer kleinen Sensation.

Schon vor Jahren fanden amerikanische Forscher heraus, dass auch die Kinder der Hungerwinter-Babys bei ihrer Geburt ungewöhnlich klein sind. Da ihre Mütter aber anders als die Großmütter zu keinem Zeitpunkt – schon gar nicht in der Schwangerschaft – Hunger leiden mussten, liegt eine Erklärung besonders nahe, nämlich die, dass womöglich epigenetische Veränderungen in den Eizellen existieren, die bis in die nächste Generation hinein wirken.[30]

Es soll hier nicht verschwiegen werden, dass diese Interpretation der Daten umstritten ist. Weitaus aussagekräftiger wären Daten darüber, dass die Kinder der Hungerwinter-Babys langfristig weniger gesund sind als andere Vertreter ihrer Generation. Das ist indes noch nicht abschließend geklärt, dazu sind die Probanden heute noch zu jung.

Eine erste Studie der Roseboom-Gruppe ergab immerhin, dass die Kinder der männlichen Hungerwinter-Babys ein klar nachzuweisendes höheres Risiko haben, übergewichtig zu werden.[31] Auch das lässt sich am besten so erklären, dass sich Informationen über den Hunger nicht nur in die Organe der mangelernährten Föten, die sich gerade entwickelten, geschlichen haben, sondern – Weismann-Barriere ade – auch in deren Keimzellen. Diese Programme müssen zudem die zweite epigenetische Löschungsphase, die auf die Befruchtung folgt, überstanden haben.

Ob sogar die naturgemäß noch sehr viel jüngeren Vertreter der Enkelgeneration betroffen sind, die Hungerwinter-Urenkel, ist derzeit kaum abzusehen. Erste Erhebungen deuten immerhin an, dass auch bei ihnen manche Krankheiten häufiger auftreten könnten.[32] Bestätigen sich diese vorläufigen Befunde, dann müssten sich die epigenetischen Anpassungen an den Hunger in der Keimbahn festgesetzt haben. Sie müssten außerdem die erste Löschungsphase während der Keimzellreifung überstanden haben und gemeinsam mit dem Code der DNA weitervererbt worden sein.

Das wäre dann – neben den zahlreichen Experimenten mit Säugetieren – das bislang sicherste Indiz dafür, dass eine transgenerationelle epigenetische Vererbung tatsächlich auch beim Menschen existiert.

Weitere epidemiologische Studien untermauern die Befunde bei den Hungerwinter-Babys. Die berühmteste beschäftigt sich mit der Gesundheit von 239 Menschen aus dem nordschwedischen Örtchen Överkalix, die allesamt Ende des 19. und Anfang des 20. Jahrhunderts geboren wurden. Dennoch sind die Gesundheitsdaten ihrer Vorfahren sehr gut dokumentiert. Und auch der Ertrag der Ernten wurde akribisch aufgezeichnet. Auf dieser Grundlage gelang den schwedischen Sozialmedizinern Gunnar Kaati und Lars Olov Bygren eine aufsehenerregende Entdeckung: Hatten die Väter oder die Großväter der männlichen Överkalixer in der Zeit vor ihrer Pubertät – also im Alter von zehn bis zwölf Jahren – wegen einer üppigen Ernte übermäßig viel zu essen, lebten ihre Söhne und Enkel weniger lang und bekamen häufiger Diabetes oder Herzinfarkte als gewöhnliche Bewohner des Ortes.[33] Es scheint, als hätten sich die negativen Auswirkungen der Überernährung vererbt.

Man mag über die Aussagekraft dieser Erkenntnisse streiten. Der Effekt scheint nur gering, bei den Söhnen ist er noch nicht einmal statistisch eindeutig, und die Studie ist insgesamt eigentlich zu klein. Aber die Resultate passen perfekt zu denen aus den Experimenten mit Nagetieren. Und es gibt weitere Daten, die ins Muster passen: Der Brite Marcus Pembrey analysierte Daten aus einer Umfrage unter den Vätern von rund 14000 britischen Kindern. Schon im Alter von neun Jahren neigten sie eher zu Übergewicht, wenn ihre Väter geraucht hatten. Dieser Effekt war besonders deutlich, wenn die Väter bereits in den Jahren vor der Pubertät zur Zigarette gegriffen hatten.[34]

Es scheint also, als gäbe es auch in der Entwicklung der männlichen Keimbahn eine sensible Phase, in der sie Umwelteinflüsse besonders leicht prägen können. Im Alter von zehn bis zwölf Jahren reifen bei Jungen die Samenvorläuferzellen. Aus dieser Stammzell-Art werden im Hoden von nun an für fast den ganzen Rest des Lebens Spermien gebildet. Veränderungen im Genaktivierbarkeitsmuster der Vorläuferzellen dürften auf die Spermien übergehen, und sie scheinen damit auch noch die Gesundheit Jahrzehnte später gezeugter Kinder und vielleicht sogar die von deren Kindern beeinflussen zu können.[35]

Zugegeben: All diese Resultate beruhen auf eher kleinen, manchmal auch ein wenig bemühten epidemiologischen

Analysen. Durch die kritischen Augen seriöser Wissenschaftler betrachtet, ist die Datengrundlage etwas wackelig. Deshalb war es vor den ersten gut gemachten Experimenten zur transgenerationellen Epigenetik bei Mäusen und Ratten, die im Jahr 2010 publiziert wurden, auch noch gewagt, davon zu sprechen, dass auch wir Menschen unsere Erfahrungen, unsere Anpassungen oder unsere Gesundheit vererben.

Seitdem hat sich aber vieles geändert. Zum einen kommen immer mehr Studien mit Tieren hinzu – ich habe zu Beginn dieses Teils darüber berichtet. Egal ob in Philadelphia, München, Zürich oder anderswo: Überall auf der Welt haben Epigenetiker bei Organismen, die uns biologisch gesehen ziemlich nahestehen, klare Hinweise auf die Existenz der transgenerationellen epigenetischen Vererbung gefunden. Die Wissenschaftler entdecken dabei immer mehr Details, die erstaunlich gut zu epidemiologischen Messungen bei uns Menschen passen.

Angesichts dieser vielen Parallelen zwischen Befunden beim Menschen und experimentellen Daten aus Tierversuchen scheint eine Übertragbarkeit der Experimente mit Mäusen und Ratten auf uns Menschen mittlerweile sehr wahrscheinlich.

Botschaften für die Zukunft

Erst die Summe vieler ähnlicher, sich bestätigender und ergänzender Studien bringt eine Wissenschaft wirklich voran. Deshalb präsentiere ich auch immer mehrere Einzelresultate zu einem Thema. Nur so erkennt man die wirklichen Zusammenhänge, begreift, warum bestimmte Gesetzmäßigkeiten in der Natur existieren und andere nicht. Es ist ein Ansatz, der grundverschieden ist von dem Vorgehen der Esoterik. Diese setzt auf Koinzidenz. Sie meint, nur weil zwei Dinge irgendwann einmal gemeinsam oder kurz nacheinander geschehen sind, sei bereits bewiesen, dass sie etwas miteinander zu tun hätten.

Sie, geschätzte Leserin, geschätzter Leser, sollen mir aber nicht einfach glauben. Ich möchte Sie überzeugen. Eine einzelne wissenschaftliche Studie sagt nämlich gar nichts, selbst wenn sie noch so gut gemacht ist. Ihr Resultat kann immer auch ein Produkt des Zufalls sein. Aber die vielen, vielen erfolgreichen Experimente, die es mittlerweile zur transgenerationellen epigenetischen Vererbung bei Säugetieren gibt, lassen kaum noch Zweifel: Unsere Keimzellen, die Spermien der Männer, aber offensichtlich auch die Eizellen der Frauen, enthalten nicht nur den Code für all die vielen Proteine, die das neue Leben dereinst zusammenbauen soll. Sie enthalten auch Botschaften für die Zukunft.

Diese nebengenetischen Botschaften sind an die Zellen, Gewebe und Organe der kommenden Generation gerichtet. Sie sagen den Zellen der Kinder, wie sie ihre DNA benutzen sollen. Und das hilft dem Nachwuchs – zumindest aus dem Blickwinkel der Evolution –, sich besser in der Welt zurechtzufinden.

Was noch vor zehn Jahren selbst von vielen Biologen ins Reich der Esoterik gerückt wurde, ist inzwischen für die meisten Fachleute denkbar geworden: Die epigenetische Prägung unserer Gesundheit beginnt deutlich früher als unsere eigene Existenz. Sie beginnt mindestens drei Monate, bevor wir aus der Verschmelzung einer Ei- mit einer Samenzelle mit all unserer genetischen Individualität hervorgehen. Sehr wahrscheinlich beginnt sie aber sogar schon Jahre bis Jahrzehnte vor dieser Zeit, nämlich dann, wenn unsere Eltern Embryonen sind oder unsere Großeltern auf die Pubertät zugehen oder unsere Urgroßmütter ein Baby im Bauch haben.

Was derzeit dagegen noch ziemlich unklar ist, ist das Ausmaß der epigenetischen Vererbung. Ist sie genauso wichtig wie die Prägung im Mutterleib und in der Zeit nach der Geburt? Oder ist sie verglichen damit marginal? Noch fällt es schwer, eine Antwort darauf zu finden. Aber die epidemiologischen Fakten, etwa über den Anstieg der Lebenserwartung und der Körpergröße in den wohlhabenderen Ländern sowie die Zunahme von Wohlstandsleiden wie Übergewicht und Diabetes, deuten an, dass die Botschaften jenseits der Gene auch bei der Überschreitung von Generationsgrenzen zumindest keine unbedeutende Rolle spielen. Die Umwelt und der Lebensstil der Menschen verändern sich nämlich zumindest in den wohlhabenden Ländern von Generation zu Generation längst nicht mehr in dem Maße, wie es die statistischen Daten der Bevölkerung erwarten ließen.

Und dann gibt es ja noch den evolutionsbiologischen Blickwinkel: Wenn der Natur ein solch tolles Werkzeug wie die epigenetische Vererbung schon mal zur Verfügung steht, wäre es doch äußerst ineffizient, wenn sie es nicht auch einsetzen würde.

Dass die Sachlage inzwischen so eindeutig ist, hat vor allem mit dem technischen Fortschritt zu tun. Systematische Analysen der molekularbiologischen Prozesse rings um die Genaktivität und die Genaktivierbarkeit ganzer Zellen sind mit der nötigen Präzision und im geforderten Tempo erst seit wenigen Jahren möglich. Und deshalb können die Forscher erst seit kurzem immer wieder und mit vergleichsweise geringem Aufwand überprüfen, was in den Epigenomen der elterlichen Keimzellen und der vielen verschiedenen Zelltypen des Nachwuchses genau passiert.

Die Zeit der Spekulation, etwa über die Folgen von Hungersnöten oder Phasen allgemeiner Überernährung, sind damit vorbei. Jetzt wird deutlich, was transgenerationelle epigenetische Vererbung wirklich bedeutet, was sie sozusagen leisten kann: Traumata haben zum Beispiel Auswirkungen auf die gesamte Stress-Achse. Sie können die Empfindlichkeit für Belastungen in der kommenden Generation erhöhen, aber auch die Resilienz steigern. Konkrete Ängste – etwa vor Silvesterknallern, dunklen Hinterhöfen oder Spinnen – werden jedoch – zumindest auf diesem Weg – nicht vererbt.

Keine Frage: Die transgenerationelle Epigenetik ist eines der aufregendsten Gebiete der modernen Biologie. Sie beeinflusst nicht nur die Stressregulation und den Hang zu Übergewicht und Diabetes, sondern unter anderem auch die Folgen von Drogenkonsum und Vergiftungen. Gaben Forscher trächtigen Ratten zum Beispiel ein Pflanzenschutzmittel ins Futter, das die Fruchtbarkeit männlicher Tiere beeinträchtigt, waren die männlichen Nachkommen weniger zeugungsfähig als andere Tiere. Das wundert noch nicht. Dass man den Effekt aber in abgeschwächter Form auch noch bei den Ururenkeln fand, gibt deutlich mehr zu denken.[36]

Es scheint also durchaus angebracht, Schwangere und Kleinkinder in Zukunft vor Umweltgiften noch ein bisschen besser zu schützen als bisher. Und dass zumindest bei Ratten nicht nur die Kinder, sondern auch die Enkel darunter leiden, wenn die trächtige Großmutter Nikotin ausgesetzt wurde,[37] wissen wir ja bereits.*

---

* Siehe Seite 185 f.

Nehmen wir also einfach mal an, dass auch wir Menschen epigenetische Umweltanpassungen vererben. Es gibt so viele Argumente, die dafürsprechen! Nicht zuletzt dieses: Wenn es ein grundlegendes Phänomen nachweislich nicht nur bei Mäusen und Ratten, sondern, wie ich noch berichten werde, auch bei Meerschweinchen und anderen Säugetieren gibt – von Fliegen, Würmern oder Pflanzen ganz zu schweigen –, kann es dann wirklich sein, dass es beim Menschen überhaupt nicht existiert? Ich denke kaum.

Wenn also die einen Menschen früher oder später Herzprobleme oder einen erhöhten Blutzuckerspiegel haben, zu Übergewicht, Depressionen oder Allergien neigen, sich eher als andere von Schokolade, Alkohol oder Zigaretten verführen lassen, schlecht schlafen, ungeschickt sind und sich allzu leicht seelisch aus der Bahn werfen lassen, während andere widerstandsfähig, sportlich und ausgeglichen sind und womöglich ein besonders langes Leben haben – und dafür kaum etwas tun müssen –, dann sind all dies Dinge, die wir zu einem Teil dem Lebensstil unserer Vorfahren zu verdanken haben: Unsere Eltern und Großeltern haben mit darüber bestimmt, welche molekularbiologischen Programme unsere Zellen erhalten.

Zum Glück beginnt die Wissenschaft derzeit zu verstehen, wie die Weitergabe von Gesundheit und Persönlichkeit funktioniert und wie man die zugrunde liegenden Prozesse steuern kann. Dadurch verändert sich nicht nur unsere grundsätzliche Vorstellung, was Gesundheit überhaupt bedeutet und was biologische Vererbung eigentlich ist. Klar wird auch: Es sind vor allem die Eltern, teils sogar die Großeltern, die ihren Kindern und Enkeln den Weg bereiten können in ein gesundes, langes und glückliches Leben.

Kapitel 8

Gesundheit beginnt in der Kindheit der Großeltern

Von Schwielen, Kröten und Giraffen

Paul Kammerer war einer der prominentesten Wissenschaftler seiner Zeit. Seine Experimente wurden in aller Welt bestaunt. Dank seiner Entdeckungen schien sogar das versunkene Reich des Lamarckismus wieder aufzutauchen. Man verglich ihn bereits mit dem großen Charles Darwin, dem Begründer der Evolutionstheorie. Doch sein Leben sollte ein tragisches Ende nehmen.

Der österreichische Biologe hatte in den 1920er Jahren Geburtshelferkröten gezwungen, sich entgegen ihrer Gewohnheit im Wasser zu paaren. Die männlichen Tiere entwickelten daraufhin Schwielen an den Füßen. Diese Schwielenbildung war natürlich eine sinnvolle und nachvollziehbare Anpassung an die geänderten Umweltbedingungen. Denn die Hautveränderung half dem Männchen, sich am Weibchen festzuklammern. Den Schwielen schien ein epigenetisches Programm zugrunde zu liegen, das als Anlage schon länger existierte und nur bei Bedarf abgerufen wurde.

Das Sensationelle an Kammerers Experiment folgte aber erst. Als der Biologe seinen Versuch über mehrere Krötengenerationen hinweg wiederholte, entdeckte er eines Tages bei den Tieren schon dann Schwielen, als sie sich noch gar nicht verpaart hatten. War es ihren Vätern tatsächlich irgendwie gelungen, die Anpassung an die neue Umwelt zu vererben?

Das widersprach dem Dogma der Weismann-Barriere und damit dem Konsens nahezu aller großen Biologen dieser Zeit. Die Kollegen eröffneten auch umgehend den Disput. Denn ihrer Meinung nach richtete sich Kammerers Experiment gegen die Ideen von Charles Darwin. Der hatte ja in seiner 1859 publizierten, bis heute uneingeschränkt gültigen Evolutionstheorie behauptet, zufällige Veränderungen von Lebewesen – und nicht etwa die biologische Weitergabe gezielter Anpassungen – seien die Basis der Entstehung neuer Arten. Dass Darwin selbst eine Vererbung von Umweltanpassungen durchaus für möglich gehalten hatte, weil dieser Umstand seiner Theorie nicht wirklich im Wege stand: Dieser Punkt wurde damals von der Fachwelt ausgeblendet.

Stattdessen warf man Kammerer vor, er wolle die Ideen des französischen Naturforschers Jean-Baptiste de Lamarck bestätigen. Auch dieser war ein bedeutender Biologe. Er ordnete die Systematik der Wirbellosen* und war der Erste, der 1809 – exakt fünfzig Jahre vor Darwin – ein Evolutionsmodell entwarf. Seine heute abwegig erscheinende »Transformationstheorie« besagt, dass sich alle Lebewesen auf einer »Stufenleiter« fortentwickeln und durch zielgerichtete Anpassungen an die Umwelt immer komplexere Erscheinungsbilder annehmen. Der Mensch ist demnach die stammesgeschichtlich älteste, der Wurm eine der jüngsten Lebensformen.

* Als Wirbellose bezeichnet man alle Tiere, die keine Wirbelsäule haben, also zum Beispiel Weichtiere wie Muscheln und Schnecken, Würmer und Quallen.

Schon zu Kammerers Zeiten verkürzte man den sogenannten Lamarckismus aber vor allem auf die Idee, Lebewesen würden auch erworbene Eigenschaften vererben. Das bis heute berühmteste Beispiel dafür ist die Giraffe, die ihren langen Hals angeblich dem ständigen Strecken nach den zartesten Blättern im Baumwipfel verdanke und diese Eigenschaft dann weitergebe. Längst ist unstrittig, dass dieses Konstrukt an der Wirklichkeit vorbeigeht.

Vielmehr läuft die Evolution umgekehrt ab – ganz so, wie es Charles Darwin postulierte: Zunächst bekommen einige Giraffen durch eine zufällige Mutation an den zuständigen Genen einen besonders langen Hals. Der verschafft ihnen einen Vorteil. Sie finden mehr zu fressen, sind deshalb fitter und zeugen statistisch gesehen mehr Nachwuchs als andere Giraffen. Und weil der Nachwuchs auch die veränderte Bauanleitung für den Hals erbt, setzt sich dieses Merkmal mit der Zeit durch.

Warum also soll es nicht auch möglich sein, dass Zellen in Abhängigkeit von Umwelteinflüssen unterschiedliche Programme annehmen und ihre Entscheidung an folgende Generationen weitergeben? Auch diese Fähigkeit kann schließlich im Zuge der Darwin'schen Evolution entstanden sein und sich nach deren Gesetzmäßigkeiten gegenüber anderen Merkmalen durchsetzen.

Der bis heute immer wieder gerne bemühte Streit zwischen Darwin und Lamarck ist im Grunde hinfällig. Er dürfte ohnehin nie existiert haben, sondern ist wohl ein Konstrukt jener Zeit, als man um die Korrektheit der Weismann-Barriere rang. Denn Lamarck lebte viel zu früh, um sich mit Darwin auseinandersetzen zu können. Seine Evolutionstheorie war aus heutiger Sicht zwar abstrus, aber ohne ihre Existenz wäre Darwin vielleicht nie auf seine großartige Idee gekommen.

Vermutlich hätte Lamarck den trefflichen Argumenten seines Nachfolgers sogar zugestimmt, wäre er nicht drei Jahrzehnte vor dessen wichtigster Publikation gestorben.

Längst bezweifelt kein ernst zu nehmender Biologe mehr: Es ist das klassische Zusammenspiel aus Mutation und Selektion, das die Evolution antreibt. Doch dieser Idee schienen Kammerers Experimente mit den Geburtshelferkröten auf den ersten Blick zu widersprechen. Um ihn zu widerlegen, machten seine Kollegen deshalb ebenso grausame wie unsinnige Experimente. Sie schnitten zum Beispiel Ratten und ihrem Nachwuchs immer wieder den Schwanz ab und freuten sich hämisch, wenn die Tiere der folgenden Generation dennoch immer wieder mit Schwänzen geboren wurden. Als ob es sich bei dieser Art von Veränderung um eine biologisch erworbene Umweltanpassung handelte – um das Abrufen eines im Zuge der Evolution erworbenen alternativen molekularbiologischen Programms.

Kammerer wollte Darwin indes gar nicht vom Thron stoßen. Er hielt es lediglich für biologisch, letztlich sogar für evolutionsbiologisch sinnvoll, wenn Organismen einen Teil ihrer Anpassungen an die folgende Generation weitergeben. Da die Umwelt der Kinder mit einer gewissen Wahrscheinlichkeit derjenigen ihrer Eltern ähnelt, wäre es immerhin ein klarer Vorteil, ein Stück weit auf sie vorbereitet zu sein. Und unter diesen Umständen wäre es doch ganz im Sinne der Evolutionstheorie, dass sich dieser Mechanismus durchsetzt.

Aus heutiger Sicht kann man Kammerer nur recht geben. Die vielen aktuellen Resultate zur Prägung der Gesundheit, über die ich bereits berichtet habe, bestätigen seine Ideen vollkommen. Doch damals war die Wissenschaft noch nicht so weit wie heute, und die Schar der Neider war groß. Kollegen hatten in den Präparaten der Geburtshelferkröten Tintenreste aufgespürt und warfen dem Biologen im Fachblatt *Nature* vor, er habe die Schwielen per Tinteninjektion vorgetäuscht, um seine These zu belegen. Von dieser Schmach, als Fälscher zu gelten, sollte sich Kammerer nicht mehr erholen. Am 23. September 1926 wanderte der Biologe auf den österreichischen Himberg. Am Theresienfelsen, einem idyllischen Ort mit Blick auf den benachbarten Schneeberg und den im Tal gelegenen Ort Puchberg, setzte er seinem Leben mit einer Handfeuerwaffe ein Ende.[38]

Kammerer hatte den Einsatz der Tinte stets geleugnet. Wissenschaftshistoriker wie Olaf Breidbach von der Universität Jena vermuten, Kammerer habe das sehr wohl vorhandene experimentelle Resultat mit Hilfe der Tinte nur sichtbarer machen wollen: »Es ist auch heute noch üblich, anatomische Details künstlich hervorzuheben. Nur nimmt man jetzt elektronische Hilfsmittel.« Der chilenische Epigenetiker Alexander Vargas hat sich die Unterlagen des Österreichers noch einmal vorgenommen und fand eine Reihe von Indizien für deren Korrektheit. »War Paul Kammerer der Entdecker der epigenetischen Vererbung?«, fragt er deshalb in einem Fachartikel.[39]

Die bedarfsabhängige Ausbildung von Brunftschwielen bei Kröten ist mit dem epigenetischen Handwerkszeug, wie wir es heute kennen, jedenfalls problemlos erklärbar. Dass die Tiere allerdings nach ein paar Generationen bereits mit Schwielen geboren wurden, ist jener Punkt, der an den Lamarckismus erinnert. So blieb auch der aktuelle Artikel von Vargas nicht unkommentiert. Er musste sich den Vorwurf gefallen lassen, sich die Originaldaten nicht gründlich genug angeschaut zu haben. Tatsächlich wird sich das Rätsel um

Kammerers Kröten wohl nur dadurch lösen lassen, dass man die Experimente eines Tages sorgfältig wiederholt.

Doch darum geht es mir an dieser Stelle nicht. Entscheidend ist, dass Kammerers Thesen heute sehr viel realistischer geworden sind. Eine Reihe unstrittiger Beispiele für vergleichbare Vorgänge geben ihm im Nachhinein nämlich recht: So kommen bestimmte Wasserflöhe in zwei Formen vor, mal mit und mal ohne dornartige Schutzhaube. Befinden sich viele Feinde im Wasser – etwa räuberische Mückenlarven –, bilden die Tiere in der nächsten Generation durch eine epigenetische Umprogrammierung Auswüchse am Kopf. Sie vergrößern dadurch ihre Oberfläche und können nicht mehr so leicht gefressen werden. Diese Anpassung vererben sie sogar an kommende Generationen.* Werden die Mückenlarven aber weniger, kommen bald auch wieder Wasserflöhe ohne Dornen zur Welt. Das spart den Kleinkrebsen wichtige Energie.[40]

Bei Fadenwürmern gelang es kalifornischen Zellbiologen, die Lebensspanne deutlich zu erhöhen, indem sie bestimmte epigenetische Enzyme hemmten. Und auch dieser Effekt wurde weitergegeben: Nach dem Eingriff ins elterliche Epigenom lebten auch die Nachfahren länger. Das Ganze pflanzte sich über drei Generationen fort. Erst danach verschwand die Wirkung des einmaligen Einsatzes der Enzym-Hemmer. Offensichtlich werde das Epigenom der Würmer – anders als gemeinhin angenommen – beim Generationswechsel nicht vollständig zurückgesetzt, bilanzierten die Forscher. Anders könnten sie sich ihr Resultat nicht erklären.[41]

---

* Hierbei handelt es sich streng genommen allerdings nicht um eine geschlechtliche Vererbung. Wasserflöhe bekommen ihre Jungen in der Regel per Jungfernzeugung.

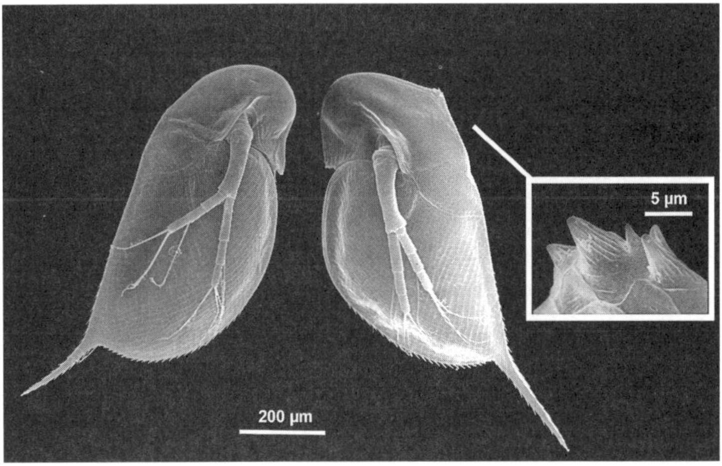

Wenn ihnen viele Mückenlarven auflauern, bekommen Wasserflöhe wehrhafte »Dornen«, die rechts im Frühstadium zu sehen sind.

Eva Jablonka, Genetikerin und Philosophin in Tel Aviv, sammelt seit langem solche Belege für die Existenz der epigenetischen Vererbung. Schon im Jahr 2009 publizierte sie eine erste Übersicht: Bei 13 Einzellern, sechs Arten von Pilzen, 15 Pflanzen- und zehn Tierarten hatten Forscher schon damals mehr als hundert vererbbare Merkmale gefunden, die nicht genetischen, sondern epigenetischen Ursprungs sind.[42] Das Leinkraut kommt zum Beispiel mit zwei verschiedenen Blütenformen vor; Petunien gibt es auch mit weißen Blüten, die Ackerschmalwand im Normal- und im Zwergenformat – alles nur aufgrund epigenetischer Unterschiede.

Bei Pflanzen existiert allerdings auch keine Weismann-Barriere. Und »sie können nicht weglaufen, wenn sich die Bedingungen um sie herum verschlechtern«, weiß Gunter Reuter, ein Urgestein der Genetiker-Zunft aus Halle. Deshalb sei die Epigenetik – und somit die Anpassungsfähigkeit – der Pflanzen besonders komplex; eine Vererbbarkeit der Anpassungen sei wichtig. Pflanzen wachsen meist unter ähnlichen Bedingungen auf wie ihre Vorfahren. »Da ist es besonders sinnvoll, wenn die Nachkommen die gleiche Epigenetik besitzen wie die Eltern.«

Doch natürlich ist es auch bei Tier und Mensch von Vorteil, wenn Eltern, Groß- und Urgroßeltern Elemente der Genregulation an folgende Generationen weitergeben. Kein Wunder also, dass sich eine solche Fähigkeit – letztlich ja zur Vererbung von Persönlichkeit, Lebenserwartung und Gesundheit – im Laufe der Evolution zumindest bei Tieren und wahrscheinlich auch bei Menschen durchgesetzt hat. Schließlich ändert sich auch bei uns die Umwelt nicht schlagartig, wenn ein neues Leben beginnt.

Dass selbst Charles Darwin überzeugt war, dass manche Umweltanpassungen Generationsgrenzen überspringen, erwähnte ich schon. Erst Weismann schob diesem Denken einen Riegel vor. Das ist jetzt mehr als 130 Jahre her. Und es ist an der Zeit, dass sich dieser Riegel langsam wieder lockert.

Sind wir wirklich eine Ausnahme?

Ist es männlichen Wildmeerschweinchen über einen längeren Zeitraum deutlich zu warm, dann verändert sich ihre Leber. Genau genommen wandelt sich das Genregulationsmuster in den einzelnen Leberzellen infolge einer systematischen und anhaltenden Erhöhung der Umgebungstemperatur um zehn Grad. Vor allem solche Gene, die Baupläne für Proteine enthalten, die vor Hitze schützen, sind auf einmal leichter aktivierbar als sonst und werden verstärkt abgelesen. Es handelt sich offensichtlich um eine vernünftige molekularbiologisch gesteuerte Anpassung an geänderte Umweltbedingungen.

Diese 2016 von einem internationalen Forscherteam publizierte Entdeckung geht aber noch weiter: Auch die Leber der unmittelbar im Anschluss an die Hitzeperiode gezeugten Nachkommen der Meerschweinchen ist epigenetisch verändert – ohne dass diese jemals irgendeiner Hitze ausgesetzt waren. Die Forscher sprechen deshalb von einer »erblichen epigenetischen Reaktion«. Zu guter Letzt wiesen sie bei den männlichen Jungtieren sogar systematische Veränderungen in den Hoden nach. Es könne deshalb sehr gut sein, dass die Anweisung an die Leber, sich auf heiße Zeiten einzustellen, sogar an die Enkel der einst Hitze ausgesetzten Meerschweinchen weitervererbt wird.[43]

»Willkommen im Club, ihr Meerschweinchen!«, möchte man angesichts dieser brandaktuellen Untersuchung fast schon ausrufen. Es scheint, als würden Biologen in Sachen transgenerationeller epigenetischer Vererbung fündig, wo sie nur suchen. Jene Fachleute, die sich schon seit Jahren etwas provokativ als Neolamarckisten bezeichnen, reiben sich die Hände. Eva Jablonka – die prominenteste Vertreterin dieser Gruppe – sagt inzwischen: »Epigenetische Vererbung findet überall statt.«[44] Und anders als vor ein paar Jahren erntet sie mit dieser Schlussfolgerung immer weniger Widerspruch.

Dennoch zweifeln manche Experten zumindest in einem Fall nach wie vor massiv an der Existenz der generationsüberschreitenden Vererbung von Umweltanpassungen: bei uns Menschen. Bisher gebe es kein Experiment, das diese Behauptung zweifelsfrei belege, sagt zum Beispiel der australische Epigenetiker Steven Henikoff. In allen bisher publizierten Studien mit Menschen sei die Möglichkeit einer Fehlinterpretation nicht »streng genug getestet« worden.

Letztlich hält Henikoff es für unmöglich, diesen Sachverhalt bei Menschen jemals abschließend zu klären. Man stelle sich einen »randomisierten klinischen Versuch vor«, der zum Beispiel prüfe, ob es gut oder schlecht für die Enkel und Urenkel sei, wenn man selbst viel Butter esse.[45] Wie solle ein solcher Test bitte funktionieren, fragt der Epigenetiker.

Kollegen von Henikoff kritisieren Studien wie jene zu den generationsüberschreitenden Folgen der Traumatisierung von Holocaust-Überlebenden, an der die Münchnerin Elisabeth Binder beteiligt war. Vor allem die Zahl der Studienteilnehmer sei im Allgemeinen viel zu klein für derart weit reichende Aussagen.

Doch genau dieses Manko verhehlt Binder gar nicht. »Was wir gefunden haben, sind allenfalls erste zarte Hinweise«, antwortet sie beispielsweise auf meine Frage, ob der Mensch Traumata tatsächlich vererben könne. Und: Es gebe nun mal kaum noch Holocaust-Überlebende. Auf die Auswertung der Daten nur wegen der geringen Zahl der Probanden zu verzichten wäre sicher verkehrt gewesen. Man müsse die Resultate eben vor dem Hintergrund der zahlreichen vergleichbaren Ergebnisse aus Tierversuchen betrachten. Binder hofft darauf, dass ihre Studie Kollegen zu weiteren Untersuchungen motiviert. So werde mittlerweile bereits bei Rhesusaffen geforscht, ob auch sie die Folgen eines Traumas vererben. »Die ersten vorläufigen Resultate sind durchaus interessant.«

Ich kann der Münchnerin an dieser Stelle nur zustimmen. Und auch die anderen Argumente der Kritiker überzeugen mich nicht. Was die epidemiologischen Daten aus dem niederländischen Hungerwinter oder aus Överkalix angeht, haben die Kritiker zwar recht: Hier gibt es auch andere Möglichkeiten, die Resultate zu interpretieren. Dass aber zum Beispiel krankhaft übergewichtige Männer veränderte Spermien haben und dass diese Veränderung nach erfolgreicher Therapie der Männer zurückgeht,[46] ist schon ein ziemlich klarer Beleg dafür, dass die vielen Resultate aus den Tierversuchen auch für uns Menschen gelten könnten.* Und es ist ja nicht der einzige Hinweis darauf, wie wir gesehen haben.

Zudem gibt es immer mehr aufwändige Langzeitstudien, die Zusammenhänge zwischen Umwelteinflüssen und der seelischen wie körperlichen Gesundheit analysieren. Mittlerweile werden längst auch in diesen Untersuchungen epigenetische Veränderungen gemessen, und man betrachtet den Trend bereits über mehrere Generationen hinweg. In Kanada beobachten Psychologen zum Beispiel seit dreißig Jahren, welche Auswirkungen es hat, wenn Mütter während der Schwangerschaft und ihre Kinder während des ersten Lebensjahrs in problematischen sozialen Verhältnissen leben. Eine Erkenntnis ist die, dass Jungen, die derart aufwachsen, überdurchschnittlich häufig chronisch aggressiv werden. Als mögliche Ursache dafür haben sie einen veränderten Botenstoff-Spiegel im Blut, der wiederum auf speziellen epigenetischen Mustern beruht.[47] Derzeit analysieren die Forscher sogar die Enkelgeneration der einstigen Schwangeren, und sie werden erneut ganz genau hinsehen, ob sich noch immer Auffälligkeiten nachweisen lassen.[48]

Ohnehin gibt schon länger einen ersten direkten Beweis: Der Essener Genetiker Bernhard Horsthemke entdeckte mit seiner Gruppe im Jahr 2003, dass manche Patienten

---

* Siehe Seite 154.

mit schweren Entwicklungsstörungen namens Prader-Willi- oder Angelman-Syndrom nur deshalb erkranken, weil eine bestimmte epigenetische Markierung in den Keimzellen ihrer Eltern zuvor nicht gelöscht worden war. Dadurch erben diese Menschen eine molekularbiologische Anweisung zur Aktivierbarkeit eines bestimmten Gens, die ursprünglich von der Großmutter väterlicherseits stammt.[49] Diese Markierung hätte für eine gesunde Entwicklung des Kindes während der Reprogrammierung der Keimzellen des Vaters überschrieben werden müssen, so, wie es bei den allermeisten Menschen geschieht. Der Umstand, dass es hier aber nicht passierte, ist laut Horsthemke »einer der ersten klaren Belege dafür, dass epigenetische Informationen auch beim Menschen vererbt werden können«.

Tatsächlich glauben mittlerweile nur noch wenige Epigenetiker daran, dass wirklich die gesamten Epigenome von Ei- und Samenzellen in einen ursprünglichen, immer gleichen Ausgangszustand zurückversetzt werden. »Das epigenetische Profil wird bestimmt für viele Gene gelöscht, aber bei weitem nicht für alle«, urteilt zum Beispiel Isabelle Mansuy. Auch bei der Weitergabe von Informationen an die Kinder und Enkel erledigten die Gene »nun mal nicht den ganzen Job alleine«.

Neueste Resultate geben der in Zürich forschenden Französin recht. So entdeckten Epigenetiker aus Großbritannien bei männlichen Mäusen, die durch eine Mangelernährung im Mutterleib klein und diabetisch geworden waren, molekularbiologische Veränderungen am Erbgut des Spermas. So weit nichts Neues. Aber dieses Mal befanden sich einige der Veränderungen nachweislich in speziellen Zonen, die von der Reprogrammierung ausgenommen sind. Diese Veränderungen dürften deshalb auch mit ziemlicher Sicherheit an die Nachkommen vererbt worden sein. Wie erwartet besaßen nämlich auch die Jungen der kranken Mäuse ein erhöhtes Diabetesrisiko.[50]

Ebenfalls aus Großbritannien kommen Hinweise, dass Vergleichbares auch beim Menschen passiert. Einige wenige Markierungen an der DNA scheinen auch hier ganz systematisch *nicht* reprogrammiert zu werden. Diese Schalter kontrollieren vor allem die Aktivierbarkeit solcher Gene, die irgendwann einmal von Viren eingeschleust wurden. Diese sogenannten Retrotransposons können gefährlich sein. Es macht also sehr viel Sinn, sie auch generationsübergreifend abgeschaltet zu lassen.

Doch die Analyse ergab, dass auch andere, ganz gewöhnliche Gene wie Retrotransposons behandelt werden und epigenetisch markiert bleiben. Darunter sind erstaunlich viele, die später in den Zellen des Gehirns aktiviert werden. Die Forscher vermuten deshalb, diese sogenannten »Flüchtlinge« könnten eine Rolle bei neurologischen Störungen und Stoffwechselkrankheiten spielen. In beiden Fällen ist das Gehirn oft am Krankheitsprozess beteiligt. Und in beiden Fällen weiß man aus Tierversuchen, dass das Erkrankungsrisiko häufig durch die transgenerationelle epigenetische Vererbung beeinflusst wird.

»Die größte Barriere für die epigenetische Vererbung bei Säugetieren«, sei die Reprogrammierung der Keimzell-Vorläufer, wissen auch die Briten, denen diese interessanten Ergebnisse gelangen. »Die Existenz von Markierungen, die nicht reprogrammiert werden, ebnet einen wichtigen neuen Weg für die Erforschung der epigenetischen Vererbung bei Menschen.«[51]

Angesichts solcher Daten und Schlussfolgerungen drängt sich zunehmend der Gedanke auf: Werden die Kritiker, die

die Existenz der Vererbung von Umweltanpassungen beim Menschen bezweifeln, derzeit vor allem deshalb so laut, weil ihnen die Argumente ausgehen? Anders als von ihnen behauptet, kommen nämlich seit zwei bis drei Jahren sehr wohl die ersten gut gemachten, methodisch sauberen Studien heraus, die zeigen, dass wir Menschen bei diesem Phänomen keine Ausnahme bilden.

Auch wir vererben zumindest zu einem gewissen Grad unsere Anpassungen und unsere Widerstandskraft, sprich: unsere Gesundheit.

Woher kommt die *German Angst*?

Ein Onkel meines Urgroßvaters war ein echter Abenteurer. Er brach als junger Mann 1902 nach Kamerun auf und lebte zunächst in Victoria an der Küste. Eines Tages erhielt er den Befehl, tief in den afrikanischen Urwald zu wandern, um in einem Flecken namens Iounde eine Handelsvertretung zu gründen.

Ausführlich beschreibt er das gefährliche Unterfangen in seinem Tagebuch: Mehr als hundert Kilometer ging es mit 65 Trägern und anderen Begleitern durch »Waldesdickicht«, über »aufgeweichten Boden« und »durch undurchdringliche Wildnis« in ein Europäern weitgehend unbekanntes Gebiet. Eines Nachts wurden sie angegriffen. Mein Urgroßonkel musste mit ansehen, wie Kameraden vor seinen Augen brutal getötet wurden und wie sein Gehilfe einem feindlichen Angreifer den Kopf abtrennte. Er dürfte schon in jungen Jahren gleich mehrfach Todesängste ausgestanden haben.

Natürlich ist mir klar, dass von diesen Traumata nichts bei mir angekommen sein kann. Ich bin ja kein direkter Nachfahre. Aber auch meinen direkten Vorfahren erging es nicht besser als diesem entfernten Verwandten: Meine Urgroßväter kämpften im Ersten Weltkrieg. Meine beiden Großmütter versteckten sich im Zweiten Weltkrieg vor angreifenden Bombern. Die Großväter waren zum Kriegsdienst eingezogen worden. Einer von ihnen kehrte erst im Jahr 1946 aus russischer Kriegsgefangenschaft zurück. Er war mager und erschöpft, mochte über die zurückliegenden Jahre nicht reden. Doch sehr viel zu essen bekam er auch in der Heimat zunächst nicht. Es mangelte noch einige Jahre an fast allem.

Diese Familiengeschichte dürfte typisch für die Mehrheit der Europäer aus meiner Generation sein. Es scheint allerdings, als hätten manche von uns längst vergessen, wie schlecht es den Vorfahren erging, wie hart ihr Leben war. Ich wundere mich jedenfalls immer wieder über eine Reaktion, die oft im Anschluss an meine Vorträge zur Epigenetik kommt: Jemand aus dem Publikum steht auf und fragt, wie denn unsere Kinder und Enkel die große seelische Last ertragen werden, die wir ihnen mit unserer allzu stressigen Lebensweise indirekt aufbürdeten.

»Welche Last?«, frage ich dann zurück. Unseren Vorfahren ging es doch ungleich schlechter als uns. Im Grunde geht es zumindest den finanziell abgesicherten Schichten in unserer Gesellschaft sogar so gut wie noch keiner Generation zuvor. Sie haben sehr viel Freizeit, im Überfluss und abwechslungsreich zu essen, perfekte hygienische Zustände, ein optimiertes Gesundheitssystem. Nicht zuletzt deshalb steigt ja auch die Lebenserwartung unentwegt an. So gesehen sollte die meisten von uns die Aussicht, dass wir einen Teil unserer Gesundheit vererben, positiv stimmen. Wir geben nämlich auch viele gute Signale weiter. Unseren Kindern dürfte es – über die gesamte Gesellschaft und alle wichtigen Leiden hinweg gemittelt – sogar noch etwas besser gehen als uns.*

Die Veränderungen im Berufsleben und auch in der Freizeitgestaltung wirken sich unterschiedlich auf die Menschen aus. Viele klagen derzeit über steigenden Stress. Doch mir geht es an dieser Stelle um keine individualisierte Betrachtung, sondern um gesamtgesellschaftliche Trends. Und für diese gilt: Gerade die psychischen Belastungen halten sich außerhalb von Kriegs- und Krisengebieten bei den meisten Menschen vergleichsweise in Grenzen. Wiederholte Traumatisierungen kommen natürlich vor, sind aber kein sehr verbreitetes Phänomen. Verglichen mit den fürchterlichen Erlebnissen unserer Groß- und Urgroßeltern drängt sich deshalb eine ganz andere Frage auf als jene nach den möglichen Folgen unserer eigenen Erfahrungen bei unseren Nachkommen: Inwieweit wirken die schrecklichen Erlebnisse aus der ersten Hälfte des 20. Jahrhunderts noch bei unseren Großeltern und Eltern, vielleicht aber auch bei uns Enkeln oder Urenkeln nach?

Dass die Traumata des Holocausts und zweier Weltkriege ihre Spuren in der Nachkriegsgeneration nicht zuletzt auch epigenetisch hinterlassen haben, wird schon länger diskutiert. Im Sommer 2011 stellte Peter Gruss, damals Präsident der Max-Planck-Gesellschaft, bei einem Festvortrag auf der 62. Jahresversammlung dieser wichtigsten wissen-

* Vor allem an zwei Stellen wird in den sogenannten westlichen Gesellschaften, aber immer häufiger auch in den Schwellenländern, dennoch eine Grenze überschritten: Wir essen zu viel und bewegen uns zu wenig. Ähnliches mag auch für den Konsum von Tabak und Alkohol gelten. Aber hier haben sich die Trends wohl bereits zum Besseren gewendet. Dass an diesen Punkten unser Lebensstil für die Kinder und Enkel sehr wohl Nachteile haben dürfte, habe ich ja schon ausführlich behandelt.

schaftlichen Vereinigung in Deutschland dazu eine damals recht gewagte Hypothese auf: Die Epigenetik werde vielleicht »eines Tages die molekularbiologischen Grundlagen für das Phänomen der *German Angst* liefern«.

Die Deutschen würden auf potenzielle Bedrohungen oft überreagieren, international als *German Angst* bezeichnet. »Augenscheinlich reagieren wir besonders sensibel auf potenzielle Bedrohungen wie die Vogelgrippe oder EHEC, Terroranschläge oder eben auch ein tragisches Reaktorunglück – auch wenn es sich am anderen Ende der Welt ereignet. Selbst das, was andernorts als Chance begriffen wird, sehen deutsche Bürger mit großer Skepsis«, führte Gruss aus. Die Epigenetik mache es nun denkbar, dass dieses Verhalten eine Folge der Traumata sei, die »unsere Eltern und Großeltern vor über 60 Jahren erlitten haben«.[52]

Ich stehe dieser These skeptisch gegenüber: Zum einen ist es – jenseits der zweifelsfrei geklärten Frage nach der deutschen Verantwortung – äußerst schwierig, das Leid der an den Weltkriegen beteiligten Nationen untereinander vergleichen zu wollen. Zum anderen fand das deutsche Wort *Angst* sicher nicht ohne Grund schon lange vor dem 20. Jahrhundert Eingang ins Angelsächsische.

In einem kann man Peter Gruss rückblickend aber recht geben: Die vielen neuen Studien zur transgenerationellen Epigenetik bestätigen die Vermutung, dass die *German Angst* eine verbreitete, typisch deutsche Charaktereigenschaft sein könnte, die schon seit vielen Generationen jenseits der Gene vererbt wird. Aber sie dürfte schon deutlich länger existieren, als Gruss vermutet. Und sie hält unvermindert an. So ergab zum Beispiel eine Umfrage des Allensbach-Instituts im Spätsommer 2016, dass Deutsche zwar materiell »sehr zufrieden« seien, dass sie aber trotzdem »voller Sorgen« wären.[53]

Wie weit das Erbe trägt

Offen bleibt indes die Frage, wie weit das Erbe trägt. Macht sich eine wichtige Prägung nicht nur bei den Kindern bemerkbar, sondern auch bei den Enkeln und Urenkeln? Tut sie das selbst dann, wenn der Auslöser für die Umprägung – ein Trauma, mangelnde Bewegung oder anhaltende Fehlernährung – nicht wiederkehrt? Oder anders gefragt: Über wie viele Generationen wird die biologisch gespeicherte Umweltanpassung weitergereicht?

Um diese Frage zumindest für Pflanzen zu klären, haben Tübinger Entwicklungsbiologen zehn Linien der Ackerschmalwand über dreißig Generationen hinweg molekularbiologisch analysiert. Die Zahl der genetischen Mutationen pro Pflanzenlinie lag am Ende des Experiments bei maximal dreißig, die der spezifischen epigenetischen Veränderungen bei 30000. Das scheint viel. Doch in Wirklichkeit waren die allermeisten epigenetischen Markierungen, die im Laufe der Zeit weitervererbt wurden, zum Ende des Experiments wieder verschwunden. Als die Forscher das Epigenom der einzelnen Pflanzen nämlich mit jenem ihrer direkten Nachfahren verglichen, fanden sie 90000 bis 120000 Veränderungen. Würden sie alle über viele Generationen erhalten bleiben und käme bei jeder Generation ein neuer Satz von epigenetischen Veränderungen hinzu, resultierte daraus dreißig Generationen später eine gigantische Zahl. Der Umstand, dass stattdessen nur 30000 übrig bleiben, zeigt: Die allermeisten dieser Veränderungen bilden sich binnen weniger Generationen wieder zurück.[54]

Dieses Prinzip scheint nicht nur für Pflanzen zu gelten: Epigenetische Veränderungen sind zwar sehr viel häufiger als genetische Mutationen, aber im Gegensatz zu diesen auch rasch wieder verschwunden. Die meisten Umweltanpassungen werden nur über eine oder einige wenige Generationen vererbt. Über viele Lebewesen einer Art und mehrere Generationen hinweg betrachtet, wird das nebengenetisch weitergegebene Merkmal also mit der Zeit immer seltener. In der ersten Generation mag es noch sehr häufig sein, nach drei oder vier Generationen existiert es aber praktisch nicht mehr.

Bei Fliegen hielt sich eine epigenetisch gespeicherte und als Folge einer Überhitzung ausgelöste Veränderung der Augenfarbe immerhin über sechs Generationen. Die Zahl der epigenetisch veränderten Fliegen wurde dabei von Generation zu Generation geringer.[55] Und dass man bei Mäusen die epigenetischen Folgen einer Pestizid-Vergiftung über vier[56] und die eines Traumas über mindestens zwei[57] Generationen hinweg nachweisen kann, erwähnte ich bereits.*

In einem weiteren Experiment gaben Mäuse Veränderungen ihres Epigenoms über mindestens drei Generationen weiter. Das Besondere bei diesem Experiment war, dass es sich nicht um eine Weitergabe von Mikro-RNA-Mustern oder DNA-Methylierungen handelte. Involviert war stattdessen das dritte epigenetische Schaltersystem: der Histon-Code, der mit darüber bestimmt, wie dicht verpackt die Gene sind. Forscher erzeugten in diesem Beispiel mit einem gentechnischen Trick männliche Mäuse, die zu viel eines bestimmten epigenetischen Enzyms produzierten. Dadurch wiesen auch ihre Spermien einen fehlerhaften Histon-Code auf. Diese Epimutation veränderte dann aber nicht nur das Epigenom und die Genaktivität in der direkt nachfolgenden Generation. Die Effekte waren auch noch in zwei weiteren Generationen messbar, obwohl alle Nachkommen selbstverständ-

* Siehe Seite 293 f. und Seite 270 f.

lich immer nur natürliche Mengen des betroffenen Enzyms produzierten.[58]

Weniger nachhaltig scheinen dagegen die Folgen einer Mangelernährung im Mutterleib zu sein. Dass männliche Mäuse, die im Mutterleib unterversorgt worden waren, molekularbiologisch veränderte Spermien besitzen,[59] haben wir bereits gesehen.* Die Jungen dieser Männchen hatten deshalb ein erhöhtes Diabetesrisiko. Allerdings waren die Keimzellen der Jungen trotz ihres Diabetes wieder völlig normal. Die epigenetische Prägung dürfte in diesem Fall also nur über eine Generation weitergereicht werden. Schließlich ist eine Weitergabe der Umweltanpassung nur so lange von Vorteil, wie es auch wahrscheinlich ist, dass sich die Umwelt zwischenzeitig nicht erneut wandelt.

Ernährungsverhältnisse ändern sich vergleichsweise schnell. Die Versorgung des Vaters als Fötus mag demnach noch sinnvolle Botschaften für seine Kinder enthalten, für seine Enkel dürften diese aber schon nicht mehr allzu relevant sein.

Und wie ist es bei uns Menschen? Über wie viele Generationen geben wir unsere nichtgenetisch gespeicherten Umweltanpassungen weiter? Darüber kann man bislang nur spekulieren. Die wenigen, noch dazu alles andere als hieb- und stichfesten Hinweise aus Beobachtungen beim Menschen, lassen immerhin vermuten, dass auch bei uns die Wirkung der transgenerationellen epigenetischen Vererbung bis zu den Enkeln anhalten kann. In Överkalix trat die Reaktion auf die Ernährungslage sogar bei den Enkeln noch stärker zutage als bei den Kindern. Welchen biologischen Sinn das hat, ist

---

* Siehe Seite 306 f.

derzeit noch unklar, aber auch für solche Resultate finden sich Parallelen in Tierversuchen.

So ist schon länger bekannt, dass das Brustkrebsrisiko bei Ratten von der Ernährung ihrer Mütter während der Schwangerschaft beeinflusst wird. Viel Fett und hohe Mengen des weiblichen Geschlechtshormons Östradiol erhöhen das Brustkrebsrisiko des weiblichen Nachwuchses. Schuld daran ist vermutlich eine epigenetische Fehlprogrammierung.

Onkologen aus den USA zeigten schließlich, dass die fetale Prägung auch in den folgenden Generationen das Brustkrebsrisiko ansteigen lässt. Allerdings machte es einen großen Unterschied, welche der Komponenten im Übermaß ins Futter gemischt wurde. Erhielt die trächtige Mutter zu viel Fett, stieg das Brustkrebsrisiko bei den Töchtern und den Enkelinnen. Wurde den Tieren zu viel Östradiol verabreicht, stieg das Krebsrisiko bei den Töchtern und den Urenkelinnen, nicht aber bei den Enkelinnen.[60]

Warum die vererbte Prägung der Gesundheit in diesem Fall eine Generation überspringt, ist – wie so manche andere wichtige Fragen rings um die transgenerationelle epigenetische Vererbung – noch offen. Doch als vernunftbegabte Wesen sollten wir Menschen schon auf die halbwegs gesicherte Aussage vertrauen, dass sich Komponenten der Gesundheit offenbar vererben, dass sie dabei auch eine Generation überspringen können und dass sie in aller Regel spätestens nach drei oder vier Generationen wieder verschwunden sind.

Anders ist das Bild natürlich, wenn der ursprüngliche Umweltreiz wiederkehrt oder erhalten bleibt. Dann findet vielen Tierversuchen zufolge in jeder Generation eine Neuprägung statt. Diese überlagert sich womöglich noch mit der epigenetisch geerbten Botschaft von den Eltern und Großeltern. Letztlich sollte das betroffene Merkmal dann von

Generation zu Generation sogar immer noch etwas häufiger und stärker werden. Dass Ähnliches bei uns Menschen derzeit vielleicht tatsächlich geschieht, erwähnte ich bereits: Ein derart sich selbst verstärkendes System könnte die positiven Trends bei der Körpergröße und der Lebenserwartung sowie den negativen Trend bei Fettsucht und Diabetes erklären.

Hätte ich dieses Wissen schon als Jugendlicher und junger Erwachsener gehabt, ich wäre sicherlich noch etwas sorgsamer mit meiner Gesundheit umgegangen. Ich habe zwar schon immer gerne und viel Sport gemacht und habe mich auch nicht übertrieben ungesund ernährt. Aber auf die eine oder andere Zigarette hätte ich zum Beispiel sicher verzichtet.

Gibt es eine zielgerichtete Evolution?

In diesem Buch geht es vor allem um unsere Gesundheit. Es geht um Anpassungsfähigkeit und Resilienz. Es geht um molekularbiologische Veränderungen in unseren Zellen, die als Antworten auf einen bestimmten Lebensstil oder bestimmte Umwelteinflüsse Körper und Geist prägen. Diese Phänomene ereignen sich in überschaubaren Zeiträumen. So hat der Lebenswandel unserer Großeltern, vielleicht auch der Urgroßeltern, Auswirkungen auf unsere eigene Gesundheit. Und unser eigenes Handeln dürfte ein Stück weit noch das Wohlbefinden der Enkel und Urenkel beeinflussen.

Damit deckt das Phänomen der molekularbiologischen Prägung – das Gedächtnis der Zellen – ungefähr jenen Zeitraum ab, den auch unsere Vorstellungskraft erfassen kann. Genau deshalb sind die zugrunde liegenden Wissenschaften der Genregulation – allen voran die Epigenetik – ja auch so unerhört spannend. Sie berühren uns zutiefst und decken sich mit unserem Erfahrungshorizont.

Doch die Möglichkeit der generationsüberschreitenden Vererbung von biologischer Information außerhalb des DNA-Codes beschäftigt Biologen noch aus einem anderen Grund. Dabei geht es um sehr viel längere Zeiträume, um Hunderte bis Tausende von Generationen. Es könnte nämlich durchaus sein, dass nebengenetische Veränderungen in der Keimbahn auch die Evolution der Arten beeinflussen.

Dann wäre tatsächlich eines der ehernen Gesetze der Biologie betroffen. Seit Darwin seine Evolutionstheorie vorstellte, gilt unangefochten: Der Antrieb der Evolution ist einzig das Zusammenspiel aus einer zunächst ziellosen genetischen Mutation und der anschließenden Selektion. Die vorteilhafteste, am besten an den Druck aus der Natur angepasste Mutante setzt sich schließlich im »Kampf ums Dasein« durch. (Wobei das martialische Bild vom Kampf sehr wohl auch den Erwerb positiver Eigenschaften wie Altruismus einbezieht.)

Nun taucht jedoch die These auf, dass sich die Gene dabei nicht nur rein zufällig, sondern auch gezielt als Reaktion auf Umwelteinflüsse wandeln. Das wäre eine riesige biologische Sensation. Denn es würde bedeuten, dass die Evolution, anders als der Darwinismus behauptet, ein Stück weit zielgerichtet verläuft – ganz so, wie es das berühmte, einst so heftig kritisierte Bild der Lamarckisten von der Entstehung des langen Giraffenhalses suggeriert.

Im Kleinen lebt derzeit also der Streit zwischen Darwinisten und Lamarckisten, der vor knapp hundert Jahren um die Experimente Kammerers entbrannte, neu auf. Nur dass es jetzt nicht um die Frage geht, ob Umweltanpassungen grundsätzlich über Generationsgrenzen hinweg vererbt werden, sondern darum, ob diese Art der Vererbung auch den genetischen Code verändern kann – und damit bei der Evolution mitredet.

Eva Jablonka und ihre »neolamarckistischen« Mitstreiter sind fest von der Existenz einer epigenetisch zumindest teilweise beeinflussten Evolution überzeugt. Die meisten Epigenetiker geben sich allerdings deutlich zurückhaltender. Jörn Walter aus Saarbrücken sagt zum Beispiel: Mit »sogenanntem Lamarckismus«, also einer zielgerichteten Evolution, »hat Epigenetik gar nichts zu tun. Die Genetik liefert die Grundbaupläne. Die Epigenetik sorgt für eine gewisse Modulation, die unter Umständen mehrere Generationen anhalten kann. Nicht mehr – aber auch nicht weniger.«

Doch es gibt tatsächlich nachvollziehbare Ideen, wie epigenetische Veränderungen, die den eigentlichen genetischen Code ja unangetastet lassen, mit der Zeit doch zur Wandlung von Genen beitragen. Danach würden solche Gene, die mit bestimmten biochemischen Gruppen markiert oder auf eine bestimmte Art im Protein-DNA-Gemisch verpackt sind, leichter mutieren als andere. Denkbar ist auch, dass die Zellen in der Lage sind, beim enzymatischen Austausch von epigenetischen Anhängseln die Basensequenz – also den eigentlichen DNA-Code – gleich mit zu verändern.

Nach einer dritten Theorie geben Zellen, wenn sie starkem biologischem Stress ausgesetzt sind, spezielle epigenetisch stumm geschaltete DNA-Passagen wieder frei. Diese Abschnitte wurden zuvor über viele Generationen ausgebremst, weil ihre Aktivierbarkeit riskant ist. Es handelt sich um einstmals duplizierte, veränderte oder umgeschriebene Gene oder um Erbgut, das von Viren eingeschleust wurde. Unter normalen Umständen ist der Einsatz dieser Passagen womöglich gefährlich und deshalb unerwünscht. Steigt jedoch die Belastung durch ungewohnte Umwelteinflüsse, könnte es sich lohnen, das Risiko zu erhöhen und neue Genvarianten zu testen. Vielleicht halten diese ja eine Lösung des stressenden Problems bereit.

In all diesen Fällen triebe letztlich eine ursprünglich gezielt als Reaktion auf Signale aus der Umwelt vorgenommene Änderung des epigenetischen Codes die Wandlung des genetischen Codes voran. Sie beeinflusste also zumindest das Tempo der Evolution. Damit nähme die Umwelt ganz direkt Einfluss auf die Entstehung neuer Arten. Doch so schön diese Ideen sein mögen, noch mangelt es an stichhaltigen Studien, die sie untermauern. Der Streit unter Biologen wird also noch eine Weile andauern.

Es gibt indes noch eine zweite Ebene, auf der die Epigenetik zweifelsfrei zur Evolution beiträgt. Lebewesen können sich dank des vergleichsweise flexiblen nebengenetischen Codes besonders rasch an Umweltveränderungen anpassen. Wegen dieses Vorteils dürfte der epigenetische Werkzeugkasten ja auch vor langer Zeit per Evolution entstanden sein. Rückwirkend dient das Werkzeug dann auch gerne mal selbst als Evolutionsbeschleuniger: Erobern sich Lebewesen nämlich dank einer epigenetischen Anpassung, die über mehrere Generationen hinweg weitervererbt wird, einen neuen Lebensraum, so grenzen sie sich mitunter rein geografisch von ihren Artgenossen ab. Dadurch tauschen sie mit diesen aber auch kein Erbgut mehr aus. Sie isolieren sich, und mit der Zeit bildet sich eine neue Art.

Dass das kein Hirngespinst ist, belegte im Jahr 2010 ein internationales Botaniker-Team. Die Forscher analysierten das Erbgut dreier sehr eng verwandter Orchideenarten. Dabei fanden sie kaum genetische, aber deutliche epigenetische Unterschiede. Die Botaniker vermuteten, diese epigenetischen Veränderungen halfen den ursprünglich zu einer Art gehörenden Pflanzen schon vor Hunderten von Generationen bei einer raschen Anpassung an unterschiedliche Lebensräume. Von da an gediehen sie voneinander getrennt, was das allmähliche Auftreten genetischer Unterschiede und damit die Auftrennung in verschiedene Arten erst möglich machte.[61]

Die Epigenetik mag also bei der Evolution mitmischen. An der Grundidee des Darwinismus ändert das aber nichts. Insofern kann ich zumindest in diesem Fall Eva Jablonka nicht folgen: Die Erforschung der Genregulation scheint in Sachen Evolutionsbiologie auf keine große Sensation hinzusteuern.

Durchaus sensationell, weil sehr viel bedeutender für uns Menschen, bleibt einer der biologischen Hauptzwecke von Genregulation und Epigenetik: die Ausbildung eines Gedächtnisses der Zellen für Umwelteinflüsse – die Fähigkeit zur Anpassung. Letztlich sogar: die generationsübergreifende Prägung unserer Gesundheit.

Die neue Biologie der Vererbung

Jeder kennt das: Die Kinder wirken etwas pummelig. Die Eltern sind ziemlich dick. Die Mutter erzählt, die Adipositas liege nun mal in der Familie. Da könne man nichts machen. Ihre eigene Mutter und ihre beiden Tanten seien bereits übergewichtig gewesen, Großmutter und Cousinen ebenfalls. Und in der Familie ihres Mannes sei es ähnlich.

Das gleiche Muster findet man bei manchen psychischen Krankheiten. So kommen Depressionen oft in Familien gehäuft vor. Dann neigen beispielsweise gleich mehrere Vertreter der Eltern- und Großelterngeneration zu krankhafter Schwermut. Von einer Urgroßmutter und einem Onkel ist womöglich sogar bekannt, dass sie sich selbst das Leben nahmen. Und im Extremfall sind auch schon die ersten Kinder wegen Depressionen in Behandlung.

Solche familiären Häufungen verleiten zu der überholten Annahme, dass daran auf jeden Fall die Gene schuld sein müssen. Eines der berühmten Fettsucht-Gene vielleicht? Oder eine erbliche Veranlagung zur Depression? Umgekehrt soll es ja auch »gute Gene« geben. Man könnte sie auch Gesundheits- oder Resilienzgene nennen. Diese sollen meist verantwortlich sein, wenn die Menschen in einer Familie mehrheitlich schlank, sportlich, sympathisch, psychisch stabil, lebensfroh und langlebig sind.

Wie sonst sollte man das Phänomen erklären können, wenn nicht über die Existenz einer oder mehrerer streng erblicher Anlagen, die mit darüber entscheiden, wie widerstandsfähig oder anfällig die Menschen im Laufe ihres Lebens werden. Dass es solche Anlagen tatsächlich gibt, ist ja hinreichend bekannt und bestens untersucht. Natürlich spielt die Umwelt auch noch mit, denn es haben ja beileibe nicht alle eng miteinander verwandten Menschen nahezu das gleiche Schicksal. Aber eigentlich verantwortlich für die Häufung kann letztlich nur der DNA-Code sein.

Diese eindimensionale Sicht ist aus heutiger Perspektive schlicht falsch. Wir vererben definitiv mehr als unsere Gene. Zumindest bei den komplexen Leiden, den Volkskrankheiten, den Altersleiden, den Zivilisationskrankheiten, den großen Killern unserer Zeit, spielen einzelne Gene niemals die dominante Rolle.

Und genau deshalb benötigen wir auch eine neue Biologie der Vererbung. Denn es gibt zumindest zwei schlüssige Theorien, die ohne die Vererbung genetischer Merkmale auskommen und sehr wahrscheinlich beide gemeinsam zu familiären Häufungen von Krankheiten beitragen: Die erste ist die transgenerationelle Epigenetik, die zweite könnte man als wiederkehrende perinatale Prägung bezeichnen.

Als Umweltanpassung erworbene Merkmale speichern wir in Form von Genaktivierbarkeitsmustern innerhalb einzelner Zellen, Organe und Gewebe. Diese Muster steuern den kontinuierlichen Prozess, den wir Gesundheit nennen, und wir vererben sie zumindest teilweise auch an unsere Nachkommen. Das sind die zentralen Themen dieses Buches.

Jenseits der transgenerationellen Epigenetik gibt es dabei noch einen weiteren, sehr viel unkomplizierteren Mechanismus der Weitergabe von Umweltanpassungen: Danach bilden sich die epigenetisch gespeicherten Merkmale im Zuge der Prägung im Mutterleib und in den ersten Monaten nach der Geburt in jeder Generation aufs Neue aus. Auch das ist streng genommen biologische Vererbung. Denn wir übertragen die eigene, biologisch gespeicherte Prägung auf einen bestimmten Lebensstil auf die Biologie unserer Kinder, indem sie sich in diesen Lebensstil hinein entwickeln und darin aufwachsen.

In den bislang beschriebenen Tierexperimenten ging es im Gegensatz dazu um die erste Variante der nichtgenetischen Vererbung, um die epigenetische Veränderung von Keimzellen. In diesen Versuchen schlossen die Forscher eine solche direkte Übertragung des Lebensstils weitgehend aus. Entweder waren nur die Männchen auf eine bestimmte Art geprägt und hatten keinen Kontakt zu den Nachkommen oder die Nachkommen wurden per künstlicher Befruchtung gezeugt und nicht von ihren leiblichen Müttern ausgetragen.

Doch auch zur anderen Variante der nichtgenetischen biologischen Vererbung gibt es viele Experimente. Bei Ratten untersuchten Forscher beispielsweise die Prägung der Angst: Nahmen sie einen bestimmten, den Rattenjungen nicht bekannten Pfefferminzgeruch wahr, vor dem sich die Mütter aber heftig fürchteten, veränderte sich die Aktivität im Angstzentrum des Gehirns der Jungen. Sie entwickelten eine bleibende Furcht vor Pfefferminzgeruch. In einem weiteren Experiment genügte es für die generationsüberschreitende Weitergabe der Furcht sogar, die Jungen dem Pfefferminzgeruch gemeinsam mit dem Geruch der nicht anwesenden, aber ängstlichen Mutter auszusetzen.[62] Übertragen auf den Menschen reicht vielleicht also schon der Angstschweiß der panisch auf eine Spinne starrenden Mutter, um ihrem Kind eine womöglich bleibende Furcht vor den Achtbeinern einzuimpfen.

Auch die Meaney'schen Ratten sind ein gutes Beispiel für eine wiederkehrende perinatale Prägung. Sie lebten in einer Art Dauerstress, weil sie in den ersten Tagen nach ihrer Geburt nicht ausreichend umsorgt worden waren. Als eine Folge dieser Prägung kümmern sie sich später um ihren eigenen Nachwuchs ebenfalls schlechter als andere Ratten. Und damit pflanzt sich das Merkmal weiter fort – von Generation zu Generation, ganz ohne genetische oder epigenetische Vererbung.

Dass weibliche Mäuse, die im Mutterleib gemästet werden, ebenso wie ihre männlichen Geschwister zu Übergewicht und diabetesähnlichen Krankheiten neigen, beruht auf den gleichen Mechanismen: Ihr Stoffwechsel ist anders geprägt als bei gewöhnlichen Mäusen. Und genau deshalb ernähren sie sich zeitlebens besonders fett- und kalorienreich – natürlich auch dann, wenn sie selbst eines Tages trächtig sind. Das aber löst in der folgenden Generation genau die gleichen perinatal geprägten Stoffwechselprogramme aus wie einst bei den Muttertieren selbst. Auch hier wird also ein wichtiges Merkmal der Gesundheit biologisch über viele Generationen hinweg vererbt, ohne dafür die Keimbahn – Eizellen, Spermien, Gene und DNA, erbliche epigenetische Markierungen und so fort – zu benötigen.

Mittlerweile werden derartige transgenerationelle Effekte auch bei Menschen intensiv erforscht.* Denn dass man diese Modelle aus den Tierversuchen sehr gut auf uns übertragen kann, leuchtet sofort ein. Sie sind es ja gerade, die die zahlreichen harten epidemiologischen Fakten über die nichtgenetisch bedingte familiäre Häufung von Krankheiten verstehbar machen. Sie sind es, die das Rätsel nach den fehlenden dominanten Genen für Fettsucht oder Depressionen lösen können.

Ein gutes Beispiel für solche Effekte beim Menschen kennt jeder: Kinder neigen in sensiblen Phasen dazu, emotionale Traumatisierungen oder spezifische Ängste von ihren Eltern zu übernehmen. Manche Vertreter der Nachkriegsgeneration haben beispielsweise eine panische Angst vor Silvesterknallern. Schon in der Kindheit lösen Feuerwerkskörper bei solchen Menschen eine tiefe, scheinbar unbegründete Angst aus. Sie können sich nicht daran gewöhnen.

Psychiater finden dann oft heraus, dass die Mütter der Betroffenen in ihrer Jugend zahlreiche Fliegerangriffe miterleben mussten. Infolgedessen hatten sie eine begründete,

* Dabei sind aus ethischen Gründen natürlich nicht die gleichen Methoden möglich, wie in den Tierversuchsstudien. Außerdem dauert eine Generationenfolge bei Menschen sehr lange. Deshalb wird es sicher noch einige Zeit dauern, bis diese Forschung schlüssige Resultate liefert.

tief sitzende Angst vor den Knallern, und diese übertrugen sie ähnlich wie andere Eltern eine Spinnenphobie: Während einer sensiblen Phase in der Zeit nach der Geburt lernen die Kinder unbewusst, wovor sich ihre wichtigsten Bezugspersonen fürchten, und bauen eine eigene Furchtreaktionskaskade in den zuständigen Gehirnarealen auf. Es ist sogar wahrscheinlich, dass die Kinder ihre derart erworbene Furcht eines Tages auf die eigenen Kinder übertragen.

Der gleiche Mechanismus greift natürlich auch, wenn es um die Weitergabe anderer Risiken geht. Kein Wunder, dass sich gerade die moderne Psychologie intensiv mit solchen Phänomenen auseinandersetzt. Fachleute wie der Ulmer Kinder- und Jugendpsychologe Jörg Fegert betonen: Vor allem Kinder, die schon früh im Leben traumatisiert wurden, benötigen so schnell und umfangreich wie möglich eine psychologische Betreuung. Das beuge nicht nur ein Stück weit den häufigen Spätfolgen im Erwachsenenalter vor, etwa einer posttraumatischen Belastungsstörung, Angsterkrankungen, Depressionen oder Sucht sowie den vielen anderen bekannten körperlichen und geistigen Schäden, die mit einem Leben unter chronischem toxischem Stress verbunden sind. »Damit könnte gleichzeitig über Generationen hinweg auch der Schutz betroffener Kinder erhöht werden, da sich in verschiedenen Studien gezeigt hat, dass traumatisierte Eltern, welche selbst Opfer von Kindesmisshandlung und sexuellem Missbrauch wurden, in der nächsten Generation ein deutlich erhöhtes Risiko haben, solche traumatisierenden Handlungen an ihre eigenen Kinder weiterzugeben.«[63]

Der Teufelskreis ist offensichtlich: Die Kinder von Suchtkranken werden beispielsweise selbst besonders häufig drogenabhängig. Kinder, die Gewalterfahrungen gemacht haben, wenden als Erwachsene selbst besonders häufig Gewalt gegen Kinder an. Und auch, dass die Kinder depressiver Eltern eines Tages öfter als andere zu Depressionen neigen, ist schon lange bekannt.

Die Richtung des Trends kann aber natürlich auch aufwärts zeigen. Denn Kinder, die in den frühesten Phasen ihres Lebens besonders viele stärkende Einflüsse erfahren, geben als Eltern solche Resilienzfaktoren auch wieder besonders häufig an ihre Kinder weiter. Wer etwa eine gute und sichere Bindung zu seinen Eltern aufbauen konnte und gelernt hat, anderen zu vertrauen, wird selbst leichter zu einer Vertrauensperson und tut sich mit der Bindung zu den eigenen Kindern leichter. Wer Geborgenheit geschenkt bekam, kann diese eines Tages auch weiterverschenken. Und wer gelernt hat, mit Stress positiv umzugehen, bringt diese Eigenschaft wahrscheinlich auch seinen Kindern bei.

Dass Wissenschaftler derzeit das biologische Substrat für solche und ähnliche Zusammenhänge entschlüsseln, wird also auch die Entwicklungspsychologie revolutionieren. Hier können wir derzeit besonders gut mitverfolgen, was es heißt, dass Gesundheit kein Zufall ist.

»Unser Gehirn macht aus Psychologie Biologie«, sagt zu solchen Erkenntnissen der Neurobiologe, Autor und Psychosomatiker Joachim Bauer. Sollten eines Tages auch die molekularbiologischen Details dieser Zusammenhänge offen auf dem Tisch liegen, sollten wir also die Biologie der seelischen Gesundheit verstehen, wird sich eine Menge verändern.

Doch vor allem, wenn es um die Frage nach den konkreten Mechanismen der generationsüberschreitenden Weitergabe von Gesundheitsrisiken geht, ist beim Menschen noch wenig bekannt. »Bislang ist noch kaum erforscht, welchen Einfluss eigene positive und negative Erfahrungen in der Kindheit auf das Wohlbefinden von Müttern, den Beziehungsaufbau zum Kind sowie die kindliche Entwicklung haben«, weiß der Psychologe Jörg Fegert. Immerhin gebe es Hinweise, »dass sowohl positive als auch negative Erfahrungen in der Kindheit die eigenen Vorstellungen von Beziehungen, das psychische Wohlbefinden oder die Zufriedenheit mit der eigenen Elternrolle beeinflussen können.«

All diesen Fragen geht der Experte für die Behandlung traumatisierter Kinder und Jugendlicher derzeit im Forschungsprojekt »Meine Kindheit – deine Kindheit« nach.[64] Man darf gespannt auf die Resultate sein. Sie werden die Biologie der Vererbung mit Sicherheit bereichern. Und sie zeigen uns im Idealfall sogar eine Menge über die positiven Erfahrungen, die für eine ausgeglichene Kindheitsentwicklung notwendig sind.

Gesundheit beginnt in der Kindheit der Großeltern

Noch in den 1990er Jahren forderte der damalige Arbeitsminister Norbert Blüm angeblich, man solle das Geld für die Prävention von Alters- und Zivilisationskrankheiten nur dort ausgeben, wo es auch gebraucht werde: bei den Menschen im Rentenalter. Doch die Zeiten haben sich geändert. Wir haben begriffen, dass die Ursachen komplexer Krankheiten schon Jahre bis Jahrzehnte vor der Diagnose zu suchen sind. Deshalb setzte die Politik zunächst vermehrt auf die Aufklärung der berufstätigen Bevölkerung. Die große Zeit der Work-Life-Balance begann. Derzeit gilt das Interesse der Gesundheitspolitik zunehmend der Ernährung und dem Bewegungsverhalten von Schülern und zuletzt auch vermehrt von Kindergartenkindern.

Seit dem 25. Juli 2015 gibt es in Deutschland sogar ein Präventionsgesetz, genauer, das »Gesetz zur Stärkung der Gesundheitsförderung und der Prävention«. Eine seiner Zielsetzungen ist die Erarbeitung einer »nationalen Präventionsstrategie«. Glaubt man allerdings der parlamentarischen Staatssekretärin Ingrid Fischbach, so wird die Strategie noch immer nicht weit genug gehen: »Mit dem Präventionsgesetz stärken wir die Gesundheitsförderung direkt im Lebensumfeld – in der Kita, der Schule, am Arbeitsplatz und im Pflegeheim. Außerdem werden die Früherkennungsuntersuchungen für Kinder, Jugendliche und Erwachsene weiterentwickelt, und der Impfschutz wird verbessert. Ziel ist, Krankheiten zu vermeiden, bevor sie entstehen.«[65]

Die Entscheidungsträger setzen Gesundheitsförderung also noch immer mit der Vermeidung von Krankheiten gleich. Sie meinen deshalb auch, dieser Art von Gesundheit müsse man genau dann auf die Sprünge helfen, wenn sie durch eine ungesunde Lebensweise direkt bedroht ist. Doch Gesundheit ist nicht das Gegenteil von Krankheit. Sie ist ein Prozess. Sie ist Anpassungsfähigkeit, geglückte Prägung und Widerstandskraft, resultiert aus einer ausgeglichenen Persönlichkeit und bewirkt diese zugleich. Gesundheit ist also auch das Potenzial, mit einer Krankheit möglichst gut und lange auszukommen oder sie so rasch und effektiv wie möglich zu überwinden.

Deshalb entsteht Gesundheit auch nur zum Teil im gegenwärtigen Zusammenspiel aus Erbe und Umwelt, oder anders ausgedrückt: in Kita, Schule, Arbeitsumfeld und Pflegeheim. Und genau deshalb sind die Resultate derzeitiger Konzepte, etwa zur Gesundheitsförderung am Arbeitsplatz, auch so oft unbefriedigend.

Ein besonders großer Teil unserer Gesundheit entsteht viel

früher, sozusagen in der Vergangenheit oder vor der Zeit, in der wir ein eigenes »Lebensumfeld« haben. Unsere Gesundheit entsteht schon in der Zeit im Mutterleib und im ersten Lebensjahr. Beginnen wir mit Prävention aber erst in der Schule oder am Arbeitsplatz, arbeiten wir allzu oft gegen molekularbiologisch festgelegte Programme in unseren Zellen an. Und die sind meist ganz schön mühsam zu ändern. Deshalb ist es ein enormer Fortschritt, dass seit kurzem auch die Schwangerschaft und die Zeit nach der Geburt in den Fokus der Prävention geraten. Doch kaum jemand denkt, wenn es darum geht, wem ein solcher Ansatz nützt und wie viel er volkswirtschaftlich bringt, über die heranwachsende Generation hinaus.

Der langfristige Nutzen einer Stärkung der Gesundheit in der perinatalen Phase dürfte nämlich sehr viel größer sein, als bislang gedacht. Man müsste deshalb noch viel mehr in das Wohlergehen werdender und gewordener Eltern sowie ihrer gerade erst geborenen Kinder investieren als derzeit. Von einer solchen Prävention profitieren nämlich nicht nur die positiv geprägten Kinder selbst, sondern sehr wahrscheinlich auch ihre Nachkommen. Die positive perinatale Prägung zahlt sich noch zwei bis vier Jahrzehnte später aus, wenn die Enkelgeneration gezeugt wird. Und sie kommt eines Tages vielleicht sogar den Urenkeln zugute.

Wenn Sie dieses Buch bis hierher aufmerksam gelesen haben, dann sind Sie auf einem aktuelleren Stand der Wissenschaft als die meisten Gesundheitsfachleute, die derzeit über die »nationale Präventionsstrategie« beraten. Denn Sie wissen, dass eine besonders effektive Prävention schon in der Kindheit der Großeltern beginnen sollte. Ginge es nach den neuesten Erkenntnissen zur Biologie des Wohlbefindens, dann reicht es nämlich nicht, ausschließlich die bereits jetzt Lebenden in den Blick zu nehmen, sondern vor allem die vielen, vielen Menschen, die in den kommenden Jahrzehnten noch geboren werden.

Allerdings sind die finanziellen Ressourcen des Staates begrenzt. Entscheidend ist also die Frage, in welche Art der Krankheitsvorsorge wir heute am besten investieren, um langfristig die maximale Rendite in Form möglichst vieler, möglichst gesunder, ausgeglichener und langlebiger Menschen zu erwirtschaften. Natürlich sollte man dabei auch weiterhin die Menschen in Kindergärten, Schulen, Arbeitsstätten und Pflegeheimen ansprechen. Man sollte ihnen nahebringen, wie wichtig abwechslungsreiche Ernährung ohne versteckte Kalorien, ausreichend Bewegung und Schlaf, viele positive soziale Kontakte sowie die Vermeidung von toxischem Stress sind. Das habe ich im ersten Teil dieses Buches erklärt. Denn wir modulieren mit Hilfe unseres Lebensstils permanent die Aktivierbarkeit unserer genetisch fixierten Anlagen. Erbe und Umwelt sind andauernd miteinander im Gespräch.

Doch ein solcher Einsatz erreicht immer nur die *eine* Generation und auch diese nur bedingt, weil die allerfrüheste Kindheit ausgeklammert ist. Eine Gesellschaft hingegen, die in Sachen Prävention diejenigen mit Kinderwunsch berät sowie werdende und junge Eltern unterstützt und aufklärt, investiert damit zugleich auch schon in die Gesundheit von deren Kindern und – mit ziemlich großer Sicherheit – in die der zukünftigen Enkel und Urenkel. Wenn Eltern mit Kinderwunsch beispielsweise ihre psychischen Probleme behandeln lassen, ihre Ernährung und ihr Bewegungsverhalten überprüfen und ihr Körpergewicht wenn nötig reduzieren, *bevor* sie Kinder zeugen, und auch nach der Geburt der Kinder einen gesunden Lebensstil pflegen und vorleben, dann wirkt sich all das über viele Generationen hinweg positiv aus.

Krankheitsprävention muss zukünftig also sehr viel früher ansetzen als bisher. Unsere Gesundheit beginnt nun mal bereits in der Kindheit der Großeltern.

Bei allen auf dieser Erkenntnis aufbauenden Maßnahmen ist allerdings – wie fast immer im Leben – Augenmaß gefordert: Wissenschaftliche Resultate können eigentlich nie maßstabsgetreu auf den Alltag übertragen werden. Die Realität zeichnet nur selten so schwarz-weiß wie das wissenschaftliche Experiment.

Es kann also nicht darum gehen, den Eltern oder gar Großeltern die Schuld für unser Übergewicht, die Neigung zur Schwermut oder den Herzinfarkt in die Schuhe zu schieben. Die neuen Erkenntnisse taugen auch nicht für deterministische Schnellschüsse oder als Alibi für den eigenen ungesunden Lebensstil. Sie erklären lediglich, warum es manchem schwerer fällt, gesund zu bleiben, als anderen. Es geht darum, die große Chance zu ergreifen, die in den neuen Erkenntnissen steckt: Wir können schon heute dafür sorgen, dass die Menschheit in dreißig oder sechzig Jahren eine glücklichere und gesündere ist. Dieses Buch heißt nicht umsonst »Gesundheit ist kein Zufall«.

Den großen Fortschritten der Molekularbiologie, der Genetik und Epigenetik, aber auch der Biopsychologie und der experimentellen Perinatalmedizin ist es zu verdanken, dass endlich auf der Basis einer auch für Gesundheitspolitiker brauchbaren Evidenz gesagt werden darf: Wir vererben mehr als unsere Gene. Wir sind, was lange nur vermutet wurde, tatsächlich in der Lage, Informationen über ganze Genaktivierbarkeitsmuster weiterzugeben – und damit auch die Programme, aus denen Gesundheit entsteht.

Die neuen, revolutionären und hochaktuellen Erkenntnisse, die an diesen Aussagen kaum noch zweifeln lassen, werden Präventionsstrategien und Biomedizin verändern. Und sie rütteln an den Grundfesten der Biologie. Es scheint tatsächlich, als vererbten wir nicht nur Baupläne für Biomoleküle, sondern ein Stück weit auch unser Wohlbefinden, unsere Widerstandskraft und unsere Lebenserwartung.

Ich freue mich schon jetzt auf die Zeit, in der ich meine Enkel begleiten darf. (Hoffentlich schenken mir meine Kinder welche.) Natürlich werde ich die Enkel lieben, wie sie sind. Aber immer dann, wenn sie mir besonders kraftstrotzend, ausgeglichen, sicher und gesund vorkommen, werde ich mir ein bisschen selbst auf die Schulter klopfen. Und ich werde mich im Geiste einmal mehr bei meinen Eltern dafür bedanken, dass sie mir einst so viel Geborgenheit schenkten und in mir so früh die Liebe für den Sport sowie für gutes Essen mit frischen Zutaten geweckt haben – denn all diese positiven Eigenschaften wirken offensichtlich weiter fort.

Umgekehrt werde ich sicher sehr nachdenklich werden, wenn meine Kinder oder Enkel schon früh eine jener komplexen Krankheiten bekommen, von denen in diesem Buch so viel die Rede war. Angesichts der vielen neuen Erkenntnisse über die Entstehung von Volkskrankheiten können wir unsere Mitverantwortung für die Gesundheit unserer Kinder und Enkel nicht mehr verdrängen. Wir sollten stattdessen lernen, mit dieser Verantwortung produktiv umzugehen.

Die fast schon täglichen Joggingrunden sind mir dadurch noch wichtiger geworden. Ich nehme mir die Zeit dafür. Die Motivation ist inzwischen das geringste Problem. Auch auf ausreichend Schlaf achte ich zunehmend, meine Mahlzeiten bereite ich meist sorgfältig und mit ausgewählten Zutaten zu. Und vor allem werde ich auch meine Kinder weiterhin nach besten Kräften entlasten, fordern, unterstützen, kurz, zu einer gesunden Lebensführung anregen – natürlich nur, soweit sie das auch wünschen.

Ich nehme also meine Gesundheit und die Gesundheit meiner Nachkommen völlig neu in den Blick. Ich nehme sie ernst. Denn ich möchte – gerade weil es nicht nur um mich geht – möglichst wenig dem Zufall überlassen.

Natürlich werde ich mich weiter ändern. Ich passe mich an. Ich arbeite an meiner Gesundheit.

Ich lebe.

»So wie wir unseren Körper waschen, sollten wir auch unser Schicksal waschen, das Leben wechseln wie Wäsche – nicht, um uns am Leben zu erhalten, wie durch Nahrung oder Schlaf, sondern aus jener wertfreien Selbstachtung, die genau wir Hygiene nennen.«
Fernando Pessoa, *Das Buch der Unruhe des Hilfsbuchhalters Bernardo Soares*

Schlusswort

Freiheit und Verantwortung

Die Weltgesundheitsorganisation WHO definiert: »Gesundheit ist nicht nur die Abwesenheit von Krankheit oder Gebrechlichkeit, sondern ein Zustand kompletten körperlichen, mentalen und sozialen Wohlbefindens«.[1] Diese Definition ist schon deshalb unzureichend, weil Gesundheit kein Zustand ist – schon gar kein derart unerreichbar perfekter. Außerdem wird die Definition all jenen Menschen nicht gerecht, die sich aufgrund einer Behinderung, einer ererbten Genmutation oder anderer Einschränkungen nicht permanent wohlfühlen können. Sind all diese Menschen wirklich nicht gesund? Will man ihnen ihre Gesundheit absprechen?

Dass auch die Fachwelt sich unverändert schwertut mit dem Gesundheitsbegriff, unterstreicht der Wissenschaftsautor Richard Friebe mit dem Hinweis auf ein Editorial der führenden Mediziner-Zeitschrift *The Lancet* aus dem Jahr 2009. Der dort zitierte Satz »Gesundheit ist die Fähigkeit, sich anzupassen« löste wie der ganze Artikel erhebliche Diskussionen aus – dabei handelt es sich um ein Zitat aus der bereits 1943 erschienenen Dissertation des französischen Arztes und Philosophen Georges Canguilhem.[2]

Spätestens jetzt, dank der hier vorgestellten neuen Erkenntnisse, sollte eigentlich klar geworden sein, wie hellsichtig Canguilhems Definition war. Denn wir passen uns tatsächlich unentwegt an unsere Umwelt an. Molekularbiologische Strukturen in den winzig kleinen Kernen unserer Zellen reagieren auf Einflüsse von außen. Die Genaktivität in den Zellen wandelt sich, und schließlich frieren sie ganze Genaktivierbarkeitsmuster ein.

So zahlen wir jeden Tag ein auf eine Art Gesundheits- oder Resilienzkonto. Von dem profitieren wir auch noch Jahrzehnte später. Doch damit nicht genug: Wir vererben Gesundheit und psychische Stabilität sogar. Unsere Kinder erhalten biologische Informationen über unseren Lebensstil und unsere Umwelt, darunter wahrscheinlich sogar solche, die wir bereits von unseren Vorfahren geerbt hatten. Persönlichkeit und Widerstandskraft unserer Kinder gedeihen durch all die guten Dinge, die wir, die ganze Familie und manche Freunde, ihnen in der Zeit um die Geburt schenken. Und zu guter Letzt prägt jede Generation im Laufe ihres Lebens ihre eigene Gesundheit ein Stück weit selbst.

Wer wirklich gesund im Sinne der WHO sein möchte, der wird sein Leben in einer Art Gesundheitswahn verbringen. Vor lauter Zwang, den vermeintlichen Zustand »kompletten Wohlbefindens« zu erreichen, wird man sich alsbald wie ein Versager fühlen. Diese Gesundheitsdefinition macht unfrei. Auch weil niemand einer derartigen Maximalforderung gerecht werden kann.

Schließlich geht es bei Gesundheit nicht um das Erreichen eines Zustands. Gesundheit ist kein Ziel, sondern ein Weg. Höhen und Tiefen gehören zu einem erfüllten Leben. Es ist ausgesprochen gesund, sich mal besser und mal schlechter zu fühlen. Gesundheit ist ein tagtäglicher Prozess, der uns in der Auseinandersetzung mit unserer Umwelt verändert und prägt. Gesundsein heißt, dass es Veränderungen gibt – möglichst viele davon natürlich zum Guten.

Wer das verstanden hat, wird viel entspannter mit der eigenen Gesundheit umgehen. Denn unser geistiges wie körperliches Wohlbefinden ist aus dieser Perspektive betrachtet ein komplexes Produkt unseres eigenen Lebens, unserer frühen Kindheit und des Lebens unserer Vorfahren. Gesundheit entsteht aus der Summe – besser vielleicht aus dem Mittelwert – all der vielen kleinen, mal bewussten, mitunter aber auch unbewussten Entscheidungen, die wir unentwegt treffen, sowie aus den Entscheidungen unserer Eltern und Großeltern: für die Treppe und gegen den Fahrstuhl, für das frische, selbst zubereitete Essen und gegen das Fertiggericht, für Wasser und gegen Limonade oder Alkohol, für die Pause und gegen das Durcharbeiten, für den Spaziergang und gegen das Dauersitzen, für das frühe Zubettgehen und gegen den Spätkrimi im Fernsehen, für das Investieren in eine neue Freundschaft und gegen das Alleinsein und endlos so fort.

Das Wichtige aber ist: Nach jeder dieser Entscheidungen, von denen es täglich Hunderte gibt, fühlt man sich umgehend besser, ganz egal wie man sich entschieden hat: Hat man die rational gesehen richtige Wahl getroffen, freut man sich, den inneren Schweinehund überwunden zu haben und etwas Gutes für seine Zukunft zu tun. Doch auch wenn wir uns bewusst anders entscheiden – für das vermeintlich Ungesunde –, ist das nicht schlecht. Denn jetzt haben wir uns einfach mal belohnt, wir haben uns hier und jetzt etwas »Gutes« getan. Auch das muss hin und wieder sein, denn es bringt uns im Leben voran, und es kann mitunter sogar eine gesundheitsfördernde Wirkung haben, weil es unsere Widerstandskraft gegen negative Einflüsse erhöht.

Letztlich ist maßgeblich, dass jene Entscheidungen überwiegen, die positiv für unsere Gesunderhaltung sind. Wenn wir regelmäßig laufen, Fahrrad fahren oder schwimmen zum Beispiel oder wenn wir häufig zu Fuß zur Arbeit gehen, dann wird uns unsere Biologie langfristig dafür belohnen. Dann wird es sogar zu unserem intuitiven Drang werden, diese Tätigkeiten zu wiederholen. Das geschieht ganz ohne Zwang, denn unser Innerstes ist auf einmal molekularbiologisch auf das Gesundsein ausgerichtet, es ist daran angepasst.

Was uns theoretisch dabei unterstützt, gesund zu bleiben oder etwas gesünder zu werden, haben wir alle längst verinnerlicht: viel Bewegung, ausgewogene, nicht zu kalorienreiche Ernährung, erholsamer Schlaf, gelegentliche Entspannung und die stabile Bindung in Familie und Partnerschaft oder in anderen sozialen Beziehungen. Aber natürlich verhalten wir uns nicht immer gesund, und genau deshalb plagt uns ja so oft das schlechte Gewissen, machen wir uns selbst Vorwürfe, wenn wir irgendwann dann doch erkranken.

Es gibt keine universellen Regeln, wie viel wir uns im Dienste unserer Gesundheit pro Tag bewegen, essen oder schlafen sollten. Was der eine täglich an Sport benötigt, kann für den anderen bereits schädlich sein, wenn er es nur einmal die Woche tut. Wir sind schlichtweg zu verschieden, nicht nur wegen unserer genetischen Anlagen, sondern vor allem auch wegen der unterschiedlichen Prägung.

Möglichst oft im Kleinen etwas Positives aktiv tun, lautet also das Programm, mit dem wir unsere eigene Gesundheit steigern können. Es besagt, dass wir einem teils biologisch fixierten Mechanismus des Altwerdens immer und immer wieder kleine Portionen Widerstandskraft, Lebensfreude, Kontaktbereitschaft und Jugendlichkeit entgegenhalten können. Ob wir das auch immer *wollen*, ist eine ganz andere Frage. Es ist eine Frage von Freiheit und Verantwortung.

Joachim Bauer schreibt in seinem 2015 erschienenen Buch über Selbststeuerung und ihre Bedeutung als Antriebskraft eines gesunden, zufriedenstellenden Lebens, »ihr Kern ist die Freiheit«.[3] Und auch in diesem Buch geht es im Grunde um Freiheit. Wir können selbst bestimmen, was wir im Dienst unserer Gesundheit tun oder lassen. Es sind die frei aus unserer eigenen Verantwortung heraus getroffenen Entscheidungen, die zählen.

Es wäre ignorant, die Verantwortung für die eigene Gesundheit zu leugnen. Vielmehr müssen wir akzeptieren, dass diese Verantwortung sehr viel weiter reicht, als wir bislang dachten. Denn einen Teil unserer Gesundheit vererben wir. Und dadurch, wie wir unsere Kinder beim Aufwachsen unterstützen, prägen wir ihre Gesundheit ganz entscheidend mit. Im Sinne Canguilhems könnte man auch sagen: Wir reichen unsere Anpassungen weiter. Wenn wir uns auf die kleinen Schritte in der Gegenwart ausrichten, auf unsere alltägliche kleine Freiheit für oder gegen Fastfood, für oder gegen das entspannende Nickerchen oder den nächsten Lauf im Park, für oder gegen das Fahrrad als Fortbewegungsmittel statt des Autos, dann werden wir unserer Verantwortung bereits gerecht.

Sofern wir uns den Entscheidungen wirklich stellen, wählen wir zwangsläufig auch immer mal wieder jene Variante für uns, die für unsere Gesundheit langfristig gut ist. Dass wir auch mal bequem oder genießerisch sind und eine vermeintlich ungesunde Entscheidung treffen, ist unproblematisch. Was unser Wohlergehen wirklich stabilisiert, womit uns unser Körper und Geist mittel- bis langfristig belohnen, spüren wir ohnehin. Insofern werden wir der Verantwortung für unsere Gesundheit – jetzt vielleicht unter neuen Vorzeichen – fast schon intuitiv gerecht.

Eine der vielen neuen Einsichten aus der aktuellen Forschung ist aber auch, dass es keine Frage von Schuld oder

Nichtschuld ist, ob man eine Krankheit bekommt oder nicht. Wir werden nicht gesund und ausgeglichen geboren. Unsere Gesundheit und psychische Stabilität sind auch nicht dazu da, sich im Laufe unseres Lebens mehr oder weniger rasch und mehr oder weniger bewusst und systematisch von uns selbst ruinieren zu lassen. Im Gegenteil, erst in der Auseinandersetzung mit der Umwelt wächst die Gesundheit. Sie ist ein Produkt aus Genen, Umwelt und Vergangenheit – wobei die Vergangenheit jene der Vorfahren mit einschließt.

Gesundheit ist kein Zufall

Geahnt hat es die Biomedizin schon lange: Wir können unser Erbgut und das unserer Nachkommen mit unseren eigenen Entscheidungen ein Stück weit steuern. Mein 2009 erschienenes Buch über Epigenetik, *Der zweite Code*, schloss mit den Worten: »Wir haben tatsächlich gute Chancen, die Macht über unser Erbgut zurückzugewinnen. Wir sind so frei.«[4] Seitdem ist so viel passiert, dass ein neues Buch überfällig wurde. Die neuesten Erkenntnisse aus der Molekularbiologie haben unser Verständnis von Gesundheit und Persönlichkeit verändert. Wir können inzwischen mitverfolgen, wie sich Genaktivierbarkeitsmuster im Zusammenspiel mit der Umwelt wandeln und wie wir sie vererben.

Allerdings lebt jeder von uns in seinem eigenen biologischen Programm. Selbst wenn wir die Genetik außen vor lassen, die ja ohnehin gewichtige Worte bei unseren Eigenschaften mitredet, gilt: Unsere Freiheit hat zum Teil enge individuelle Grenzen. Gezogen haben diese Grenzen die perinatale und die transgenerationelle Prägung.

Die gesellschaftlichen Lebensbedingungen werden – vor allem dank des medizinischen und technischen Fortschritts – seit rund 200 Jahren stetig besser. Entsprechend steigt die durchschnittliche Lebenserwartung an. Gleichzeitig nehmen aber Alters- und Volkskrankheiten zu.

Wir müssen akzeptieren, dass die Herausforderungen des modernen Menschen fast gar nichts mehr mit den Herausforderungen eines Steinzeitmenschen zu tun haben. Weil unsere genetischen Programme aber noch immer aus der Steinzeit stammen (die Evolution ist nun mal langsam), fehlt es uns am geeigneten Sensorium für die Gefahren des modernen Lebensstils. Chronischer Schlafmangel, toxischer Dauerstress, übermäßiges Essen oder körperliche Faulheit sind langfristig schädlich, aber wir merken davon kurz- bis mittelfristig überhaupt nichts. Im Gegenteil: Der vom Gehirn gesteuerte Teil des Hormonsystems belohnt uns mitunter sogar für ungesunde Handlungen, indem wir uns danach zunächst gut fühlen.

Genau an diesem Punkt hilft das neue Wissen über die molekularbiologische Prägung. Wir können die Programme in unseren Zellen und die aktuelle Lebensweise miteinander in Einklang bringen. Dazu müssen sich allerdings beide Seiten ein Stück weit entgegenkommen. Durch eine Anpassung unseres Lebensstils rufen wir bestimmte Programme in unseren Zellen ab und holen sozusagen das Optimum aus unseren genetischen Möglichkeiten heraus.

Und dennoch: Ich möchte hier keinen neuen Optimierungswahn ausrufen. Ich möchte nur verdeutlichen, dass es schon einer gewissen Anstrengung bedarf, seinem Körper und seinem Geist langfristig etwas Gutes zu tun, dass Gesundheit eben kein Zufall ist. So verweisen Epidemiologen im Fachblatt *The Lancet* darauf, dass das Gesundheitsrisiko, das mit acht Stunden sitzender Tätigkeit pro Tag einhergeht, nur dann ausgeglichen werden kann, wenn man sich eine Stunde täglich intensiv – also schweißtreibend – bewegt. Man müsse die gesund erhaltende Kraft der Bewegung endlich ernster nehmen, dürfe den Menschen nicht mehr suggerieren, es reiche bereits, ein paar Minuten spazieren zu gehen, um eine extrem bewegungsarme Lebensweise zu kompensieren. Unser aller Bewegungsmangel sei ein riesiges Problem. Man bekomme ihn deshalb auch nur mit ambitionierten Veränderungen in den Griff.[5]

Bewegung gehört zu den segensreichsten Tätigkeiten überhaupt. Kein anderer Lebensstilfaktor senkt nachweislich das Risiko für so viele Krankheiten: von Alzheimer bis Herzinfarkt, von Depression bis Makuladegeneration – einer oft zur Erblindung führenden Netzhauterkrankung –, von Osteoporose bis Fettsucht und Diabetes, von Rheuma bis ADHS. Bewegung verbessert die Stimmung sogar dann, wenn man überhaupt keine Lust hat, sich zu bewegen.[6]

Vor allem aber bekämpft Bewegung das wohl fatalste Verhaltensmuster der modernen Lebensweise: körperliche Faulheit. Wir sitzen am Arbeitsplatz, vor dem Computer, beim Spielen, im Auto, vor dem Fernsehgerät, beim Lesen, in der U-Bahn. Wer sich viel bewegt, kann sich kalorienreicher ernähren, hält mehr toxischen Stress aus und schläft tiefer und länger – zumindest wenn die Bewegung tagsüber stattfindet. Eigentlich spricht alles dafür, den Weg in ein gesundes Leben damit anzugehen, intensiv und regelmäßig Sport zu treiben.

Aus politischem Blickwinkel sollte es aber auch darum gehen, soziale Faktoren in die gewünschte Richtung zu verändern. Immer mehr Menschen leben in Singlehaushalten. Nicht allen wird es an festen Bindungen zu ihren Mitmenschen mangeln. Aber gut funktionierende Beziehungen sind nun mal einer der wichtigsten psychischen Stabilisatoren des von Natur aus auf soziale Interaktionen ausgelegten Wesens Mensch. Jeder Einzelne sollte auch etwas dagegen tun, dass immer mehr Menschen vereinsamen.

Fast noch wichtiger scheint die Bekämpfung der Armut. Der Londoner Genetiker Steve Jones bringt diesen Aspekt in seinem Plädoyer für ein Human-Sozial-Projekt auf den Punkt: »Das Leben ist nicht perfekt. Der Versuch, es perfekt machen zu wollen, muss scheitern. Wir sollten stattdessen fortsetzen, was wir seit 200 Jahren machen und was uns schon unglaublich viel gebracht hat: Wir sollten unsere Umwelt und unsere Lebensbedingungen verbessern. Vor allem sollten wir mehr gegen soziale Ungleichheit tun.«[7]

Mit solchen Fragen beschäftigt sich seit einigen Jahren auch der Weltgesundheitsgipfel, World Health Summit. Der bekannte Molekularmediziner Detlev Ganten gründete das erfolgreiche internationale Forum für Politiker, Vertreter von Nichtregierungsorganisationen sowie Ärzte und Wissenschaftler, um die Gesundheit aller Menschen zu verbessern. Getrieben hat ihn die Einsicht, dass die Ärzte alleine mit dieser gesamtgesellschaftlichen Aufgabe überfordert sind: »Die Medizin, die der Arzt betreibt, trägt in Wahrheit nur ungefähr fünf Prozent zur Weltgesundheit bei«, sagte er zur Eröffnung des 2016er Forums dem Internetportal *Spiegel Online*.[8]

Ärzte bekämpfen nun mal vor allem Krankheiten. Doch Gesundheit ist nicht die Abwesenheit von Krankheit. Sie ist ein kontinuierlicher Prozess. Die Gesundheit ihrer Mitglieder fördert eine Gesellschaft vor allem durch Prävention.

Wenn es um die Gesundheit der Gesellschaft von morgen geht, treten all jene Menschen in den Vordergrund, die eines Tages Kinder haben werden. Dass werdende und gewordene Eltern diesbezüglich mehr Unterstützung von ihrem unmittelbaren Umfeld, aber auch von der Gesellschaft insgesamt erfahren sollten als bislang, habe ich schon mehrfach erwähnt. Auch dass wir noch viel mehr in die gesunde seelische und körperliche Entwicklung der Kleinsten investieren sollten, dürfte dem Leser keinesfalls verborgen geblieben sein. Doch darüber hinaus gibt es noch eine Vielzahl ganz konkreter politischer Forderungen, deren Umsetzung nach der Lektüre dieses Buches eigentlich allen Lesern schlüssig erscheinen müsste:

- Stark zuckerhaltige Limonaden sollten zusätzlich besteuert werden. Lebensmittel sollten mit einer leicht verständlichen Kennzeichnung – etwa einer sogenannten Lebensmittelampel – versehen werden. Sie zeigt zum Beispiel an, wie viele Kalorien das Produkt enthält und wie viel man davon im Laufe eines Tages maximal essen sollte.
- Der Schulsport sollte viel ernster genommen werden. Sportunterricht darf nicht mehr so häufig ausfallen. Es muss mehr davon geben. Sportvereine, die den Breitensport fördern, sollten noch mehr unterstützt werden. Bei Kindern, die in Armut leben, sollten Kommunen oder Länder noch umfassender als bislang für die Mitgliedschaft im Sportverein aufkommen.
- Es existieren zwar schon einige wenige Programme zur Beratung und Entlastung junger oder zukünftiger Eltern, etwa durch Hebammen, Psychologen und Ernährungsberater. Doch diese müssen deutlich ausgebaut und sehr viel besser finanziert werden. Arme und alleinerziehende Eltern sollten darüber hinaus auch eine größere finanzielle Unterstützung bekommen.
- Schwangerschaftsdiabetes und Wochenbettdepressionen

sollte eine größere Aufmerksamkeit zuteilwerden: Beide Krankheiten müssen noch rascher diagnostiziert und noch effektiver behandelt werden.

- In die Ausbildung und Bezahlung von Erziehern in Kindertagesstätten sollte noch mehr Geld investiert werden. Vor allem für die Betreuung von Kindern unter drei Jahren sollten vielerorts zusätzliche Erzieher eingestellt werden.
- Traumatisierten und vernachlässigten Kindern und Jugendlichen, aber auch psychisch belasteten Eltern sollte möglichst rasche und umfangreiche psychologische Unterstützung ermöglicht werden.

Einige dieser Forderungen werden in Ansätzen bereits umgesetzt. Außerdem erhebt diese Liste keinerlei Anspruch auf Vollständigkeit. Der wichtigste und für Politiker vermutlich am schwersten anzugehende Punkt ist ohnehin ein übergeordneter: Wer in die Gesundheit der Gesellschaft investieren möchte, benötigt nicht nur ausreichende finanzielle Mittel, sondern auch Geduld. Denn auszahlen wird sich das Engagement erst Jahre bis Jahrzehnte später.

Das Leben prägt zweifelsfrei unsere Gene, und diese Prägungen wirken in den folgenden Generationen fort. Dabei müssen Programme aus der Kindheit und den vorangegangenen Generationen umgeschrieben werden. Das erfordert von uns Individuen Ausdauer und Hartnäckigkeit. Und es ist auch nicht in jedem Einzelfall möglich. Aus der Warte der Gesundheitspolitik wäre es ein erster, wichtiger und überfälliger Schritt, positive Trends anzustoßen.

Die Gesundheit unserer Gesellschaft ist ein Gemeinschaftsprojekt. Wir alle sollten darin noch mehr Zeit und Energie investieren. Die Politik ist genauso gefordert wie die vielen verschiedenen Interessengruppen und Lobbyisten. Doch wir Individuen sind ein Teil der Gesellschaft. Wir können uns unserer Verantwortung nicht entledigen. Es geht um unsere Zukunft.

Dank

Die Epigenetik ist eines der wichtigsten Forschungsgebiete unserer Zeit. Ich habe das große Glück, dieses Gebiet seit einigen Jahren als Autor begleiten zu dürfen. So verdanke ich den neuen Blick auf Gesundheit, über den ich in diesem Buch geschrieben habe, natürlich zu allererst den vielen Forschern, die all die spannenden Erkenntnisse zutage förderten. Neben Epigenetikern und Genetikern sind das vor allem Biopsychologen, Bioinformatiker, Psychologen, Soziologen, Mediziner und Neurobiologen. Sie alle ließen mich teilhaben an ihren Erkenntnissen, hatten stets ein offenes Ohr für meine Fragen und machten mich manchmal sogar auf bedeutsame Trends und wichtige Studien aufmerksam.

Ein paar dieser Experten möchte ich besonders hervorheben. Das sind zunächst die Mitherausgeber meines *Newsletter Epigenetik*, die meine Arbeit seit vielen Jahren mit großem Einsatz kontinuierlich unterstützen: Norbert Gattermann, Nicola Lang, Ulrich Mahlknecht, Gunther Meinlschmidt, Alexander Meissner, Christoph Plass und Jörn Walter. Doch auch andere Fachleute haben mir wiederholt weitergeholfen oder speziell zu diesem Buch beigetragen. Es sind Joachim Bauer, Elisabeth Binder, Johannes Bohacek, Karl Heinz Brisch, Angela Friederici, Katharina Gapp, Clarissa Gerhäuser, Dirk und Juliane Hellhammer, Florian Holsboer, Thomas Jenuwein, Randy Jirtle, Isabelle Mansuy, Michael Meaney, Andreas Plagemann, Brigitte Röder und Dietmar Spengler. Ihnen allen vielen Dank.

Wichtig waren auch die zahlreichen Impulse von Freunden, Kollegen und Familienmitgliedern. Sie haben das Werk teils vom ersten Konzept bis zum fertigen Manuskript begleitet, sehr vieles vorab gelesen, konstruktive Ideen eingebracht und meine Arbeit immer wieder vorangetrieben. Es sind Ernst, Hildegard und Susanne Frischling, Eva Hiller, Monika Spork, Christian Weymayr und der leider viel zu früh verstorbene Walter Schmidt. Ich danke euch allen.

Schließlich gilt mein Dank natürlich meiner Agentin, Hanna Leitgeb, und meiner sprachgewandten, sehr genau lesenden und offenbar mit dem allerfeinsten Textverbesserungs-Epigenom ausgestatteten Lektorin Christiane Naumann sowie Julia Hoffmann von der Deutschen Verlags-Anstalt. Es hat Spaß gemacht, dieses Buch gemeinsam auf den Weg zu bringen.

Was ist Epigenetik?

Auch wenn die Epigenetik noch ein relativ junger Forschungszweig ist, so gilt sie seit einigen Jahren als wichtiger und gut integrierter Bestandteil der Genetik. Der Begriff Epigenetik selbst wurde in den 1940er Jahren vom britischen Entwicklungsgenetiker Conrad Hal Waddington als Synthese der sehr viel älteren Begriffe Epigenese und Genetik eingeführt. Waddington nahm an, dass jeder Organismus zwar einen bestimmten Satz an geerbten Anlagen besitzt (seinen Genotyp), dass im Laufe der individuellen biologischen Entwicklung daraus aber eine Reihe verschiedener Erscheinungsformen werden können (sogenannte Phänotypen).

Molekularbiologen entdeckten im Erbgut seitdem nicht nur das entscheidende Molekül DNA (Desoxyribonukleinsäure), sondern eine Reihe der verschiedensten epigenetischen Markierungen, die entweder die DNA oder benachbarte Proteine biochemisch verändern. Der genetische Code der DNA bleibt von diesen epigenetischen Strukturen zwar unberührt. Aber sie bestimmen über die Aktivierbarkeit der DNA, also darüber, wie gut oder schlecht einzelne Abschnitte des DNA-Moleküls und damit auch die dort liegenden Gene abgelesen und in das entsprechende Protein übersetzt werden können. Im Gegensatz zu Veränderungen der DNA, sogenannten Mutationen, sind Veränderungen der epigenetischen Strukturen grundsätzlich reversibel. Diese Umkehrbarkeit ist einer der Wesenszüge der Epigenetik. Sie erlaubt eine vergleichsweise flexible Anpassung der Genaktivierbarkeit. DNA-Mutationen hingegen sind unumkehrbar und entsprechend unflexibel.

Die griechische Vorsilbe »Epi« bedeutet so viel wie »neben«, »über«, »zusätzlich« oder »anbei«. Nach der gebräuchlichsten Definition ist die Epigenetik tatsächlich eine Art Zusatzgenetik: Sie beschreibt alle nicht im DNA-Code gespeicherten Informationen, die die Eigenschaften und den Stoffwechsel einer Zelle nachhaltig kontrollieren und bei Zellteilungen ähnlich wie die DNA an Tochterzellen weitergegeben werden können.

Epigenetische Strukturen sind also biochemische Bestandteile des Erbguts, die zusätzlich zur DNA wichtige Informationen für die Zelle enthalten. Früher dachte man, derartiges existiere gar nicht. Man war überzeugt, sämtliche von einer Zelle gespeicherten und weitergegebenen Informationen steckten ausschließlich in der DNA-Sequenz aus vier verschiedenen, bei jedem Organismus etwas anders aneinandergereihten Basen (Nukleotiden). Dieser, beim Menschen rund 3,3 Milliarden Bausteine lange, Text enthält unter anderem die Gene, also die Baupläne für alle Proteine (Enzyme, Hormone, Baustoffe und vieles mehr), die ein Organismus im Laufe seines Lebens erzeugen kann.

Eine der aktuellsten und griffigsten Formulierungen, was Epigenetik ist, stammt von dem Freiburger Epigenetiker Thomas Jenuwein: »Epigenetik ist die Weitergabe erworbener Information ohne Veränderung der DNA-Sequenz.« Zum Beispiel sind mitotisch – also ungeschlechtlich – vererbte epigenetische Strukturen verantwortlich dafür, dass aus einer Blutstammzelle immer nur Blutzellen werden, während sich neue Haut immer nur aus Hautstammzellen entwickelt und so weiter. Epigenetische Strukturen in den Zellen verantworten aber auch, dass Einflüsse wie eine gesunde Ernährung aus der Zeit im Mutterleib oder der frühen Kindheit bis ins hohe Alter nachwirken können.

Dass epigenetische Veränderungen zudem in die sogenannte Keimbahn gelangen und auf diesem Weg zusätzlich zur DNA auch erworbene Umweltanpassungen über Spermien und Eizellen begrenzt an folgende Generationen vererbt werden, haben Forscher inzwischen bei vielen Organismen und sogar bei Säugetieren gezeigt. Die Existenz einer solchen transgenerationellen epigenetischen Vererbung beim Menschen ist allerdings noch immer umstritten.

Ein Großteil der gut 23000 auf der menschlichen DNA aufgereihten Gene ist für jede Zelle lebenswichtig und immer aktivierbar. Die anderen Gene unterliegen im Besonderen der epigenetischen Steuerung. Dabei gibt es verschiedene molekularbiologische Systeme, die die Gene in den aktivierbaren oder nicht aktivierbaren Modus überführen können. Hier ein Kurzporträt der wichtigsten epigenetischen Schaltersysteme:

Das bekannteste System ist die DNA-Methylierung. Dabei werden Methylgruppen, bestehend aus einem Kohlenstoff- und drei Wasserstoffatomen (CH_3), in der Zelle mit Hilfe von Enzymen aus der Klasse der DNA-Methyltransferasen (DNMT) an die Cytosin-Basen ihrer DNA angelagert. Meist verhindert die Zelle mit dieser DNA-Methylierung das Ablesen der genetischen Information am entsprechenden DNA-Abschnitt. Substanzen, die DNMTs bei ihrer Arbeit behindern, heißen DNMT-Inhibitoren. Sie gelten als vielversprechende potenzielle Arzneimittel. In der Krebstherapie werden sie zum Teil bereits erfolgreich verwendet, und auch über ihren Einsatz als Psychopharmaka wird nachgedacht.

Das zweite wichtige epigenetische Schaltersystem ist der sogenannte Histon-Code. Mehrere Histone (bestimmte basische Proteine) bilden kugelförmige Gebilde (Oktamere), um die sich jeweils 147 Basenpaare der DNA in regelmäßigen Abständen aufwickeln. Diese Oktamer-DNA-Kugeln heißen Nukleosomen und bilden das Grundgerüst des Chromatin genannten DNA-Protein-Gemischs. Chromatin ist sehr plastisch, und die Nukleosomen können sich je nach Zustand der Histone mehr oder weniger kompakt aneinanderlagern und auf diesem Weg die DNA mehr oder weniger zugänglich für die Ablese-Enzyme der Zelle machen. So prägen auch die Veränderungen der Histone die Aktivierbarkeit des Erbguts.

Epigenetiker haben inzwischen eine Vielzahl verschiedener biochemischer Histonveränderungen entdeckt, die in bestimmter Weise Einfluss auf die Genregulation nehmen. Es gibt zum Beispiel Acetylierungen, Methylierungen oder Phosphorylierungen. Sie alle können an verschiedenen Stellen der Histone auftreten und zusätzlich ein- oder mehrfach ausgeführt worden sein, das heißt, bestimmte Enzyme in den Zellen können zum Beispiel ein bis drei Methylgruppen an eine bestimmte Stelle eines Histons anlagern, während andere solche Methylgruppen entfernen können und so fort.

Für jedes Enzym, das eine Histonmodifikation vornehmen kann, gibt es auch den passenden Gegenspieler, der diese Modifizierung rückgängig macht. Dieser Umstand unterstreicht einen der wichtigsten Wesenszüge der epigenetischen Genregulation: ihre Umkehrbarkeit und Plastizität. Bekannte und gut untersuchte Enzyme, die den Histon-Code verändern, sind die Histondeacetylasen (HDAC) und die Histonmethyltransferasen. Wirkstoffe, die HDACs behindern, heißen HDAC-Hemmer. Ähnlich wie die DNMT-Inhibitoren werden sie zum Teil bereits erfolgreich als Medikamente eingesetzt.

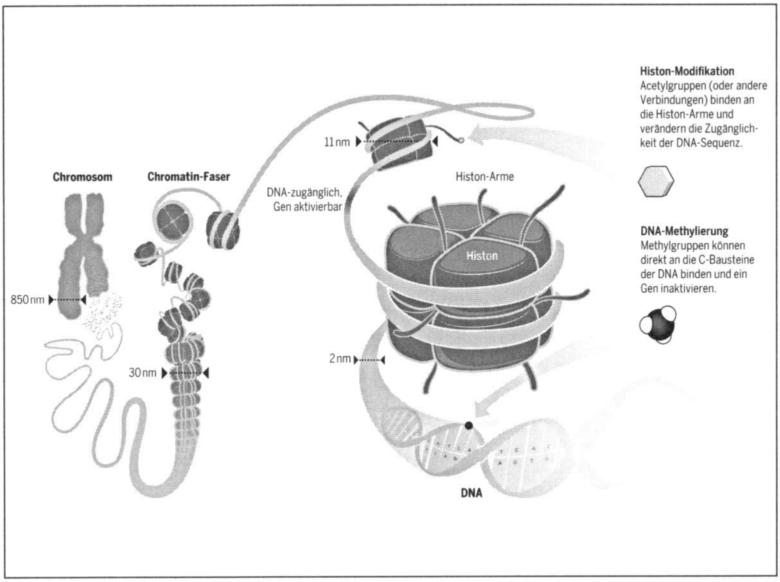

Die beiden wichtigsten epigenetischen Systeme auf einen Blick: Histonmodifikation und DNA-Methylierung.

Als drittes epigenetisches Schaltersystem produziert die Zelle verschiedene nichtcodierende RNAs, vor allem Mikro-RNAs (miRNAs). Diese Moleküle sind mit der DNA verwandt, aber sehr viel kürzer als diese. Sie können mit Hilfe eines Phänomens namens RNA-Interferenz gezielt die Übersetzung einzelner Gene in das zugehörige Protein auch dann noch behindern, wenn das Gen bereits von Enzymen abgelesen wurde. Auch mit künstlichen Mikro-RNAs als potenzielle Medikamente experimentieren Pharmakologen bereits ebenso wie mit Substanzen, die natürliche Mikro-RNAs gezielt hemmen können.

Vieles spricht derzeit dafür, dass es noch weitere epigenetische Systeme gibt. So scheint die Zelle die Aktivierbarkeit eines Gens auch dadurch regulieren zu können, dass sie dessen räumliche Lage im Zellkern verändert. Dann verlagert sie den entsprechenden DNA-Abschnitt beispielsweise vom Rand in das Zentrum des Kerns oder sie bringt das Gen in die Nähe einer von vielen, die Genaktivität verstärkenden speziellen DNA-Regionen, Enhancer genannt.

Die Gesamtheit der Gene einer Zelle wird auch als Genom bezeichnet, die Gesamtheit ihrer epigenetischen Strukturen als Epigenom. Alle Zellen eines Menschen haben nahezu identische Genome. Aber ihre Epigenome unterscheiden sich oft voneinander. Sie sind abhängig vom Alter der Zelle und der Art des Gewebes oder Organs, dem sie entstammen. Sogar benachbarte Zellen können eine unterschiedliche Vergangenheit haben, und damit auch unterschiedliche Epigenome.

All die verschiedenen Bestandteile des Epigenoms einer Zelle wirken auf die Aktivierbarkeit ihrer Gene wie biochemische Verstärker, die zelltypische, spezifische Programme stabilisieren und ausprägen. (Über die eigentliche Aktivierung eines Gens, also darüber, ob es an- oder abgeschaltet wird, bestimmen sogenannte Transkriptionsfaktoren, die als Genschalter direkt an sogenannte regulatorische Sequenzen der DNA binden.) Mit Hilfe ihrer Epigenetik frieren die Zellen letztlich ganze Genaktivierbarkeitsprogramme ein. So bestimmen sie aus sich selbst heraus oder angestoßen durch Botenstoffe von Nachbarzellen oder aus anderen Regionen des Körpers ihre Identität, beispielsweise als Blut-, Nerven- oder Hautzelle. Doch weil die Zellen ihre epigenetischen Markierungen zudem als Reaktion auf Signale, die von außerhalb des Körpers kommen – etwa Ernährung, Klima oder Stress –, verändern können, besitzen Zellen dank ihrer wandelbaren Epigenome eine Art Gedächtnis für Lebensstilfaktoren und Umwelteinflüsse.

Ein psychisches Trauma löst beispielsweise nicht nur unmittelbar eine starke Stress- und Angstreaktion des Körpers aus. Sofern es wiederholt auftritt oder besonders heftig ist, verändert es auch die Epigenome in jenen Zellen des Gehirns und Hormonsystems, die Angst auslösen oder die Empfindlichkeit der Stressregulation bestimmen. Dadurch verändert sich auch die Art und Weise, wie unser Körper und Geist in Zukunft auf vergleichbare Situationen reagieren. Eine derartige epigenetische Anpassung macht sich dann mitunter noch Jahrzehnte später bemerkbar. Sollte sie zusätzlich über die Keimbahn an folgende Generationen vererbt werden, verändert sie zumindest theoretisch sogar die Biologie der Nachkommen.

Auf diesem Weg werden wir im Laufe unseres eigenen Lebens und vielleicht sogar durch den Lebensstil und die Erfahrungen der Vorfahren epigenetisch geprägt. Persönlichkeit und Krankheitsanfälligkeit sind deshalb nicht nur eine Frage der geerbten Gene, sondern immer auch der epigenetischen Prägung aus der Vergangenheit. Ohne die zugehörigen molekularbiologischen Strukturen zu kennen, hatte Conrad Hal Waddington das bereits vor fast achtzig Jahren geahnt.

Weitere Informationen zur Epigenetik

- Aktueller deutschsprachiger Forschungsbericht der Berlin-Brandenburgischen Akademie der Wissenschaften: Jörn Walter & Anja Hümpel (Hrsg.): Epigenetik. Implikationen für die Lebens- und Geisteswissenschaften. Baden-Baden 2017.

- Vertiefende englischsprachige Übersicht über den aktuellen Stand der Epigenetik: C. David Allis, Marie-Laure Caparros, Thomas Jenuwein & Danny Reinberg (Hrsg.): Epigenetics, second edition. Cold Spring Harbor/New York 2015.

- Vertiefende englischsprachige Übersicht zur perinatalen Prägung: Andreas Plagemann (Hrsg.): Perinatal Programming. Berlin/Boston 2012.

- Vertiefende englischsprachige Übersicht zum Stand der epigenetischen Krebstherapie: Michael Lübbert & Peter A. Jones (Hrsg.): Epigenetic Therapy of Cancer. Berlin/Heidelberg 2014.

- Internetseiten des Internationalen Humanen Epigenomik-Konsortiums IHEC: ihec-epigenomes.org

- Internetseiten des Deutschen Epigenomik-Programms DEEP: www.deutsches-epigenom-programm.de/de/home

- Populärwissenschaftliche Einführung in die Epigenetik (Stand 2009): Peter Spork: Der zweite Code, Reinbek 2009.
- Regelmäßige Neuigkeiten aus dem Gebiet der Epigenetik mit der Möglichkeit zum Abonnement eines kostenlosen PDF-Newsletters: www.newsletter-epigenetik.de (Autor/Herausgeber: Peter Spork).

Glossar

Acetylierung / Acetylgruppe

Eine Acetylgruppe (Ac) besteht aus zwei Kohlenstoff-, einem Sauerstoff- und drei Wasserstoffatomen ($C(O)CH_3$). Körperzellen können viele ihrer Proteine mit Hilfe spezieller Enzyme mit einer oder mehreren Acetylgruppen versehen. Diesen Vorgang, der die Eigenschaften der Biomoleküle verändert, nennt man Acetylierung. Für die Epigenetik sind vor allem Acetylierungen der Histon-Proteine wichtig.

BDNF / brain-derived neurotrophic factor

Der BDNF oder brain-derived neurotrophic factor (vom Gehirn erzeugter neurotropher Faktor) ist ein wichtiger Wachstumsfaktor des Nervensystems. Er schützt Nervenzellen sowie deren Verbindungen und regt ihr Wachstum an. Er ist unter anderem für das Langzeitgedächtnis wichtig.

Bindung

Psychologen bezeichnen mit Bindung die Fähigkeit eines Menschen, sich einem anderen Menschen verbunden zu fühlen, sich an ihn zu binden. Besonders prägend für die gesamte spätere Bindungsfähigkeit eines Menschen scheint die Bindung von Kindern im ersten Lebensjahr an ihre Eltern und andere wichtige Bezugspersonen zu sein.

Biomarker

Ein Biomarker ist eine objektiv messbare Substanz oder ein erfassbarer physiologischer Zustand, der eine biomedizinische, biologische oder psychologische Diagnose erlaubt. Es kann sich zum Beispiel um den Blutzuckerspiegel, die Herzfrequenz oder die Menge von Stresshormonen im Speichel handeln. Letztlich ist auch die Anzeige der Körpertemperatur mit Hilfe eines Fieberthermometers ein Biomarker.

Biopsychologie

Besonderer Zweig der Psychologie, der sich mit den biologischen Ursachen für psychologische Phänomene beschäftigt. Biopsychologen untersuchen zum Beispiel, wie das Gehirn auf sozialen Stress reagiert und ob sich seine Strukturen dabei verändern.

Boten-RNA / messenger-RNA / mRNA

Wird ein Gen auf der DNA mit Hilfe von Enzymen abgelesen (Transkription), bilden die entsprechenden Enzyme eine Boten-RNA, die die spiegelbildliche Nukleotidsequenz des Gens enthält. Diese messenger- oder kurz mRNA wandert aus dem Zellkern an jene Orte der Zelle, wo auf der Basis ihrer Nukleotidsequenz die Aminosäuresequenz des Proteins hergestellt wird (Translation).

Chromatin

Der DNA-Faden liegt nicht nackt im Zellkern vor, sondern wird über basische Proteine (Histone) verpackt und geschützt. Mehrere Histone bilden kugelförmige Gebilde (Oktamere), um die sich jeweils 147 Basenpaare der DNA in regelmäßigen Abständen aufwickeln. Diese Oktamer-DNA-Kugeln werden Nukleosomen genannt und bilden das Grundgerüst des Chromatins. Chromatin ist sehr plastisch und kann als dicht verpackte, kompakte Form namens Heterochromatin vorliegen, in der die Gene nicht aktivierbar sind, oder als locker verpackte, leicht aktivierbare Form namens Euchromatin.

Chromosom

Die DNA aller Organismen mit kernhaltigen Zellen (Eukaryoten) ist auf mehrere Moleküle verteilt, die gemeinsam mit den Histonen und anderen Proteinen die Chromosomen bilden. Menschliche Zellen besitzen 46 Chromosomen. Dabei handelt es sich um 22 doppelt vorliegende sogenannte Autosomen und zwei Geschlechtschromosomen (bei Frauen zwei X-Chromosomen, bei Männern ein X- und ein Y-Chromosom).

Cortisol

Ein Stresshormon aus der Gruppe der Glucocorticoide. Es wird angeregt durch einen Botenstoff aus der Hirnanhangdrüse, in der Nebennierenrinde gebildet und gelangt von dort in die Blutbahn. Als Hormon bewirkt es eine Aktivierung der Stress-Achse. So steigert es die Aufmerksamkeit und erhöht Blutdruck, Blutzuckerspiegel, Körpertemperatur und vieles mehr. Außerdem senkt Cortisol die Aktivität des Immunsystems.

DNA / DNS / Desoxyribonukleinsäure

Sie ist der Grundbaustein des Erbguts. Sie besteht aus zwei spiegelbildlich miteinander verbundenen Strängen von vier möglichen aneinandergereihten Nukleotid-Basen, die sich zur bekannten Doppelhelix-Struktur verdrehen. Dabei paaren sich jeweils die Basen Cytosin auf dem einen und Guanin auf dem anderen Strang sowie Adenin und Thymin. Die Sequenz, mit der die Basen der DNA aufeinanderfolgen, ist ein Code, in dem die Gene gespeichert sind, welche die Baupläne für Biomoleküle (z.B. Proteine) enthalten. Teilt sich eine Zelle, trennen sich zunächst ihre beiden DNA-Stränge auf. Dann wird der jeweils spiegelbildliche Strang ersetzt. So verdoppelt sich die DNA, ihr Code bleibt erhalten und jede der Tochterzellen erhält einen vollen Satz der Erbinformation.

DNA-Methylierung

Siehe Methylierung.

Enhancer

Ein Enhancer ist ein regulatorischer Abschnitt der DNA, an den bestimmte Transkriptionsfaktoren binden können, um das Chromatin zu öffnen und so die Aktivierbarkeit benachbarter Gene zu verstärken.

Enzym

Ein Enzym ist ein Biomolekül, das die Zelle erzeugt, um eine chemische Reaktion auszulösen. Bekannte epigenetisch aktive Enzyme sind DNA-Methyltransferasen (bauen Methylgruppen an die DNA an) und Histondeacetylasen (entfernen Acetylgruppen von Histonen).

Epigenetik

Die Epigenetik beschreibt und erforscht alle nicht im DNA-Code gespeicherten Informationen, die die Eigenschaften und den Stoffwechsel einer Zelle nachhaltig kontrollieren und bei Zellteilungen ähnlich wie die DNA an Tochterzellen weitergegeben werden können. Für eine ausführliche Erklärung siehe Seite 351 ff.

Epigenom

Die Gesamtheit aller epigenetischen Strukturen des Chromatins innerhalb einer Zelle. Das Epigenom bestimmt maßgeblich mit, welche Gene die Zelle aktivieren kann und welche nicht. Damit definiert es unter anderem die Identität der Zelle, beispielsweise als Haut- oder Nervenzelle. Es dient aber auch als ein zelluläres Gedächtnis für äußere Einflüsse aller Art.

Epigenomik

Die systematische Erforschung der Epigenome von Zellen.

Epigenotyp

Als Epigenotyp bezeichnete der britische Entwicklungsgenetiker Conrad Hal Waddington all jene prägenden Einflüsse, die zum Erscheinungsbild eines Lebewesens beitragen, ohne genetischen Ursprungs zu sein (Genotyp plus Epigenotyp gleich Phänotyp).

Erbkrankheiten / genetische Krankheiten

Die Ursache von Erbkrankheiten sind eine oder wenige, oft mit sehr hoher Wahrscheinlichkeit krank machende genetische Veränderung(en) (Mutationen), die Menschen über die Keimzellen von einem oder beiden Eltern geerbt haben. Da sie rein genetischen Ursprungs sind, werden diese Krankheiten – etwa familiärer Brustkrebs, Mukoviszidose oder Chorea Huntington – wie die an ihnen beteiligten Gene mit einer gewissen Wahrscheinlichkeit und nach bestimmten Gesetzmäßigkeiten vererbt. Es ist Aufgabe der Wissenschaft, neue Strategien gegen diese Leiden zu entwickeln. Der Einfluss der Umwelt spielt hier eine untergeordnete Rolle, weshalb Erbkrankheiten auch nicht zu den multifaktoriellen Leiden zählen, die zentraler Bestandteil des vorliegenden Buches sind.

Gen

Früher bezeichnete man als Gen jenen Abschnitt der DNA-Sequenz, der den Bauplan für ein Protein enthält. Gene definieren als sogenannte Erbanlagen spezifische Eigenschaften eines Lebewesens und werden über die Keimbahn an folgende Generationen vererbt. Einer neueren Definition zufolge sind Gene jene DNA-Abschnitte, die von Enzymen abgelesen und in RNAs mit einer biologischen Funktion übersetzt werden können. Danach fallen auch die Codes für epigenetisch aktive RNAs wie zum Beispiel Mikro-RNAs unter den Begriff Gen. Der Mensch hat vermutlich rund 23000 proteincodierende Gene, aber eine weitaus größere Zahl an DNA-Abschnitten, die epigenetisch wirksame RNA-Moleküle erzeugen können.

Genetik

Die Wissenschaft von der Vererbung (Vererbungslehre). Sie erforscht die Mechanismen und Strukturen der Vererbung.

Genexpressionsmuster / Genexpressionsanalyse

Das Muster aus den zu einem bestimmten Zeitpunkt aktiven Genen einer Zelle und der Intensität, mit der sie abgelesen werden. Eine Genexpressionsanalyse erfasst dieses Muster.

Genom

Die Gesamtheit der Gene einer Zelle.

Genomik

Die systematische Erforschung der Genome einer Zelle.

Genotyp

Die genetisch bedingten Anteile am Erscheinungsbild eines Organismus (Genotyp plus Epigenotyp gleich Phänotyp).

Genregulation

Die Steuerung der Genaktivität innerhalb einer Zelle. An der Genregulation sind neben epigenetischen Chromatinanpassungen vor allem Transkriptionsfaktoren beteiligt, welche direkt an regulatorische Abschnitte der DNA binden.

Hippocampus

In jeder Hirnhälfte einmal vorkommender Teil des Gehirns, der besonders wichtig für das Gedächtnis und die Verarbeitung von Gefühlen ist.

Histone / Histonmodifikation / Histon-Code

Als Histone bezeichnet man eine Gruppe von basischen Proteinen, die als wichtiger Bestandteil des Chromatins die DNA verpacken und schützen. Es gibt vier verschiedene Histone, die sich – einmal verdoppelt – zu einem Oktamer zusammenlagern. Ein solches Oktamer kann 147 Basenpaare der DNA Doppelhelix aufspulen und bildet dann die Grundeinheit des Chromatins, das Nukleosom. Histone können von der Zelle mit Hilfe von Chromatin-Enzymen vielfältig biochemisch verändert werden. Sie unterliegen der Histonmodifikation. Dabei können sich einzelne Histonmodifizierungen gegenseitig beeinflussen und die biochemischen Veränderungen des Chromatins entweder verstärken oder abschwächen. Die Abfolge und Kombination dieser biochemischen Histonveränderungen entlang des Chromatins wird auch als Histon-Code bezeichnet, denn beides beeinflusst die Aktivierbarkeit der Gene. Die Histonmodifikation ist eines der wichtigsten epigenetischen Systeme. (Für weitere Details siehe die kurze Einführung in die Epigenetik ab Seite 351.)

Hormesis

Die Theorie der Hormesis besagt, dass giftige Substanzen oder andere in größerer Dosis schädliche Einflüsse in geringer Dosierung eine positive Wirkung haben, etwa indem sie den Organismus trainieren, gewöhnen, vorbereiten, widerstandsfähiger machen oder abhärten.

Junk-DNA / Müll-DNA

Jene Abschnitte der DNA, die keine proteincodierenden Gene enthalten oder irgendeine andere Funktion haben. Früher hielt man 98,5 Prozent der DNA für derartigen nutzlosen »Müll«. Heute weiß man, dass ein gewisser Teil davon sehr wohl wichtig ist, vor allem weil er über epigenetisch wirksame RNA-Moleküle eine Rolle bei der Genregulation spielt.

MAOA-Gen

MAOA steht für Monoaminooxidase A. Das ist ein Enzym, das unter anderem beim Abbau wichtiger Botenstoffe des Gehirns wie Serotonin oder Adrenalin hilft. Epigenetische Veränderungen am Gen für MAOA können an der Entstehung psychischer Krankheiten wie zum Beispiel einer Panikstörung beteiligt sein.

Methylierung / Methylgruppen

Eine Methylgruppe (Me) besteht aus einem Kohlenstoff- und drei Wasserstoffatomen (CH_3). Zellen können viele Proteine mit Hilfe spezieller Enzyme mit einer oder mehreren Methylgruppen versehen. Diesen Vorgang, der die Eigenschaften der Biomoleküle verändert, nennt man Methylierung. Für die Epigenetik sind Methylierungen der Cytosinbasen der DNA (DNA-Methylierung) und die Methylierung der Histon-Proteine (Histon-Methylierung) besonders wichtig.

Mikro-RNA

Kurze Form der nichtcodierenden RNA. Mikro-RNAs oder miRNAs sind meist 21 bis 23 Nukleotide lang und können per RNA-Interferenz die Übersetzung einer Boten-RNA (mRNA) in ein Protein behindern.

Nichtcodierende RNA (ncRNA)

RNA-Moleküle, die genau wie Boten-RNAs durch das Ablesen von DNA-Abschnitten entstehen. Da sie aber keinen Code für den Bau neuer Proteine enthalten, werden sie nichtcodierend genannt. Die Funktion einiger nichtcodierender RNAs (ncRNA) ist bislang unbekannt. Die meisten scheinen aber eine wichtige Rolle bei der epigenetischen Genregulation zu spielen. Zum einen hemmen sie per RNA-Interferenz die Übersetzung von Boten-RNAs (mRNA) in Proteine. Zum anderen weisen sie epigenetischen Enzymen den Weg zu bestimmten, zu ihnen passenden DNA-Abschnitten. Die Sequenzen für diese ncRNAs liegen in jenen Abschnitten der DNA, die früher als nutzlose Junk-DNA angesehen wurden.

Nukleosomen

Siehe Chromatin und Histone.

Oxytocin

Hormon, das bei der Geburt die Wehen auslöst, ansonsten aber eine insgesamt entspannende Wirkung und eine wichtige Bedeutung für die soziale Bindungsfähigkeit hat. Oxytocin wird deshalb auch als Kuschel- oder Bindungshormon bezeichnet.

Phänotyp

Durch Gene und Umwelteinflüsse im Zuge der biologischen Entwicklung entstandenes Erscheinungsbild eines Organismus (Genotyp plus Epigenotyp gleich Phänotyp).

Prägung

Die biologische oder molekulare Prägung ist die nachhaltige Wirkung äußerer Einflüsse auf die molekularen Mechanismen einer Zelle oder eines ganzen Organismus. Im weiteren Sinn ist Prägung der Einfluss von Umwelteinflüssen auf die biologische Entwicklung von Körper und Persönlichkeit.

Prävention

Die Vorbeugung vor negativen Ereignissen oder Prozessen. Bei der Krankheitsprävention geht es darum, möglichst frühzeitig durch eine Unterstützung der Gesundheit dafür zu sorgen, dass Krankheitsrisiken aller Art möglichst langfristig verringert werden.

Proteine

Auch als Eiweiße bezeichnete, sehr große Biomoleküle, die aus einer Abfolge von Aminosäuren bestehen und meist in einer charakteristischen Form vorliegen. Der Bauplan der Proteine ist in den Genen gespeichert. Sind die Gene aktiv, produziert die Zelle über die Boten-RNA das entsprechende Protein. Proteine übernehmen sehr viele wichtige Funktionen. Sie wirken zum Beispiel als Enzyme, Hormone oder Zellskelett. Die Kurzform oder Teile eines Proteins werden Peptid genannt.

Resilienz

Widerstandsfähigkeit oder Widerstandskraft, meist verwendet im Sinne von psychischer Widerstandskraft. Besonders resiliente Menschen werden durch starke seelische Belastungen nicht so leicht aus der Bahn geworfen wie andere Menschen. Sie sind weniger anfällig für psychische Krankheiten.

Rezeptor

Meist auf der Zelloberfläche sitzende Proteine, die sich verändern, sobald ein spezifischer Botenstoff an sie bindet, und dadurch eine Reaktion der Zelle auslösen. Glucocorticoid-Rezeptoren reagieren beispielsweise auf das Stresshormon Cortisol und aktivieren über Zwischenschritte in vielen Zellen Gene, die für Proteine codieren, die zur Stressreaktion des Körpers beitragen.

RNA / RNS / Ribonukleinsäure

Mehr oder weniger langkettiges Biomolekül, das wie die DNA aus aneinandergereihten Nukleotid-Basen besteht. RNA kann als doppel- oder einzelsträngiges Molekül vorliegen. Es gibt sehr viele verschiedene Arten von RNA, die innerhalb der Zelle eine Reihe wichtiger Funktionen übernehmen. Für die Genexpression und Genregulation sind zum Beispiel Boten-RNAs und Mikro-RNAs bedeutsam.

RNA-Interferenz

Bei der RNA-Interferenz binden kurze RNA-Stücke an spiegelbildlich zu ihnen passende Boten-RNAs und verhindern gemeinsam mit speziellen Proteinen, dass der Code der Boten-RNAs in Proteine übersetzt wird. Mit diesem wichtigen epigenetischen System kann die Zelle sogar noch rückwirkend die Effektivität eines bereits aktivierten Gens drosseln (posttranskriptionelle Hemmung). Für die Entdeckung der RNA-Interferenz erhielten die US-Amerikaner Craig C. Mello und Andrew Z. Fire im Jahr 2006 den Medizin-Nobelpreis.

Serotonin

Ein wichtiges Hormon sowie ein Botenstoff zur Übertragung von Informationen zwischen Nervenzellen. Je nachdem wo die Substanz im Körper ausgeschüttet wird und welcher Rezeptortyp sie registriert, kann Serotonin eine sehr unterschiedliche Wirkung haben. Serotonin beeinflusst das Herz-Kreislauf-System, die Verdauung und das Nervensystem. Im vorliegenden Buch geht es vor allem um die Wirkung im Gehirn, etwa als Bestandteil des Stressregulationssystems. Eine der bekanntesten Wirkungen von Serotonin ist die Verbesserung der allgemeinen Stimmung, weshalb es auch als Glückshormon bezeichnet wird.

Stammzellen / induzierte pluripotente Stammzellen

Stammzellen sind alle Zellen, die noch nicht vollständig ausdifferenziert sind, die sich also noch zu verschiedenen anderen Körperzellen weiterentwickeln können. Pluripotente Stammzellen sind besonders unreife Zellen. Als embryonale Stammzellen kommen sie in den allerersten Stadien des Embryos vor (Blastocyste). Aus ihnen können sich noch sämtliche Zellarten des erwachsenen Organismus entwickeln. Pluripotente Zellen, die durch die künstliche Reprogrammierung ausgereifter Zellen entstanden sind, nennt man induzierte pluripotente Stammzellen, kurz iPS-Zellen. Für die Herstellung der ersten iPS-Zellen erhielt der Japaner Shinya Yamanaka im Jahr 2012 den Medizin-Nobelpreis (gemeinsam mit Sir John B. Gurdon).

Synapse

Die Verbindung zwischen zwei Nervenzellen. Über Synapsen tauschen Nervenzellen Informationen aus, indem sie sich gegenseitig erregen oder hemmen.

Telomere / Telomerase

Die Enden eines Chromosoms, die das Erbgut bei jeder Zellteilung vor Schäden aller Art beschützen, heißen Telomere. Dort befindet sich eine mehrfach wiederholte DNA-Sequenz, die von speziellen Proteinen umhüllt wird. Telomere werden deshalb gerne mit den Schutzkappen am Ende von Schnürsenkeln verglichen. Bei jeder Zellteilung geht ein Teil der Telomere verloren, weshalb man die Strukturen auch als eine Art Lebensuhr ansieht. Tatsächlich kann man die Lebenserwartung eines Menschen zumindest sehr grob an der Länge seiner Telomere abschätzen. Vor allem in Stammzellen, aber auch in einigen wenigen anderen Zellen des Körpers sorgt ein Enzym namens Telomerase nach jeder Zellteilung dafür, dass die Telomere wieder verlängert werden und die Zellen sozusagen jung bleiben. Toxischer Dauerstress verringert die Telomerase-Aktivität und lässt uns vermutlich auch auf diesem Weg rascher altern. Im Jahr 2009 erhielt die Australierin Elizabeth H. Blackburn zusammen mit den US-Amerikanern Carol W. Greider und Jack W. Szostak für die Entdeckung der Telomerase den Medizin-Nobelpreis.

Transkriptionsfaktor

Proteine, die an regulatorische Abschnitte der DNA binden (z.B. an Promotor oder Enhancer), um eines oder mehrere Gene gezielt an- oder auszuschalten oder ihre Aktivität zu verstärken oder abzuschwächen. Transkriptionsfaktoren sind die wichtigsten Elemente der direkten Genregulation.

Sie haben aber manchmal auch epigenetisch aktive Enzyme »im Gepäck« und sorgen so dafür, dass bestimmte Genaktivierbarkeitsmuster längerfristig eingefroren werden.

Transgenerationelle Epigenetik

Sie beschäftigt sich mit der Vererbung epigenetisch gespeicherter, erworbener Umweltanpassungen an folgende Generationen. Dazu müssen auch die Epigenome der Keimzellen (Spermien und Eizellen) verändert sein. Bei Pflanzen und weniger hoch entwickelten Tieren ist das ein vergleichsweise simpler Vorgang. Bei höheren Tieren und vor allem bei Säugetieren und dem Menschen ist die sogenannte Keimbahn aber vom Rest des Körpers streng isoliert und ihre Epigenome werden im Zuge der Keimzellbildung und ein zweites Mal nach der Befruchtung weitgehend gelöscht. Deshalb ist die Existenz der transgenerationellen epigenetischen Vererbung bei Säugetieren umstritten. Es gibt mittlerweile aber zunehmend molekulare Belege dafür, dass sie auch dort existiert.

Transposon

Viele dieser eigenartigen DNA-Abschnitte haben keinen festen Platz im Erbgut, sondern werden immer wieder an einer Stelle ausgeschnitten und woanders eingebaut. Manchmal wird ein Stück sogenannter transposabler DNA auch zunächst verdoppelt und erst diese Kopie wird an anderer Stellen der DNA erneut eingebaut. Dabei entstehen auch immer wieder neue genetische Varianten. Damit die Transposons keinen Schaden anrichten, werden sie von den Zellen in der Regel epigenetisch auf inaktivierbar gestellt und stummgeschaltet. Im Jahr 1983 erhielt die US-Amerikanerin Barbara McClintock für die Entdeckung dieser »mobilen genetischen Elemente« den Medizin-Nobelpreis.

Vasopressin

Bekannt ist dieses Hormon vor allem, weil es für den menschlichen Wasserhaushalt wichtig ist. Es fördert die Zurückgewinnung von Wasser aus dem Primärharn und hilft, den Urin zu konzentrieren. Im Gehirn spielt die Substanz aber zusätzlich eine Rolle bei der Stressregulation sowie für Gedächtnis, Emotionen und Sozialverhalten.

Anmerkungen

Vorwort

1 Plagemann stellte sein Konzept der vegetativen Prägung im Jahr 2013 auf der Jahresversammlung der Nationalen Akademie der Wissenschaften Leopoldina vor: A. Plagemann (2014): Perinatale Programmierung – neuro-endokrine Epigenomik und präventive Medizin – Das Konzept der Vegetativen Prägung. Nova Acta Leopoldina NF 120, S. 197–225.
2 Richard Friebe: Hormesis. Das Prinzip der Widerstandskraft. Wie Stress und Gift uns stärker machen. München 2016, S. 33.
3 Peter Spork: Der zweite Code. Epigentik oder Wie wir unser Erbgut steuern können. Reinbek 2009.

Teil I

1 Joachim Müller-Jung: Interview mit Leroy Hood: Hundert Jahre alt werden und dann ganz schnell sterben. Frankfurter Allgemeine Zeitung, 03.02.2016, S. N1.
2 Siehe zum Beispiel: Jörg Blech: Die Heilkraft der Bewegung. Wie Sie Krankheiten besiegen und Ihr Leben verlängern. Frankfurt am Main 2014.
3 Siehe zum Beispiel: Matthias Politycki: 42,195: Warum wir Marathon laufen und was wir dabei denken. Hamburg 2015.
4 M. E. Lindholm et al. (2014): An integrative analysis reveals coordinated reprogramming of the epigenome and the transcriptome in human sceletal muscle after training. Epigenetics 9, S. 1557–1569.
5 The ENCODE Project Consortium (2012): An integrated encyclopedia of DNA elements in the human genome. Nature 489, S. 57–74. J. R. Ecker et al. (2012): ENCODE explained. Nature 489, S. 52–55. Für eine Übersicht: Nessa Carey: Junk DNA. A Journey through the Dark Matter of the Genome. London 2015.

6 Gemeinsam mit Carol W. Greider und Jack W. Szostak für die Erforschung von Telomeren und Telomerase (siehe Glossar). Für weitere Details: http://www.nobelprize.org/nobel_prizes/medicine/laureates/2009/advanced.html; Zugriff: 19.05.2016.

7 Vortrag auf dem 20. Internationalen Kongress für Genetik 2008 in Berlin.

8 Nessa Carey: Junk DNA. London 2015.

9 John Cloud: Why Genes aren't destiny. Time, 06.01.2010.

10 Dafür erhielt der Japaner Shinya Yamanaka im Jahr 2012 den Medizin-Nobelpreis. Zweiter Preisträger war Sir John B. Gurdon. Für Details: http://www.nobelprize.org/nobel_prizes/medicine/laureates/2012/; Zugriff: 19.05.2016.

11 T. Vierbuchen et al. (2010): Direct conversion of fibroblasts to functional neurons by defined factors. Nature 463, S. 1035–1041.

12 L. Wang et al. (2012): Generation of integration-free neural progenitor cells from cells in human urine. Nature Methods 10, S. 84–89.

13 A. Eulalio et al. (2012): Functional screening identifies miRNAs inducing cardiac regeneration. Nature 492, S. 376–381. M. Mercola (2012): A boost for heart regeneration. Nature 492, S. 360–362.

14 P. Saxena et al. (2016): A programmable synthetic lineage-control network that differentiates human IPSCs into glucose-sensitive insulin-secreting beta-like cells. Nature Communications 7:11247.

15 R. Barrès et al. (2012): Acute exercise remodels promoter methylation in human skeletal muscle. Cell Metabolism 15, S. 405–411.

16 T. Rönn et al. (2013): A six months exercise intervention influences the genome-wide DNA methylation pattern in human adipose tissue. PLOS Genetics 9, e1003572.

17 C. Kirschbaum et al. (1993): The ›Trier Social Stress Test‹ – a tool for investigating psychobiological stress responses in a laboratory setting. Neuropsychobiology 28, S. 76–81.

18 E. Unternaehrer et al. (2012): Dynamic changes in DNA methylation of stress-associated genes (OXTR, BDNF) after acute psychosocial stress. Translational Psychiatry 2, e150.

19 H. Wang et al.: Histone deacetylase inhibitors facilitate partner preference formation in female prairie voles. Nature Neuroscience 16, 07/2013, S. 919–924.

20 E. Unternaehrer et al. (2015): Childhood maternal care is associated with DNA methylation of the genes for brain-derived neurotrophic factor (BDNF) and oxytocin receptor (OXTR) in peripheral blood cells in adult men and women. Stress 18, S. 451–461.

21 E. Unternaehrer et al. (2016): Maternal adversities during pregnancy and cord blood oxytocin receptor (OXTR) DNA methylation. Social Cognitive and Affective Neuroscience, Online-Vorabpublikation.

22 P. Spork (2015): Prägung der Persönlichkeit. Persönlichkeitsstörungen 19, S. 155–174. D. Spengler & E. Binder: (Hrsg.): Epigenetics and Neuroendocrinology, Clinical Focus on Psychiatry, Volume 2, Heidelberg 2016.

23 R. Lister et al. (2013): Global epigenomic reconfiguration during mammalian brain development. Science 341, 1237905.

24 tu-dresden.de/tu-dresden/newsportal/news/soldatengesundheit_pk; Zugriff: 20.05.2016.

25 C. Ziegler et al. (2016): MAOA gene hypomethylation in panic disorder – reversibility of an epigenetic risk pattern by psychotherapy. Translational Psychiatry 6, e773.

26 K. C. Koenen et al. (2011): SLC6A4 methylation modifies the effect of the number of traumatic events on risk for Posttraumatic Stress Disorder. Depression and Anxiety 28, S. 639–647.

27 M. Uddin et al. (2011): Gene expression and methylation signatures of MAN2C1 are associated with PTSD. Disease Markers 30, S. 111–121.

28 M. Uddin et al. (2011): Epigenetic and inflammatory marker profiles associated with depression in a community-based epidemiological sample. Psychological Medicine 41, S. 997–1007.

29 T. L. Roth et al. (2011): Epigenetic modification of hippocampal BDNF DNA in adult rats in an animal model of post-traumatic stress disorder. Journal of Psychiatric Research 45, S. 919–926.

30 Jörg Blech: Die Methusalem-Formel. Der Spiegel 18, 30.04.2016, S. 104.

31 Für weitere Details siehe das Kapitel »Langlebigkeit als biologisches Programm: Rezepte für ein hohes Alter« in: Peter Spork: Der zweite Code. Reinbek 2009.

32 A. Okbay et al. (2016): Genetic variants associated with subjective well-being, depressive symptoms, and neuroticism identified through genome-wide analysis. Nature Genetics 48, S. 624–633.

33 Philipp Köllinger, Lars Bertram & Gert G. Wagner: Die Glücklichen und die Gene. www.faz.net/aktuell/wissen/leben-gene/gene-und-lebenszufriedenheit-haengen-zusammen-14211916.html; Zugriff: 11.05.2016.

34 A. Hinney, A.-L. Volckmar: Genetik und Epigenetik der Adipositas. In: Report Versorgungsforschung Bd 9: Prävention, Hg. R. Henke, P. C. Scriba & F. Zepp, Deutscher Ärzteverlag, Köln 2014.

35 J. W. Vaupel & K. G. v. Kistowski (2005): Evolutionäre Demografie: Neue Perspektiven für die Erforschung des Alterns und der Langlebigkeit. Jahrbuch der Max-Planck-Gesellschaft 2004/2005. J. Oeppen & J. W. Vaupel (2002): Broken limits to life expectancy. Science 296, S. 1029–1031.
36 Thilo Sarrazin: Deutschland schafft sich ab. Wie wir unser Land aufs Spiel setzen. München 2010.
37 www.spiegel.de/wissenschaft/natur/erbgut-entziffert-800-gene-lassen-zebrafinken-singen-a-687030.html; Zugriff: 19.04.2016.
38 Für diese andere Sichtweise siehe zum Beispiel: Dieter E. Zimmer: Ist Intelligenz erblich? Eine Klarstellung. Reinbek 2012.
39 Karl-Friedrich Fischbach & Martin Niggeschmidt: Erblichkeit der Intelligenz. Eine Klarstellung aus biologischer Sicht. Wiesbaden 2016.
40 E. Turkheimer et al. (2003): Socioeconomic status modifies heritability of IQ. Psychological Science 14, S. 623–628.
41 Vortrag »Ursache und Wirkung von Bindung in der Kinder- und Jugendhilfe«, 23.09.2016, Leoben.
42 www.epfischer.com/thilos-tolle-thesen-2/; Zugriff: 19.04.2016.
43 Hans-Jörg Rheinberger & Staffan Müller-Wille: Das Gen im Zeitalter der Postgenomik: Eine wissenschaftshistorische Bestandsaufnahme. Frankfurt am Main 2009.
44 Persönliches Gespräch.
45 The International Cancer Genome Consortium (2010): International network of cancer genome projects. Nature 464, S. 993–998.
46 Peter Spork: Deutschland endlich vorne dran in der Genomforschung. Frankfurter Allgemeine Zeitung, 29.08.2012, S. N1.
47 Roadmap Epigenomics Consortium (2015): Integrative analysis of 111 reference human epigenomes. Nature 518, S. 317–330.
48 J. R. Dixon et al. (2015): Chromatin architecture reorganization during stem cell differentiation. Nature 518, S. 331-336. A. M. Tsankov et al. (2015): Transcription factor binding dynamics during human ES cell differentiation. Nature 518, S. 344–349.
49 P. Polak et al. (2015): Cell-of-origin chromatin organization shapes the mutational landscape of cancer. Nature 518, S. 360–364.
50 E. Gjoneska et al. (2015): Conserved epigenomic signals in mice and humans reveal immune basis of Alzheimer's disease. Nature 518, S. 365–369.
51 S. Peleg et al. (2010): Altered histone acetylation is associated with age-dependent memory impairment in mice. Science 328, S. 753–756. C. Griñán-Ferré et al. (2016): Epigenetic mechanisms underlying

cognitive impairment and Alzheimer disease hallmarks in 5XFAD mice. Aging 8, S. 664–684.
52 www.roadmapepigenomics.org/
53 C. E. Romanoski et al. (2015): Forum Epigenomics: Roadmap for regulation (News & Views). Nature 518, S. 314–316.
54 Ulrich Bahnsen: Erbgut in Auflösung, Die Zeit, 12.06.2008.
55 Siehe z.B. diese aktuelle Studie: F. Liu et al. (2016): The MC1R Gene and youthful looks. Current Biology 26, S. 1213–1220.
56 Holger Heyn et al. (2012): Distinct DNA methylomes of newborns and centenarians. PNAS 109, S. 10522–10527.
57 S. Bocklandt et al. (2011): Epigenetic predictor of age. PLoS One 6, S. e14821.
58 S. Horvath (2013): DNA methylation age of human tissues and cell types, Genome Biology 14, S. R115.
59 A. S. Zannas et al. (2015): Lifetime stress accelerates epigenetic aging in an urban, African American cohort: relevance of glucocorticoid signaling. Genome Biology 16:266.
60 Siehe hierzu z. B. Epel et al. (2004): Accelerated telomere shortening in response to life stress. PNAS 101, S. 17312–17315.
61 M. J. Peters et al. (2015): The transcriptional landscape of age in human peripheral blood. Nature Communications 6:8570.
62 Für den Hintergrund: Richard Friebe: Hormesis. München 2016.
63 Peter Spork: Wake up! Aufbruch in eine ausgeschlafene Gesellschaft. München 2014.
64 C. H. Waddington (1942): The epigenotype. Endeavour 1, S. 18–20.
65 Empfehlenswert: Walter Schmidt: Dicker Hals und kalte Füße. Was Redensarten über Körper und Seele verraten. Eine amüsante Einführung in die Psychosomatik. Gütersloh 2011.
66 www.datenundgesundheit.ch/
67 Joachim Müller-Jung: Der Anfang einer digitalen Wohlfühl-Utopie, Frankfurter Allgemeine Zeitung, 03.02.2016, S. N1.
68 Joachim Müller-Jung: Interview mit Leroy Hood: Hundert Jahre alt werden und dann ganz schnell sterben. Frankfurter Allgemeine Zeitung, 03.02.2016, S. N1.
69 Gina Kolata: The Genetic Tests for Cancer Are Done. Now What? The New York Times International Weekly, 18.03.2016, S. 1.
70 Für: Der König aller Krankheiten. Krebs – eine Biographie. Köln 2012.
71 Siddhartha Mukherjee: The Gene. An intimate history. London 2016.
72 M. Fraga et al. (2005): Epigenetic differences arise during the lifetime of monozygotic twins. PNAS 102, S. 10604–10609.

73 P. Poulsen et al. (2007): The epigenetic basis of twin discordance in age-related diseases. Pediatric Research 61, S. 38R–42R.
74 Zahlen der LIFE-Gesundheitsstudie. Pressemitteilung der Universität Leipzig 280/2013, 24.09.2013.
75 L. Gordon et al. (2012): Neonatal DNA methylation profile in human twins is specified by a complex interplay between intrauterine environmental and genetic factors, subject to tissue specific influence. Genome Research 22, S. 1395–1406.
76 L. Stewart et al. (2015): Differentiating between monozygotic twins through DNA methylation-specific high-resolution melt curve analysis. Analytical Biochemistry 476, S. 36–39.
77 S. Raj et al. (2011): Clone history shapes Populus drought responses. PNAS 108, S. 12521–12526.
78 H. T. Bjornsson et al. (2008): Intraindividual change over time in DNA methylation with familial clustering. JAMA 299, S. 2877–2883.
79 S. Afzal et al. (2016): Change in Body Mass Index Associated With Lowest Mortality in Denmark, 1976–2013. JAMA 315, S. 1989–1996.
80 Werner Bartens: Optimales Übergewicht. Süddeutsche Zeitung, 11.05.2016, S. 14.
81 C. K. Martin et al. (2016): Effect of Calorie Restriction on Mood, Quality of Life, Sleep, and Sexual Function in Healthy Nonobese Adults. The CALERIE 2. Randomized Clinical Trial. JAMA Internal Medicine 176, S. 743–752.
82 R. A. Waterland & R. L. Jirtle (2003): Transposable elements: Targets for early nutritional effects on epigenetic gene regulation. Molecular and Cellular Biology 23, S. 5293–5300.
83 J. L. Carlin et al. (2013): Methyl donor supplementation blocks the adverse effects of maternal high fat diet on offspring physiology. PLOS One 8, e63549.
84 G. Wang et al. (2016): Association between maternal prepregnancy body mass index and plasma folate concentrations with child metabolic health. JAMA Pediatrics 170, e160845.
85 P. Cordero et al. (2013): Dietary supplementation with methyl donors reduces fatty liver and modifies the fatty acid synthase DNA methylation profile in rats fed an obesogenic diet. Genes & Nutrition 8, S. 105–113.
86 A. Izzotti et al. (2010): Chemoprevention of cigarette smoke-induced alterations of microRNA expression in rat lungs. Cancer Prevention Research 3, S. 62–72.
87 Für eine aktuelle Übersicht über die Geschichte der Epigenetik:

C. D. Allis & T. Jenuwein (2016): The molecular hallmarks of epigenetic control. Nature Reviews Genetics 17, S. 487–500.

88 J. E. Brownell et al. (1996): Tetrahymena histone acetyltransferase A: a homolog to yeast Gcn5p linking histone acetylation to gene activation. Cell 84, S. 843–851.

89 S. Rea et al. (2000): Regulation of chromatin structure by site-specific histone H3 methyltransferases. Nature 406, S. 593–599.

90 J. Taunton et al. (1996): A mammalian histone deacetylase related to the yeast transcriptional regulator Rpd3p. Science 272, S. 408–411.

91 www.bbc.com/future/story/20130417-we-need-a-human-social-project; Zugriff: 10.05.2016.

Teil II

1 A. Plagemann (2014): Perinatale Programmierung – neuro-endokrine Epigenomik und präventive Medizin – Das Konzept der Vegetativen Prägung. Nova Acta Leopoldina NF 120, S. 197–225.

2 Siehe z. B.: www.youtube.com/watch?v=iQVHj4PDypY; Zugriff: 23.05.2016.

3 S. J. Richardson et al. (2014): Don't blame the mothers. Nature 512, S. 131–132.

4 WDR-Sendung Quarks & Co., 05.07.2016.

5 G. Tortoriello et al. (2014): Miswiring the brain: Δ9-tetrahydrocannabinol disrupts cortical development by inducing an SCG10/stathmin-2 degradation pathway. EMBO Journal 33, S. 668–685.

6 A. B. Rodgers et al. (2013): Paternal stress exposure alters sperm microRNA content and reprograms offspring HPA stress regulation. The Journal of Neuroscience 33, S. 9003–9012.

7 A. B. Rodgers et al. (2015): Transgenerational epigenetic programming via sperm microRNA recapitulates effects of paternal stress. PNAS 112, S. 13699–13704.

8 K. Gapp et al. (2014): Implication of sperm RNAs in transgenerational inheritance of the effects of early trauma in mice. Nature Neuroscience 17, S. 667–669.

9 R. Mychasiuk et al. (2013): Paternal stress prior to conception alters DNA methylation and behaviour of developing rat offspring. Neuroscience 241, S. 100–105.

10 J. Bohacek et al. (2015): Pathological brain plasticity and cognition in

the offspring of males subjected to postnatal traumatic stress. Molecular Psychiatry 20, S. 6621–6631.
11 R. Lambrot et al. (2013): Low paternal dietary folate alters the mouse sperm epigenome and is associated with negative pregnancy outcomes. Nature Communications 4:2889.
12 Q. Chen et al. (2016): Sperm tsRNAs contribute to intergenerational inheritance of an acquired metabolic disorder. Science 351, S. 397–400.
13 U. Sharma et al. (2016): Biogenesis and function of tRNA fragments during sperm maturation and fertilization in mammals. Science 351, S. 391–396.
14 F. M. Vassoler et al. (2013): Epigenetic inheritance of a cocaine-resistance phenotype. Nature Neuroscience 16, S. 42–47.
15 K. Willführ & M. Myrskylä (2014): Disease load at conception predicts survival in later epidemics in a historical French-Canadian cohort, suggesting functional trans-generational effects in humans. PLOS One 9, e93868.
16 I. Donkin et al. (2016): Obesity and bariatric surgery drive epigenetic variation of spermatozoa in humans. Cell Metabolism 23, S. 369–378.
17 Hanno Charisius: Das erste Bad. Süddeutsche Zeitung, 26.08.2016, S. 12.
18 Für eine knappe und verständliche Übersicht über die Zeit im Mutterleib siehe: Nadja Podbregar: www.scinexx.de/dossier-768-1.html; Zugriff: 15.06.2016.
19 V. Töhönen et al. (2015): Novel PRD-like homeodomain transcription factors and retrotransposon elements in early human development. Nature Communications 6:8207.
20 J. R. Dixon et al. (2015): Chromatin architecture reorganization during stem cell differentiation. Nature 518, S. 331–336.
21 A. M. Tsankov et al. (2015): Transcription factor binding dynamics during human ES cell differentiation. Nature 518, S. 344–349.
22 E. S. Epel et al. (2006): Cell aging in relation to stress arousal and cardiovascular disease risk factors. Psychoneuroendocrinology 31, S. 277–287.
23 Richard Friebe: Hormesis, München 2016.
24 Christina Berndt: Resilienz. Das Geheimnis der psychischen Widerstandskraft. Was uns stark macht gegen Stress, Depressionen und Burn-out. München 2013.
25 Nadja Podbregar: Feinschmecker im Fruchtwasser: www.scinexx.de/dossier-detail-768-6.html; Zugriff 17.06.2016.

26 M. López-Teijón et al. (2015): Fetal facial expression in response to intravaginal music emission. Ultrasound 23, S. 216–223.
27 www.institutomarques.com/pdf/babypod-de.pdf; Zugriff: 20.06.2016.
28 E. Partanen et al. (2013): Prenatal music exposure induces long-term neural effects. PLOS One 8, e78946.
29 B. Mampe et al. (2009): Newborns' cry melody is shaped by their native language. Current Biology 19, S. 1994–1997.
30 www.mpg.de/572636/pressemitteilung20091105; Zugriff: 20.06.2016.
31 Stefan Klein: Wissenschaftsgespräch mit Diana Deutsch. Zeit Magazin 50/2015, 07.01.2016.
32 idw-online.de/de/news657796; Zugriff: 07.09.2016.
33 www.spiegel.de/gesundheit/diagnose/kurzsichtig-immer-mehr-menschen-sehen-schlecht-a-1051300.html; Zugriff: 20.06.2016.
34 Deutsche Akademie der Naturforscher Leopoldina e.V.: Frühkindliche Sozialisation. Stellungnahme Juli 2014.
35 I. C. G. Waver et al. (2004): Epigenetic programming by maternal behaviour. Nature Neuroscience 7, S. 847–854.
36 M. Meaney (2010): Epigenetics and the biological definition of gene x environment interactions. Child development 81, S. 41–79.
37 R. Le Grand et al. (2004): Impairment in holistic face processing following early visual deprivation. Psychological Science 15, S. 762–768.
38 L. Putzar et al. (2010): The neural basis of lip-reading capabilities is altered by early visual deprivation. Neuropsychologia 48, S. 2158–2166.
39 F. Pavani & B. Röder (2012): Crossmodal plasticity as a consequence of sensory loss: Insights from blindness and deafness. The new handbook of multisensory processes. B. E. Stein. Cambridge, MIT Press: S. 737–760.
40 Deutsche Akademie der Naturforscher Leopoldina e.V.: Frühkindliche Sozialisation. Stellungnahme Juli 2014.
41 A. D. Friederici et al. (2011): Precursors to natural grammar learning: preliminary evidence from 4-month-old infants. PLOS One 6, e17920.
42 C. A. Miller & J. D. Sweatt (2007): Covalent modification of DNA regulates memory formation. Neuron 53, S. 857–869.
43 P. Tognini et al. (2015): Experience-dependent DNA methylation regulates plasticity in the developing visual cortex. Nature Neuroscience 18, S. 956–958.
44 www.lungeninformationsdienst.de/krankheiten/asthma/verbreitung/index.html; Zugriff: 07.07.2016.

45 E. v. Mutius (2010): Prävalenz und Determinanten des Asthma bronchiale. Monatsschrift Kinderheilkunde 158, S. 121–128.
46 Daniel Lingenhöhl: Bewahrt Daumenlutschen vor Allergien? www.spektrum.de/news/bewahrt-daumenlutschen-vor-allergien/1416097; Zugriff: 15.07.2016.
47 www.basqueresearch.com/new/449; Zugriff: 27.07.2016.
48 A. P. Sobinoff et al. (2014): Damaging legacy: maternal cigarette smoking has long-term consequences for male offspring fertility. Human Reproduction 12, S. 2719–2735.
49 M. F. Hamad et al. (2014): Impact of cigarette smoking in histone (H2B) to protamine ratio in human spermatozoa and its relation to sperm parameters. Andrology 2, S. 666–677.
50 J. Chastang et al. (2015): Postnatal environmental tobacco smoke exposure related to behavioral problems in children. PLOS One 10, e0133604.
51 A. N. Thorburn et al. (2015): Evidence that asthma is a developmental origin disease Influenced by maternal diet and bacterial metabolites. Nature Communications 6:7320.
52 T. Bauer et al. (2016): Environment-induced epigenetic reprogramming in genomic regulatory elements in smoking mothers and their children. Molecular Systems Biology 12:861.
53 C. A. Markunas et al. (2014): Identification of DNA methylation changes in newborns related to maternal smoking during pregnancy. Environmental Health Perspectives 122, S. 1147–1153.
54 V. Rehan et al. (2012): Perinatal nicotin exposure induces asthma in second generation offspring. BMC Medicine 10:129.
55 S. Entringer et al. (2008): Prenatal psychosocial stress exposure is associated with insulin resistance in young adults. American Journal of Obstetrics and Gynecology 199, S. e1–7.
56 E. Epel et al. (2004): Accelerated telomere shortening in response to life stress. PNAS 101, S. 17312–17315.
57 S. Entringer et al. (2011): Stress exposure in intrauterine life is associated with shorter telomere length in young adulthood. PNAS 108, E513 – 518.
58 S. Entringer et al. (2013): Maternal psychosocial stress during pregnancy is associated with newborn leukocyte telomere length. American Journal of Obstetrics and Gynecology 208, e1–7.
59 L. Cherkas et al. (2008): The association between physical activity in leisure time and leukocyte telomere length. Archives of Internal Medicine 168, S. 154–158.

60 Urs Willmann: Stress: Ein Lebensmittel. München 2016.
61 E. Chin et al. (2009): Juveniles exposed to embryonic corticosterone have enhanced flight performance. Proceedings of the Royal Society B 276, S. 499–505.
62 K. Gapp et al. (2014): Early life stress in fathers improves behavioural flexibility in their offspring. Nature Communications 5:5466.
63 Siehe Seite 54 f. E. Unternaehrer et al. (2016): Maternal adversities during pregnancy and cord blood oxytocin receptor (OXTR) DNA methylation. Social Cognitive and Affective Neuroscience, Online-Vorabpublikation.
64 Für eine gute Übersicht siehe: E. Unternaehrer & G. Meinlschmidt (2016): Psychosocial stress and DNA methylation. In: D. Spengler & E. Binder (Hrsg.): Epigenetics and Neuroendocrinology, S. 227–261.
65 K. M. Radtke et al. (2011): Transgenerational impact of intimate partner violence on methylation in the promotor of the glucocorticoid receptor. Translational Psychiatry 1:e21.
66 S. St-Cyr & P. O. McGowan (2015): Programming of stress-related behavior and epigenetic neural gene regulation in mice offspring through maternal exposure to predator odor. Frontiers in Behavioral Neuroscience 9:145.
67 D. F. Hay et al. (2010): Mothers antenatal depression and their children's antisocial outcomes. Child Development 81, S. 149–165.
68 E. P. Davis & C. P. Sandman (2010): The timing of prenatal exposure to maternal cortisol and psychosocial stress is associated with human infant cognitive development. Child Development 81, S. 131–148.
69 T. Grace et al. (2016): The impact of maternal gestational stress on motor development in late childhood and adolescence: A longitudinal study. Child Development 87, S. 211–220.
70 A. Crudo et al. (2012): Prenatal synthetic glucocorticoid treatment changes DNA methylation states in male organ systems: multigenerational effects. Endocrinology 153, S. 3269-3283.
71 Katrin Neubauer: Stress in der Schwangerschaft hinterlässt Spuren im Baby-Hirn. www.spiegel.de/gesundheit/schwangerschaft/stress-in-der-schwangerschaft-hinterlaesst-spuren-im-gehirn-a-928555.html; Zugriff: 21.07.2016.
72 www.dge.de/ernaehrungspraxis/bevoelkerungsgruppen/schwangere-stillende/handlungsempfehlungen-zur-ernaehrung-in-der-schwangerschaft/; Zugriff: 22.07.2016.
73 U. Korsten-Reck (2016): Sport und Bewegung in der Schwangerschaft: Prävention und Gesundheitsförderung. Die Hebamme 29, S. 55–60.

74 M. Bahls et al. (2014): Mother's exercise during pregnancy programmes vasomotor function in adult offspring. Experimental Physiology 99, S. 205–219.

75 A. Plagemann: Toward a unifying concept on perinatal programming: Vegetative imprinting by environment-dependent biocybernetogenesis. In: A. Plagemann (Hrsg.): Perinatal Programming. Berlin/Boston 2012.

76 Karen Schellong et al. (2012): Birth weight and long-term overweight risk: Systematic review and a meta-analysis including 643 902 persons from 66 studies and 26 countries globally. PLOS One 7, e47776.

77 M. Kruse et al. (2016): A high fat diet during mouse pregnancy and lactation targets GIP-regulated metabolic pathways in adult male offspring. Diabetes 65, S. 574–584.

78 F. Guénard et al. (2013): Differential methylation in glucoregulatory genes of offspring born before vs. after maternal gastrointestinal bypass surgery. PNAS 110, S. 11439–11444.

79 The Global BMI Mortality Collaboration (2016): Body-mass index and all-cause mortality: individual-participant-data meta-analysis of 239 prospective studies in four continents. The Lancet 388, S. 776–786.

80 https://www.gesund-ins-leben.de/fileadmin/SITE_MASTER/content/Dokumente/Downloads/Netzwerk/Flyer_Buendnis_Fruehkindliche_Praevention.pdf; Zugriff: 27.07.2016.

81 Johan Schloemann: Eins oder zwei. Süddeutsche Zeitung, 23./24.07.2016, S. 15.

82 C. Dulac et la. (2014): Neural control of maternal and paternal behaviors. Science 345, S. 765–770.

83 J. K. Rilling & L. J. Young (2014): The biology of mammalian parenting and its effect on offspring social development. Science 345, S. 771–776.

84 T. Toda et al. (2013): Birth Regulates the Initiation of Sensory Map Formation through Serotonin Signaling. Developmental Cell 27, S. 32–46.

85 M. G. de Agüero et al. (2016): The maternal microbiota drives early postnatal innate immune development. Science 351, S. 1296–1302.

86 Hanno Charisius & Richard Friebe: Bund fürs Leben. Warum Bakterien unsere Freunde sind. München 2014.

87 J. Ma et al. (2014): High-fat maternal diet during pregnancy persistently alters the offspring microbiome in a primate model. Nature Communications 5:3889.

88 E. Jasarevic et al. (2015): Alterations in the Vaginal Microbiome by Maternal Stress Are Associated With Metabolic Reprogramming of the Offspring Gut and Brain. Endocrinology 156, S. 3265–3276.
89 Hannah Arendt: Vita activa oder Vom tätigen Leben. 10. Auflage. München/Zürich 1998, S. 18.
90 Peter Spork: Das Schlafbuch. Warum wir schlafen und wie es uns am besten gelingt. Reinbek 2008.
91 I. Wilhelm et al. (2013): The sleeping child outplays the adult's capacity to convert implicit into explicit knowledge. Nature Neuroscience 16, S. 391–393.
92 Peter Spork: Wake up! München 2014.
93 B. L. Jones et al. (2014): Parent routines, child routines, and family demographics associated with obesity in parents and preschool-aged children. Frontiers in Psychology 5:374.
94 S. S. Drury et al. (2012): Telomere length and early severe social deprevation: linking early adversity and cellular aging. Molecular Psychiatry 17, S. 719–727.
95 S. S. Drury et al. (2014): The association of telomere length with family violence and disruption. Pediatrics 134, S. e128–e137.
96 A. B. W. Fries et al. (2005): Early experience in humans is associated with changes in neuropeptides critical for regulating social behavior. PNAS 102, S. 17237–17240.
97 M. M. Cohen et al. (2013): Early-life stress has persistent effects on amygdala function and development in mice and humans. PNAS 110, S. 18274–18278.
98 M. Weber et al. (2014): Lower protein content in infant formula reduces BMI and obesity risk at school age: follow-up of a randomized trial. American Journal of Clinical Nutrition 99, S. 1041–1051.
99 A. Plagemann & T. Harder (2005): Breast feeding and the risk of obesity and related diseases in the child. Metabolic Syndrome and related disorders 3, S. 222–232.
100 Karl Heinz Brisch: Die Wiege einer gesunden Entwicklung: Bindung, Therapie und Prävention. Hauptvortrag, 45. Jahrestagung der DGPFG, Hamburg, 26.02.2016.
101 Werner Bartens: Die unsichtbare Keule. Süddeutsche Zeitung, 11.10.2015, S. 15.
102 Christina Hucklenbroich: Ist Bindung der Schlüssel? Frankfurter Allgemeine Zeitung, 23.10.2013, S. N1.
103 idw-online.de/de/news657558; Zugriff: 12.08.2016.
104 M. L. Verhage et al. (2016): Narrowing the transmission gap: a synthe-

sis of three decades of research on intergenerational transmission of attachment. Psychological Bulletin 142, S. 337–366.

105 Karl Heinz Brisch: Die Wiege einer gesunden Entwicklung: Bindung, Therapie und Prävention. Hauptvortrag, 45. Jahrestagung der DGPFG, Hamburg, 26.02.2016.

106 E. A. Shirtcliff et al. (2009): Early childhood stress is associated with elevated antibody levels to herpes simplex virus type 1. PNAS 106, S. 2963–2967.

107 I. C. G. Weaver et al. (2004): Epigenetic programming by maternal behavior. Nature Neuroscience 7, S. 847–854.

108 J. Thesing et al. (2015): Short-term benefits, but transgenerational costs of maternal loss in an insect with facultative maternal care. Proceedings of the Royal Society, B 282:20151617.

109 M. Meaney (2010): Epigenetics and the biological definition of gene x environment interactions. Child development 81, S. 41–79.

110 Werner Bartens: Die unsichtbare Keule. Süddeutsche Zeitung, 11.10.2015, S. 15.

111 E. Unternaehrer & G. Meinlschmidt (2016): Psychosocial stress and DNA methylation. In: D. Spengler & E. Binder: (Hrsg.): Epigenetics and Neuroendocrinology, S. 227–261.

112 Die Menschen hatten ihre Gehirne zuvor der Forschung zur Verfügung gestellt. P. McGowan et al. (2009): Epigenetic regulation of the glucocorticoid receptor in human brain associates with childhood abuse. Nature Neuroscience 12, S. 342–348.

113 A. R. Tyrka et al. (2012): Childhood adversity and epigenetic modulation of the leukocyte glucocorticoid receptor: preliminary findings in healthy adults. PLOS One 7, e30148.

114 C. Murgatroyd et al. (2009): Dynamic DNA methylation programs persistent adverse effects of early-life stress. Nature Neuroscience 12, S. 1559–1566.

115 I. Bertochi et al. (2011): Regulatory functions of limbic receptors in body weight and anxiety uncovered by conditional knockout and maternal care. PNAS 108, S. 19395–19400.

116 J. R. Swartz et al. (2016): An epigenetic mechanism links socioeconomic status to changes in depression-related brain function in high-risk adolescents. Molecular Psychiatry, Online-Vorabpublikation.

117 R. Kumsta et al. (2016): Severe psychological deprivation in early childhood is associated with increased DNA methylation across a region spanning the transcription start site of CYP2E1. Translational Psychiatry 6, e830.

118 L. C. Houtepen et al. (2016): Genome-wide DNA methylation levels and altered cortisol stress reactivity following childhood trauma in humans. Nature Communications, 7:10967.
119 T. Klengel et al. (2013): Allele-specific FKBP5 DNA demethylation mediates gene-childhood trauma interactions. Nature Neuroscience 16, S. 33–41.
120 D. J. Barker (2007): The origins of the developmental origins theory. Journal of Internal Medicine 261, S. 412–417.
121 Andreas Plagemann (Hrsg.): Perinatal Programming. The state of the art. Berlin/Boston 2012.
122 D. C. Dolinoy et al. (2007): Maternal nutrient supplementation counteracts bisphenol A-induced DNA hypomethylation in early development. PNAS 104, S. 13056–13061.
123 WDR-Sendung Quarks & Co., 05.07.2016.
124 P. D. Gluckman et al. (2011): Losing the war against obesity: The need for a developmental perspective. Science Translational Medicine 3:93cm19.
125 www.gesund-ins-leben.de/fuer-fachkraefte/handlungsempfehlungen/erstes-lebensjahr; Zugriff: 06.09.2016. Die Zitate stammen aus der zugehörigen Presseinformation vom 22.08.2016.
126 S. Schneider et al. (2013): Parental Panic Treatment reduces children's long-term psychopathology: a prospective longitudinal study. Psychotherapy and Psychosomatics 82, S. 346–348.

Teil III

1 http://derstandard.at/2000017221125/Evolutionsbiologin-Epigenetische-Vererbung-findet-ueberall-statt; Zugriff: 09.08.2016.
2 www.mpg.de/8236663/Jahresbericht_2013_Forschungsausblick.pdf; Zugriff: 11.08.2016.
3 W. Reik et al. (2001): Epigenetic reprogramming in mammalian development. Science 293, S. 1089–1093.
4 C. Murgatroyd et al. (2009): Dynamic DNA methylation programs persistent adverse effects of early-life stress. Nature Neuroscience 12, S. 1559–1566.
5 Isabelle Mansuy, persönliche Information.
6 T. B. Franklin et al. (2010): Epigenetic transmission of the impact of early stress across generations. Biological Psychiatry 68, S. 408–415.

7 T. B. Franklin et al. (2011): Influence of early stress on social abilities and serotonergic functions across generations in mice. PLOS One 6, e21842.
8 Siehe Seite 142 ff. A. B. Rodgers et al. (2013): Paternal stress exposure alters sperm microRNA content and reprograms offspring HPA stress regulation. The Journal of Neuroscience 33, S. 9003–9012.
9 K. Gapp et al. (2014): Implication of sperm RNAs in transgenerational inheritance of the effects of early trauma in mice. Nature Neuroscience 17, S. 667–669.
10 J. Bohacek et al. (2015): Pathological brain plasticity and cognition in the offspring of males subjected to postnatal traumatic stress. Molecular Psychiatry 20, S. 621–631.
11 K. Gapp et al. (2014): Early life stress in fathers improves behavioural flexibility in their offspring. Nature Communications 5, 5:5466.
12 K. Gapp et al. (2016): Potential of environmental enrichment to prevent transgenerational effects of paternal trauma. Neuropsychopharmacology, Online-Vorabpublikation.
13 Brian G. Dias & Kerry J. Ressler: Parental olfactory experience influences behavior and neural structure in subsequent generations. Nature Neuroscience 17, 01/2014, S. 89–96.
14 Christine Hucklenbroich: Diabetes, die globale Krise. Frankfurter Allgemeine Zeitung, 09.03.2016. S. N1.
15 Pressemitteilung der Universität Leipzig 280/2013, 24.09.2013.
16 S.-F. Ng et al. (2010): Chronic high-fat diet in fathers programs b-cell dysfunction in female rat offspring. Nature 467, S. 963–966.
17 M. Skinner (2010): Fathers' nutritional legacy. Nature 467, S. 922–923.
18 B. R. Carone et al. (2010): Paternally induced transgenerational environmental reprogramming of metabolic gene expression in mammals. Cell 143, S. 1084–1096.
19 P. Huypens et al. (2016): Epigenetic germline inheritance of diet-induced obesity and insulin resistance. Nature Genetics 48, S. 497–498.
20 Siehe S. 153 f. I. Donkin et al. (2016): Obesity and bariatric surgery drive epigenetic variation of spermatozoa in humans. Cell Metabolism 23, S. 369–378.
21 Astrid Viciano: Dick und arm. Süddeutsche Zeitung, 16.06.2016, S. 16.
22 Peter Spork: Der zweite Code. Reinbek 2009, S. 205 ff.
23 T. Klengel et al. (2013): Allele-specific FKBP5 DNA demethylation mediates gene-childhood trauma interactions. Nature Neuroscience 16, S. 33–41.

24 R. Yehuda et al. (2016): Holocaust exposure induced intergenerational effects on FKBP5 methylation. Biological Psychiatry 80, S. 372–380.
25 www.hongerwinter.nl/index.php?id=31&language=EN; Zugriff: 11.08.2016.
26 T. J. Roseboom et al. (2001): Effects of prenatal exposure to the dutch famine on adult disease in later life: an overview. Molecular and Cellular Endocrinology 185, S. 93–98.
27 E. J. Franzek et al. (2008): Prenatal exposure to the 1944–45 Dutch ›hunger winter‹ and addiction later in life. Addiction 103, S. 433–438.
28 S. R. de Rooij & T. J. Roseboom (2013): The developmental origins of ageing: study protocol for the Dutch famine birth cohort study on ageing. BMJ Open 3, e003167.
29 E. W. Tobi et al. (2014): DNA methylation signatures link prenatal famine exposure to growth and metabolism. Nature Communications 5:5592.
30 L. H. Lumey & A. D. Stein (1997): Offspring birth weights after maternal intrauterine undernutrition: a comparison within sibships. American Journal of Epidemiology 146, S. 810–819.
31 M. V. Veenendaal et al. (2013): Transgenerational effects of prenatal exposure to the 1944–45 Dutch famine. BJOG 120, S. 548–553.
32 www.naturalhistorymag.com/features/142195/beyond-dna-epigenetics; Zugriff: 13.08.2016.
33 G. Kaati et al. (2002): Cardiovascular and diabetes mortality determined by nutrition during parent's and grandparent's slow growth period. European Journal of Human Genetics 10, S. 682–688.
34 M. Pembrey et al. (2006): Sex-specific, male-line transgenerational responses in humans. European Journal of Human Genetics 14, S. 159–166.
35 M. Pembrey et al. (2014): Human transgenerational responses to early-life experience: potential impact on development, health and biomedical research. Journal of Medical Genetics 51, S. 563–572.
36 M. D. Anway et al. (2005): Epigenetic transgenerational actions of endocrine disruptors and male fertility. Science 308, S. 1466–1469.
37 V. Rehan et al. (2012): Perinatal nicotin exposure induces asthma in second generation offspring. BMC Medicine 10:129.
38 Siehe auch: Klaus Taschwer: Der Fall Paul Kammerer. Das abenteuerliche Leben des umstrittensten Biologen seiner Zeit. München 2016.
39 A. Vargas (2009): Did Paul Kammerer discover epigenetic inheritance? A modern look at the controversial midwife toad experiments. Journal of Experimental Zoology 312, S. 667–678.
40 J. K. Colbourne et al. (2011): The ecoresponsive genome of Daphnia

pulex. Science 331, S. 555–561. D. Ebert (2011): A genome for the environment. Science 331, S. 539–540.
41 E. L. Greer et al. (2011): Transgenerational epigenetic inheritance of longevity in Caenorhabditis elegans. Nature 479, S. 365–371.
42 E. Jablonka & G. Raz (2009): Transgenerational epigenetic inheritance: prevalence, mechanisms, and implications for the study of heredity and evolution. The Quarterly Review of Biology 84, S. 131–176.
43 A. Weyrich et al. (2016): Paternal intergenerational epigenetic response to heat exposure in male wild guinea pigs. Molecular Ecology 25, S. 1729–1740.
44 derstandard.at/2000017221125/Evolutionsbiologin-Epigenetische-Vererbung-findet-ueberall-statt; Zugriff: 09.08.2016.
45 Markus C. Schulte vom Drach: Konterrevolution der Darwinisten. www.sueddeutsche.de/wissen/epigenetik-angriff-auf-darwin-1.3113894; Zugriff: 22.08.2016.
46 I. Donkin et al. (2016): Obesity and bariatric surgery drive epigenetic variation of spermatozoa in humans. Cell Metabolism 23, S. 369–378.
47 N. Provençal et al. (2013): Differential DNA methylation regions in cytokine and transcription factor genomic loci associate with childhood physical aggression. PLOS ONE 8, e71691.
48 www.eurekalert.org/pub_releases/2013-09/uom-cab092013.php; Zugriff: 07.09.2016.
49 K. Buiting et al. (2003): Epimutations in Prader-Willi and Angelman syndromes: a molecular study of 136 patients with an imprinting defect. American Journal of Human Genetics 72, S. 571–577.
50 E. J. Radford et al. (2014): In utero undernourishment perturbs the adult sperm methylome and intergenerational metabolism. Science 345, 1255903.
51 W. C. Tang et al. (2015): A Unique Gene Regulatory Network Resets the Human Germline Epigenome for Development. Cell 161, S. 1453–1467.
52 www.mpg.de/4339503/hv2011Gruss.pdf; Zugriff: 24.08.2016.
53 www.spiegel.de/politik/deutschland/allensbach-studie-deutschland-hat-angst-a-1111132.html; Zugriff: 08.09.2016.
54 C. Becker et al. (2011): Spontaneous epigenetic variation in the Arabidopsis thaliana methylome. Nature 480, S. 245–249.
55 G. Cavalli & R. Paro (1998): The Drosophila Fab-7 chromosomal element conveys epigenetic inheritance during mitosis and meiosis. Cell 93, S. 505–518.
56 M. D. Anway et al. (2005): Epigenetic transgenerational actions of endocrine disruptors and male fertility. Science 308, S. 1466–1469.

57 T. B. Franklin et al. (2010): Epigenetic transmission of the impact of early stress across generations. Biological Psychiatry 68, S. 408–415.
58 K. Siklenka et al. (2015): Disruption of histone methylation in developing sperm impairs offspring health transgenerationally. Science 350, aab2006.
59 E. J. Radford et al. (2014): In utero undernourishment perturbs the adult sperm methylome and intergenerational metabolism. Science 345, 1255903.
60 S. de Assis et al. (2012): High-fat or ethinyl-oestradiol intake during pregnancy increases mammary cancer risk in several generations of offspring. Nature Communications 3:1053.
61 O. Paun et al. (2010): Stable epigenetic effects impact adaptation in allopolyploid orchids (Dactylorhiza: Orchidaceae). Molecular Biology and Evolution 27, S. 2465–2473.
62 J. Debiec & R. M. Sullivan (2014): Intergenerational transmission of emotional trauma through amygdala-dependent mother-to-infant transfer of specific fear. PNAS 111, S. 12222–12227.
63 Jörg M. Fegert, Ute Ziegenhain & Lutz Goldbeck (Hrsg.): Traumatisierte Kinder und Jugendliche in Deutschland. Analysen und Empfehlungen zur Versorgung und Betreuung. Weinheim/Basel 2013.
64 www.uniklinik-ulm.de/struktur/kliniken/kinder-und-jugendpsychiatriepsychotherapie/home/forschung/forschungsprojekte/meine-kindheit-deine-kindheit.html; Zugriff: 29.08.2016.
65 www.bmg.bund.de/ministerium/meldungen/2015/praeventionsgesetz.html; Zugriff: 31.08.2016

Schlusswort

1 www.who.int/governance/eb/who_constitution_en.pdf; Zugriff: 27.09.2016.
2 Richard Friebe: Hormesis. München 2016, S. 32.
3 Joachim Bauer: Selbststeuerung. Blessing, München 2015, S. 135.
4 Peter Spork: Der zweite Code. Reinbek 2009, S. 260.
5 www.thelancet.com/series/physical-activity-2016; Zugriff: 29.09.2016.
6 Sebastian Herrmann: Läuft doch. Süddeutsche Zeitung, 27.04.2016, S. 1.
7 www.bbc.com/future/story/20130417-we-need-a-human-social-project; Zugriff: 10.05.16.

8 Veronika Hackenbroich: »Mediziner tragen nur fünf Prozent zur Weltgesundheit bei«. Interview mit Detlev Ganten. www.spiegel.de/gesundheit/diagnose/world-health-summit-gruender-detlev-ganten-im-interview-a-1116003.html; Zugriff: 12.10.2016.

Register

Bildnachweis

S. 51 Dirk Hellhammer, Trier

S. 69 Zeichnung von Peter Palm, Berlin, nach Oeppen, J./Vaupel, J. W.: Broken limits to life expectancy. Science, (May 2002), Vol 296, Issue 5570, S. 1029–1031, überarbeitet 2014

S. 89 Distinct DNA methylomes of newborns and centenarians by Heyn, Holger, et al. (2012). PNAS, vol. 109, no. 26, S. 10522–10527

S. 97 Modifiziert nach Conrad Hal Waddington

S. 125 Randy Jirtle, Durham

S. 131 Max-Planck-Institut für Immunbiologie und Epigenetik

S. 165 López-Teijón, Marisa, et al.: Foetal facial expression in response to intravaginal music emission (2015). Institut Marquès, Barcelona

S. 166 Mampe, Birgit, et al.: Newborns' Cry Melody Is Shaped by Their Native Language. In: Current Biology, 2009, Vol 19, Issue 23 , S. 1994–1997

S. 199 Zeichnung von Peter Palm, Berlin, nach Dietel, Manfred, et al. (Hg.): Harrisons Innere Medizin. 18. Auflage. Berlin: ABW Wissenschaftsverlag GmbH 2012

S. 231 Zeichnung von Peter Palm, Berlin, nach Karl Heinz Brisch, München 2016

S. 239 Figure 17.17 C. In: Breedlove, S. Marc, et al.: Biological Psychology: An Introduction to Behavioral, Cognitive, and Clinical Neuroscience. Sixth Edition. Sunderland, Massachusetts: Sinauer Associates, Inc 2005, S. 531

S. 255 Titelbild der Fachzeitschrift *Science Translational Medicine*, (July 2011), Vol 3, Issue 93

S. 267 Martin Roszkowski und Johannes Bohacek, Arbeitsgruppe I. Mansuy, Zürich

S. 301 Christian Laforsch

S. 355 Tages-Anzeiger Schweiz Grafik/Quelle: Resverlogix, R. E. Ballermann